# Manuelle Medizin 1984

Erfahrungen der Internationalen Seminararbeitswoche in Fischingen/Schweiz

Herausgegeben von
J. Dvořák, V. Dvořák und W. Schneider

Methodisch-didaktische Beratung:
E. Schegg und T. Tritschler

Mit 296 Abbildungen

Springer-Verlag
Berlin Heidelberg New York Tokyo 1984

Dr. med. Jiri Dvořák
Neurologische Universitätsklinik, Inselspital, CH-3010 Bern

Dr. med. Vaclav Dvořák
Bahnhofstraße 10, CH-7402 Bonaduz

Dr. med. Werner Schneider
Hauptstraße 39, CH-8280 Kreuzlingen

*Methodisch-didaktische Beratung:*

Dr. nat. oec. Ernst Schegg
Bildungszentrum SBZ Wolfsberg, CH-8272 Ermatingen

Thomas Tritschler
Leiter der Schule für Physiotherapie,
Kantonsspital, CH-8208 Schaffhausen

Die Abbildung auf dem Umschlag ist mit der Abb. 5 im Buch identisch.
Farbige Zeichenerklärungen s. dort.

ISBN 3-540-13229-5 Springer-Verlag Berlin Heidelberg New York Tokyo
ISBN 0-387-13229-5 Springer-Verlag New York Heidelberg Berlin Tokyo

CIP-Kurztitelaufnahme der Deutschen Bibliothek.
Manuelle Medizin (1984, Fischingen, Thurgau): Manuelle Medizin 1984 : Erfahrungen d. internat. Seminararbeitswoche in Fischingen-Schweiz / hrsg. von J. Dvorak ... Method.-didakt. Beratung: E. Schegg u. T. Tritschler. – Berlin ; Heidelberg ; New York ; Tokyo : Springer, 1984.
ISBN 3-540-13229-5 (Berlin ...)
ISBN 0-387-13229-5 (New York ...)
NE: Dvořák, Jiří [Hrsg.]; Manuelle Medizin neunzehnhundertvierundachtzig



Satz- und Bindearbeiten: Appl, Wemding, Druck: aprinta, Wemding
2119/3140-543210

# Vorwort

Im Auftrag der Schweizerischen Ärztegesellschaft für Manuelle Medizin und unter der Schirmherrschaft der FIMM (Fédération Internationales des Medicine Manuelle) haben wir im Anschluß an den 7. Internationalen Kongreß der FIMM in Zürich (September 1983) eine internationale Seminararbeitswoche durchgeführt.
30 manualmedizinische Experten aus 12 Ländern haben während einer Woche in der Abgeschiedenheit des Bildungszentrums Kloster Fischingen in der Ostschweiz den Stand der manuellen Medizin diskutiert.

In Form von Gruppenarbeit wurden folgende Schwerpunkte gesetzt:
- Terminologie,
- Bewertung der Befunde (sind die manual-medizinischen Befunde reproduzierbar?),
- Therapieprogramm (Grad der Übereinstimmung bei Festlegung der Therapie).

Dank dem großen Engagement der Teilnehmer war es möglich, bereits während der Arbeitswoche die diskutierten Erfahrungen in Worte zu fassen und dem gesamten Gremium am Ende des jeweiligen thematischen Abschnitts zur allgemeinen Diskussion vorzustellen.
Als Organisatoren dieser Arbeitswoche und als Herausgeber der vorliegenden Publikation hoffen wir, zur Erarbeitung einer standardisierten internationalen manualmedizinischen Terminologie gemeinsam einen Beitrag zu leisten.
Denkt man an die geplante klinische Studie zur Evaluation der diagnostischen Zuverlässigkeit und therapeutischen Effizienz der Manuellen Medizin, dann ist die Übereinstimmung in Terminologie, Befundbeschreibung sowie im therapeutischen Vorgehen eine Voraussetzung zur Durchführung auch multizentrischer klinischer Studien.
Die manuelle Medizin kann umfassende Anerkennung bei den medizinischen Fakultäten nur dann erreichen, wenn sie sich erstens einer allgemein verständlichen Sprache bedient und zweitens, wenn sie die Methodik zunächst in den eigenen Reihen überprüft und anschließend den Schulmedizinern vorlegt.
In diesem Sinne und im Hinblick auf das weitere Vorgehen waren sich die Teilnehmer der Fischinger Seminarwoche weitgehend einig.
Wir sind ganz besonders dankbar und froh, daß die erarbeiteten Resultate in einer übersichtlichen Form durch den Springer-Verlag verlegt werden, um so den Stand der Manuellen Medizin 1983/1984 allen interessierten Kollegen darlegen zu können. Es ist zu hoffen, daß die einzelnen diagnostischen Schritte auf ihre Reproduzierbarkeit und die therapeutischen Anwendungen auf ihre Wirksamkeit getestet, und daß die Erfahrungen in den nationalen Gesellschaften für manuelle Medizin diskutiert werden. Nur dann wird es möglich sein, den Wert der Fischinger Seminararbeitswoche feststellen zu können.
Die Herausgeber möchten ganz besonders der Schweizerischen Ärztegesellschaft für Manuelle Medizin für die tatkräftige, aber auch finanzielle Unterstützung bei der Durchführung dieser Arbeitswoche danken. Ein besonderer

Dank gebührt H. D. Neumann, welcher uns bei der Organisation stets ermutigte und uns praktische Ratschläge gab.
Herrn Direktor Mühlemann und Herrn Dr. sc. nat. E. Schegg vom Weiterbildungszentrum Wolfsberg der Schweizerischen Bankgesellschaft danken wir für ihre Unterstützung und didaktische Beratung. Die gruppendynamische Führung während der Arbeitswoche durch Dr. Schegg war eine wesentliche Voraussetzung für das fruchtbare Gelingen.
Den Sekretärinnen Frl. Mäder, Frau Grange und Frau B. Dvorak, welche während der Woche die zum Teil unleserlichen und in 7 Sprachen diktierten Manuskripte entzifferten, und ganz besonders Fräulein Reichert, welche im Anschluß daran in Rekordzeit das Manuskript in druckfertiger Form niederschrieb, möchten wir danken.
Aus technischen und zeitlichen Gründen war es uns nicht möglich, das Manuskript den 30 Mitarbeitern zur Korrektur vorzulegen. Für eventuelle Fehler möchten wir uns als Herausgeber im voraus entschuldigen und um Verständnis beim kritischen Leser nachsuchen.

Bern, im Januar 1984

J. Dvořák
V. Dvořák
W. Schneider

# Inhaltsverzeichnis

# Mitarbeiterverzeichnis


Alder Jean, Dr. med., leitender Arzt:
Orthopädische Universitätsklinik, Balgrist, Forchstraße 340, 8008 Zürich, Schweiz

Allen Thomas, D. O., Professor:
Dekan, Chicago College of Osteopathic Med., 5200, Ellis-Avenue, Chicago IL 260615, USA

Baumgartner Hubert, Dr. med.:
Chefarzt, Klinik Wilhelm Schulthess, Neumünsterallee 10, 8008 Zürich, Schweiz

Berger Meinhard, Dr. med., Oberarzt:
Neurologische Universitätsklinik, 6020 Innsbruck, Österreich

Beal Myron, D. O., Professor:
College of Osteopathic Med., Michigan State University, 201 West Fee Hall, East Lansing, MI 48824, USA

Brugnoni Guido, Dr. med.:
Ospedale civile. 21049 Tradate, Italien

Burn Loic, Dr. med.:
The Stables, Upper Ham. Rd. Ham Common, Richtmond, Großbritannien

Fossgreen Johannes, Dr. med.:
Chefarzt, Aarhus Amtssyngehus, 8000 Aarhus, Dänemark

Geiger, Rolf, Dr. med.:
Onkenstraße 19, 7600 Offenburg, Bundesrepublik Deutschland

Greenman Philip, D. O., Vizedekan:
College of Osteopathic Med. Michigan State University, 401 West Fee Hall, East Lansing, MI 48824, USA

Gourjon Alain, Dr. med.:
42, rue Paul Vléry, 75116 Paris, Frankreich

Haldemann Scott, M. D., D. C.:
1125 East 17 St. Suite W117, Santa Ana, CA 91701, USA

Hamberg Jern, Dr. med.:
Chefarzt, Box 94, 82200 Alfta, Schweden

Janda Vladimir, Dr. med. C. S.:
Dozent, University Hospital, Srobarova 50, 10034 Prag 10, CSSR

Juvin Patrick, Dr. med:
42, rue Paul Valéry, 75116 Paris, Frankreich

Kappler Robert, D. O., Professor:
Chicago College of Osteopathic Med., 5200 S. Ellis Avenue, Chicago, IL 60615, USA

Kimberly Paul, D. O., Professor:
8377 17th Street N., St. Petersburg, FL 33702, USA

Lewit Karel, Dr. med. Dr. Sc.:
Central Railwy Health Inst., Italska 37, 25229 Dobrichovice 360, CSSR

Mildenberger Franz, Dr. med.:
Avägen 14, 78041 Gagnef, Schweiz

Möhrle Alfred, Dr. med.:
Königsteiner Straße 68, 6232 Bad Soden/TS 1, Bundesrepublik Deutschland

Neumann Heinz-Dieter, Dr. med.:
Bühlertalstraße 45, 7580 Bühl, Bundesrepublik Deutschland

Paterson John K., Dr. med.:
Wimpole Street 14, London WIM 7 AB, Großbritannien

Rekola Kaj, Dr. med:
Central Hospital, Katajatie 11, 40250 Jyvaeskylae, Finnland

Reynolds Herbert, PH. D., Professor:
College of Osteopathic Med., Michigan State University, East Lansing, MI 48824, USA

Seifert Klaus, Dr. med., Professor:
Großflecken 72, 2350 Neumünster, Bundesrepublik Deutschland

Schönenberger Felix, Dr. med.:
Belpbergstraße 3, 3123 Belp/Bern, Schweiz

Schwarz Erich, Dr. med.:
Ca'da Nona, 6986 Novaggio, Schweiz

Trost Harry, Dr. med.:
Steinwiesstr. 4, 8032 Zürich, Schweiz

Waller Urs, Dr. med.:
Ernst Schülerstraße 5, 2502 Biel, Schweiz

Winer Conrad, M. D., Professor:
Royal Prince Alfres Hospital, Sydney, NSW 2050, Australien

Wolff Hanns-Dieter, Dr. med.:
Gartenfeldstraße 6, 5500 Trier, Bundesrepublik Deutschland

Kapitel 1

# Gruppenverhalten und didaktische Grundsätze

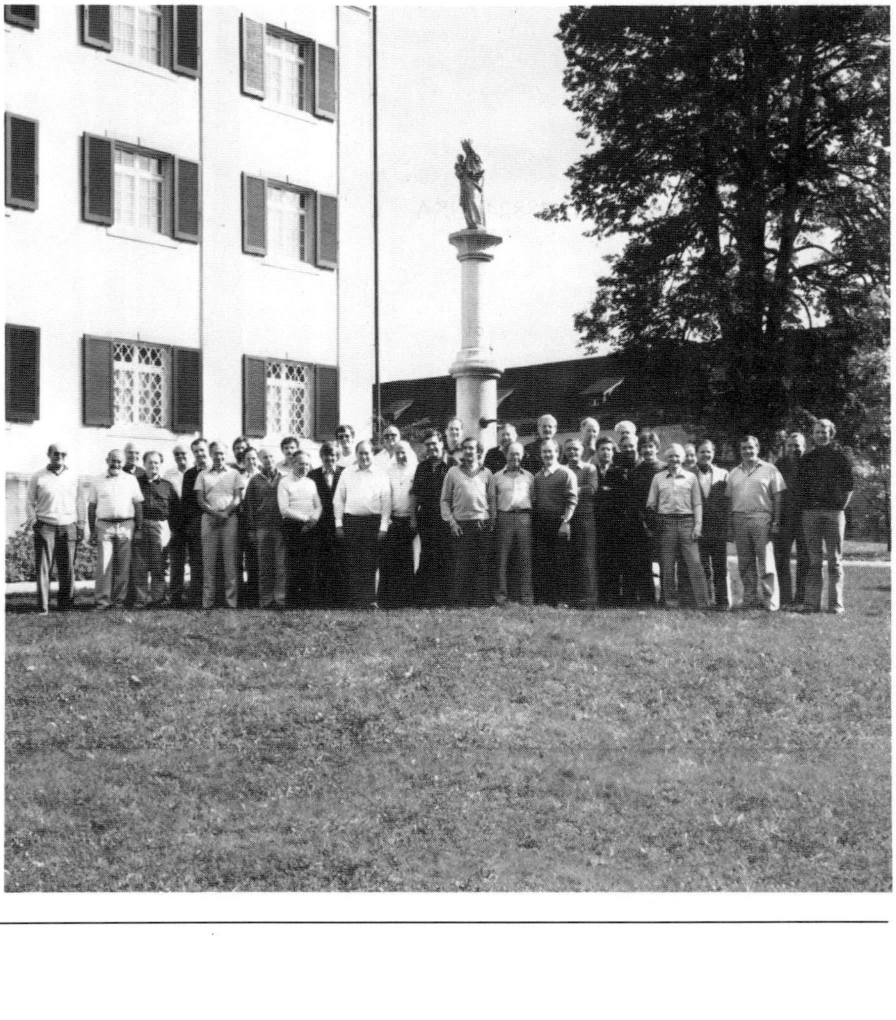

Das Schiller-Wort „Der Starke ist am mächtigsten allein!" hat in der heutigen Zeit mit der zunehmenden Häufung von komplexen Problemkreisen nur noch bedingt Gültigkeit. Es dürfte daher unbestritten sein, daß das Zusammentragen von Erkenntnissen und der weltweit genutzten Techniken der manuellen Medizin nur durch ausgewählte Spezialisten in einer Gruppe erfolgen konnte. Die internationale Seminarwoche stellte eine solch klassische Situation dar, indem Problemkreise mit unklaren Ausgangslagen bestanden, die nur in der Gruppe zielgerichtet behandelt werden konnten. Es hat sich gezeigt, daß die Gruppenleistung den Individuallösungen weit überlegen war. So wurden die vieldimensionalen Schritte durch das internationale Expertengremium in effizienter Weise bearbeitet.
In dieser Erwartung entstand das Konzept der internationalen Seminararbeitswoche für Manuelle Medizin in Fischingen. Die Organisations- und Programmstruktur dieser Woche zielte ganz klar auf eine Gruppensituation hin, die gruppendynamischen Grundsätzen gerecht zu werden versprach. Dabei bestanden die folgenden Einflußmöglichkeiten:
- Programmgestaltung,
- Rhytmus der Gruppenarbeiten,
- Auswahl der Teilnehmer,
- Zusammensetzung der Gruppen.

Durch die Programmgestaltung in verschiedene rhythmische Abschnitte wurde versucht, trotz der Aufspaltung der Teilnehmerschaft in 4 Einzelgruppen die Querinformation sicherzustellen. Einer Gruppenarbeit von einigen Stunden folgte immer eine generelle Orientierung im Plenum über den Stand der Arbeit. Dadurch wurde die Gruppe ermuntert, ihre Diskussionen auf einen bestimmten Zeitpunkt zu formulieren; damit war auch ein klares Ziel vorgegeben. Diese Querinformationen über den Stand der Arbeiten haben sich als sehr wertvoll erwiesen. Gleichzeitig konnte dadurch die Ausformulierung der Resultate auf dem laufenden gehalten werden, da unmittelbar nach der Gruppendiskussion die Ausformulierung erfolgte.
Wesentlich an jeder Sequenz der Gruppenarbeit ist die Erläuterung der Zielsetzung; mit ihr steht und fällt die Qualität der Arbeit der Gruppe. Sie sollte in klarer Formulierung schriftlich jedem Kursteilnehmer zur Verfügung gestellt werden.
In diesem Sinne muß die Kursleitung mit ihren Vorgaben helfend eingreifen, so daß die Zielsetzung für die Arbeit jederzeit für jeden Teilnehmer völlig klar erscheint. Sie muß sich aber auch davor hüten, die Diskussionsinhalte vorweg zu nehmen; ihre Beeinflussung soll sich auf die Vorgabe eines sachlichen und didaktischen „Klettergerüstes" beschränken.
Die Zusammensetzung der Gruppe verlangt eine wesentliche und subtile Vorbereitungsarbeit, die von der Kursleitung vorgenommen werden muß, denn sie kann über den Erfolg oder Mißerfolg der Arbeit entscheiden. Es ist falsch, sog. Selbstbestätigungsclubs von Leuten, die apriori und bekannterweise gleicher Meinung sind, zu gründen.
In Fischingen waren die einzelnen Gruppen äußerst vielfältig zusammengesetzt, da jeweils verschiedene Charaktere, Länder und Schulen in ihnen vertreten waren. Die Konsequenz aus dieser Zusammensetzung waren Sprachbarrieren, die sich aber mit dem guten Willen der Gruppenteilnehmer innerhalb kurzer Zeit als überwindbar erwiesen haben. Die Unterschiede in der Altersstruktur, in der gesellschaftlichen Stellung, in der Länderherkunft (wir hatten Teilnehmer aus 12 verschiedenen Ländern und aus 7 unterschiedlichen Sprachgebieten) konnten im Verlauf der Woche doch in großem Maße durch die Qualität der Arbeit überspielt werden.

Ärzte sind Individualisten; in der Seminarwoche in Fischingen haben sie sich aber ganz eindeutig und bewußt einer höheren Zielsetzung untergeordnet. Erstaunlich war der Wille zur Leistung, der sich in einer äußerst aktiven und konstruktiven Arbeitshaltung und einem großen Arbeitsvolumen ausgedrückt hat. Es bestand im weiteren eine ausgeprägte Konsenswilligkeit; Meinungsverschiedenheiten und Kritiken wurden über die ganze Woche in sehr fairer Weise ausgetragen. Fair bedeutet, daß es nicht darum ging, Egalisierungen zu erreichen, sondern daß die Gemeinsamkeiten und die Unterschiede nach dieser Woche klar artikuliert wurden. Die Arbeitsatmosphäre war geprägt durch einen gewissen Zeitdruck, durch eine Herausforderung zur abgerundeten Meinungsbildung und deren Formulierung; ein Druck, der aber in der Quintessenz zu einer echten Gruppenleistung geführt haben dürfte.

Dazu beigetragen hat auch die Organisation der Gruppen mit höchstens 8 Teilnehmern, mit einer klaren Strukturvorgabe seitens der Kursleitung.

### Vorgehensschritte in der Gruppenarbeit

*1. Konstituierung der Gruppe*

- Sitzungsleiter
- Protokollführer
- Präsentator
- Zeitkontroller

*2. Erstellen des Zeitplanes*

*3. Zielformulierung*

- Inhalt
- zu erstellende Dokumente
- Hilfsmittel

*4. Gruppenarbeit*

*5. Zusammentragen der Resultate*

In ähnlicher Form wurde auch für die Schlußpräsentation ein gewisser Rahmen vorgegeben. Dabei wurde die Vorstellung der Resultate in einem klaren Aufbau hervorgerufen.

### Empfehlungen für die Vorbereitung der Präsentation

| | |
|---|---|
| Ziele: | Querinformation für alle Teilnehmer und Formulierung des Standes der Manuellen Medizin 1983 |
| Zeitvorgabe: | Total 90 min:<br>10 min generelle Vorstellung<br>5 min Übersetzungen (Summary)<br>30 min Erläuterung von 10 Einzeluntersuchungen oder -behandlungen<br>45 min Diskussion |

Organisation:
- Speaker für generelle Vorstellung
- Summary speakers
- „Autoren“ der 10 Fälle
- Diskussionsleiter
- Zeitkoordinator

Diese Arbeitswoche – mit 32 Ärzten, von denen eine ganze Reihe als Hochschulprofessoren auch über didaktische Erfahrungen verfügte – hat gezeigt, daß bei klaren Vorgaben, bei klarer Zielsetzung und ebenso klaren Organisationsstrukturen, sei es personell oder zeitlich, die Effizienz der Arbeit und damit die Gruppenleistung wesentlich erhöht werden kann.
Zum Erlebnis geworden ist der grundsätzliche Leistungswille und die grundsätzliche Akzeptanz der organisatorischen und gruppendynamischen Vorgaben in einer der heterogensten Gruppen, die man sich vorstellen kann. Eine Leistung, zu der auch die Umgebung und die Atmosphäre im Kloster Fischingen beigetragen haben dürften.

Kapitel 2

# Kontrollierte Patientenuntersuchung

An der kontrollierten Patientenuntersuchung am 12. September 1983 haben Kollegen aus 7 Ländern teilgenommen. Außer der kombinierten tschechisch-österreichen Gruppe, welche die gleiche Schule repräsentierte, haben jeweils 2 Kollegen aus dem gleichen Land eine Gruppe gebildet.

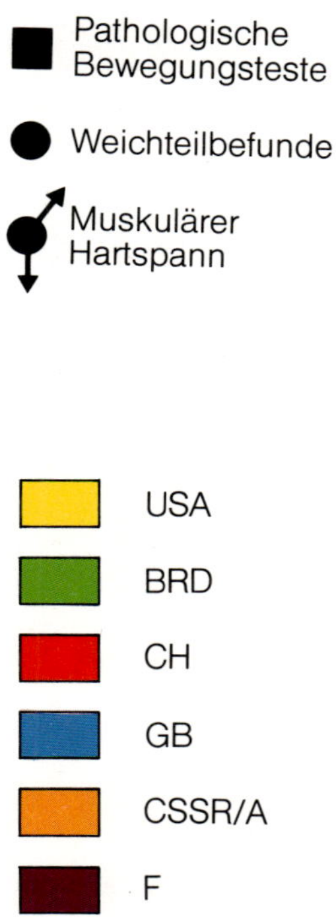


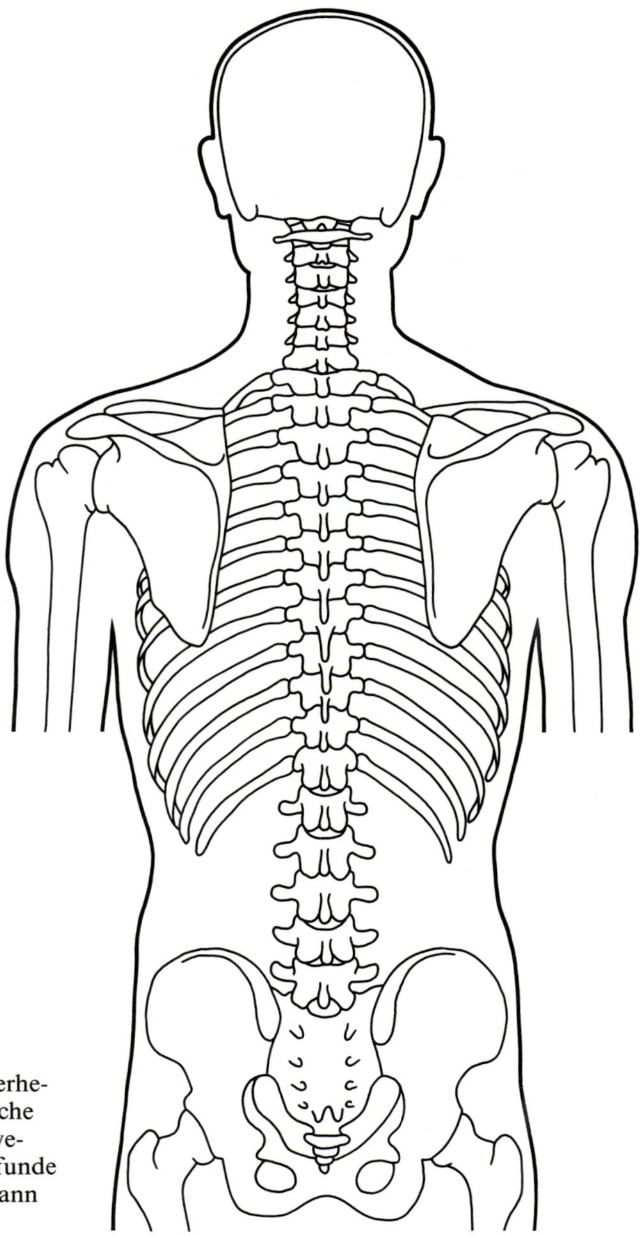

**Abb. 1.** Bei der Befunderhebung werden schematische oder pathologische Bewegungstests, Weichteilbefunde und muskuläres Hartspann eingetragen

## 2.1 Sind die manualmedizinischen Befunde reproduzierbar?

(Erfahrungen einer kleinen kontrollierten klinischen Studie)

*Fragestellung*

- Übereinstimmung der manualmedizinischen Befunde durch Vertreter aus 7 Ländern
- Übereinstimmung bei Festlegung des therapeutischen Planes

*Methodik*

Durch einen routinierten, manualmedizinisch ausgebildeten Rheumatologen wurden 6 Patienten mit typischen Störungen am Achsenorgan ausgewählt. 6 Gruppen aus je 2 Ärzten aus 7 verschiedenen Ländern (USA, England, BRD, Tschechoslowakei, Österreich, Schweiz und Frankreich) bekommen ein 3seitiges standardisiertes Protokoll (Dvorak u. Schneider, unveröffentlicht). Auf den ersten 2 Seiten des Protokolls wurden die funktionellen und palpatorischen Untersuchungsbefunde notiert, auf der 3. Seite des Protokolls wurde ein Therapievorschlag niedergelegt.
Im ersten Gang der Untersuchung, welcher 20 min dauerte, untersuchte die Gruppe von je 2 Ärzten aus dem gleichen Land einen Patienten. Die Untersucher hatten lediglich Kenntnis von den momentanen Beschwerden des Patienten, die Einsicht in die ausführliche Anamnese wurde den Untersuchern zunächst vorenthalten. Es war ebenfalls nicht erlaubt, dem Patienten zu diesem Zeitpunkt anamnestische Fragen zu stellen (in diesem Sinne wurde die ausgewählten Patienten vorbereitet).
In den ersten 20 min führten die Untersucher die relevante manualmedizinische Untersuchung durch und ergänzten diese durch einen einfachen, routinemäßig durchgeführten Neuro- und orthopädischen Status. Danach wurden mit einem nicht ausradierbaren Stift die funktionellen pathologischen sowie die palpatorisch relevanten Befunde im Untersuchungsprotokoll von den Untersuchern eingetragen. Die 3 wesentlichsten Befunde wurden mit einem Kreis versehen (s. Untersuchungsprotokolle, S. 10, 11).
Die auf diese Art und Weise ausgefüllten Untersuchungsprotokolle wurden von einer der Gruppe zugeteilten Kontrollperson eingesammelt; eine Belegkopie wurde unmittelbar danach angefertigt und in einem separaten Raum abgelegt. Danach bekam die Gruppe das Untersuchungsprotokoll zusammen mit einer zweiten ausführlichen anamnestischen Information sowie den Resultaten der bisher durchgeführten Laboruntersuchungen sowie die radiologischen Befunde inklusive Originalröntgenbilder wieder zurück. Die Untersucher wurden zu diesem Zeitpunkt ebenfalls über die bisher durchgeführte Therapie und deren Resultate informiert.
Nun hatte die Gruppe nochmals 20 min Zeit für zusätzliche ergänzende Untersuchungen, diesmal im Hinblick auf die Ausarbeitung eines Therapievorschlages.
In das Untersuchungsprotokoll (s. Tabellen 1–6) wurden dann die wesentlichen geplanten Therapien eingetragen, die wesentlichste wiederum mit einem Kreis versehen.
Nach Ablauf von etwa 40 min pro Patient wurden die Untersuchungsprotokolle von der zugeteilten Kontrollperson eingesammelt und in einem Kuvert verschlossen.

Untersuchungsprotokoll: Int. Seminar Arbeitswoche 12.9.1983

Untersucher: ______________________ Patient: ______________________

1. Befunde
1.1 Funktionsstörungen am Achsenorgan

Abschnitt:

| | L | R |
|---|---|---|
| C0–C3 | ☐ | ☐ |
| C4–C6 | ☐ | ☐ |
| C7–Th3 | ☐ | ☐ |
| Th4–Th8 | ☐ | ☐ |
| Th9–L2 | ☐ | ☐ |
| L3–L5 | ☐ | ☐ |
| L5–ISG | ☐ | ☐ |

WS-Segment (mit Punkt bezeichnen)

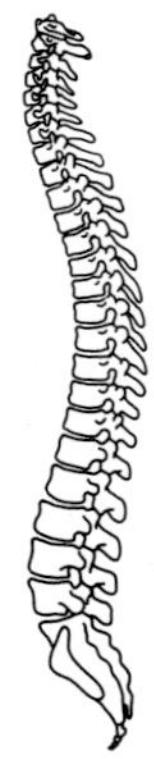

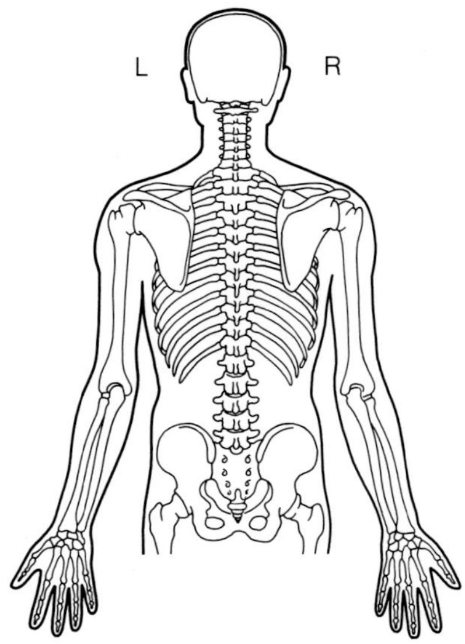


Beurteilung der Funktionsstörung

| | | | | | |
|---|---|---|---|---|---|
| Abschnitt/Segment (Gemäß 1.1) | ☐ | ☐ | ☐ | ☐ | ☐ |
| Hypomobilität | ☐☐ | ☐☐ | ☐☐ | ☐☐ | ☐☐ |
| Hypermobilität | ☐☐ | ☐☐ | ☐☐ | ☐☐ | ☐☐ |
| Fehlstellung | ☐☐ | ☐☐ | ☐☐ | ☐☐ | ☐☐ |

Bemerkungen:

Untersuchungsprotokoll: Int. Seminar Arbeitswoche 12.9.1983

Untersucher: ______________________ Patient: ______________________

1.2 Palpationsbefunde am Achsenorgan

| Abschnitt: | L | R | WS-Segment | Haut-subcutis | Muskulatur | | Knochen-gelenke | |
|---|---|---|---|---|---|---|---|---|
| C0–C3 | ☐ | ☐ | | ☐ | ☐ | ☐ | ☐ | ☐ |
| C4–C6 | ☐ | ☐ | | ☐ | ☐ | ☐ | ☐ | ☐ |
| C7–Th3 | ☐ | ☐ | | ☐ | ☐ | ☐ | ☐ | ☐ |
| Th4–Th8 | ☐ | ☐ | | ☐ | ☐ | ☐ | ☐ | ☐ |
| Th9–L2 | ☐ | ☐ | | ☐ | ☐ | ☐ | ☐ | ☐ |
| L3–L5 | ☐ | ☐ | | ☐ | ☐ | ☐ | ☐ | ☐ |
| L5–ISG | ☐ | ☐ | | ☐ | ☐ | ☐ | ☐ | ☐ |

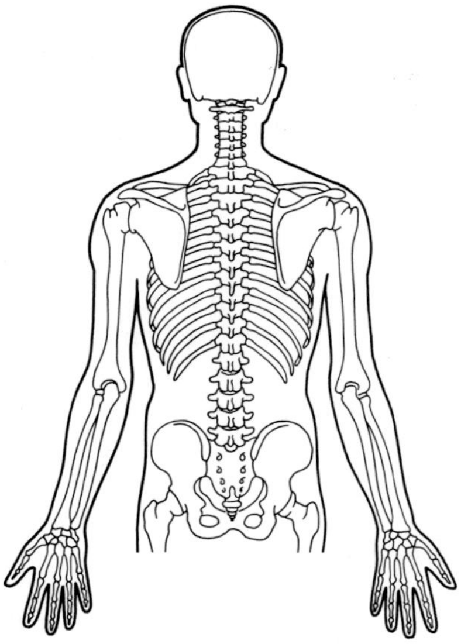

1.3. Funktionelle Untersuchung der Muskulatur

| | verkürzt | abgeschwächt | andere |
|---|---|---|---|
| Mm. suboccipitales | | | |
| M. trapezius p. desc. | | | |
| M. levator scapulae | | | |
| M. semispinatus cap. | | | |
| M. sternocleidomast. | | | |
| Mm. scaleni | | | |
| Mm. rhomboidei | | | |
| M. erector spinae th. | | | |
| M. seratus ant. | | | |
| M. pectoralis ant. | | | |
| M. erector spinae lumb. | | | |
| Mm. abdomini | | | |
| M. iliopsoas | | | |
| Mm. glutaei | | | |
| M. piriformis | | | |
| M. rectus femoralis | | | |
| Mm. adductores | | | |
| Mm. ischiocrurales | | | |
| M. tensor fasc. l. | | | |

Bezeichnen Sie die wesentlichsten 3 Befunde zusätzlich mit ☒

Im Verlauf des ersten Vormittags untersucht jede der 6 Gruppen 3 Patienten. Am gleichen Nachmittag wurden in einem zweiten Untersuchungsgang weitere 3 Patienten pro Gruppe untersucht.
Die Originaluntersuchungsprotokolle sowie die Kontrollkopien wurden in geschlossenen Kuverts aufbewahrt.
Im Rahmen der Kontrollmaßnahmen wurde darauf geachtet, daß die einzelnen an der Untersuchung beteiligten Ärzte keine Gelegenheit hatten, während des gesamten Untersuchungsgangs einzeln miteinander zu kommunizieren, bzw. auf irgendeine andere Art Erfahrungen und Befunde bezüglich der betroffenen Patienten auszutauschen.

## 2.2 Befunde und Resultate (Diagnostik und Therapie)

Im nachfolgenden werden die Angaben in bezug auf die momentanen Beschwerden des Patienten bzw. die anamnestischen Angaben sowie die Fragestellung bei den einzelnen Patienten wiedergegeben. Im Anschluß werden die wesentlichen Befunde der einzelnen Gruppen nach dem gleichen Schema dargestellt.

### Patient Nr. 1: K. J., männlich, 32jährig

*Aktuelle Beschwerden:* Seit einem Verkehrsunfall vor 2 Jahren leidet der Patient unter rezidivierenden Nacken- und Kopfschmerzen. Daneben besteht eine deutliche Verminderung der Leistungsfähigkeit. Der Patient klagt über Konzentrationsmangel und stark vermehrte Ermüdbarkeit.[1]

*Soziale Situation:* Der Patient ist verheiratet, hat einen eigenen gut funktionierenden Metallbaubetrieb und erledigt in seinem Betrieb sowohl manuelle wie auch Büroarbeiten.

Nach wie vor ist die versicherungsrechtliche Abwicklung der Unfallfolgen ungeklärt, es bestehen widersprüchliche Meinungen der verschiedenen behandelnden und begutachtenden Ärzte.

*Anamnese:* Vor 2 Jahren wurde der Patient von einem Auto überfahren, er sei ca. 2 h bewußtlos gewesen. In der neurologischen Klinik eines Kantonsspitals wurde eine leichte Commotio cerebri mit postkommotionellem Syndrom festgestellt. Ca. 6 Monate nach dem Unfall normaler Neurostatus. Der Patient klagte zu dieser Zeit über Konzentrations-, Denk- und Leistungsstörungen sowie über Kopfschmerzen. Der Hausarzt diagnostizierte eine chronische vasomotorische Cephalaea sowie unklare rezidivierende Bewußtseinstrübungen und depressive Verstimmung.
Eine gewisse Stabilisierung der Beschwerden trat ca. 1 Jahr nach dem Unfall ein, nachdem der Patient mehrere Wochen lang einen Minervagips getragen hatte. Anschließend trug der Patient monatelang einen abnehmbaren Ortholenkragen. Zusätzlich nahm der Patient 1 Jahr lang Tranquilizer.

1 Den Untersuchern standen lediglich diese Angaben für die funktionelle und palpatorische Untersuchung zur Verfügung

*Laborbefunde:* Unauffällig.

*Röntgenbefunde:* Halswirbelsäule a.-p., seitlich, einschl. Aufnahmen in maximaler Flexion und Extension: Die ossären Strukturen sind intakt, die Bandscheibenräume unauffällig. Im Segment C4/C5 besteht eine deutlich vermehrte Beweglichkeit.

*Fragestellung:* Sind die Kopfschmerzen sowie die Konzentrationsschwäche allein Ausdruck eines postkommotionellen Zustandes? Inwieweit leidet der Patient an spondylogenen Kopfschmerzen?

*Befunde (Abb. 2):* Die Untersucher aller 6 Gruppen erachteten als wesentlichsten Befund die beidseitige Hypomobilität im Bereich der Kopfgelenke (kraniozervikaler Übergang). Die Hypomobilität wurde auf Grund der funktionellen Tests nachgewiesen, begleitet von palpatorisch erfaßbaren Weichteilveränderungen (segmentale Irritationszone). Alle Gruppen fanden ebenfalls eine Verspannung bzw. Konsistenzvermehrung und Schmerzhaftigkeit der subokzipitalen Muskulatur. Als sekundäre Befunde wurden segmentale Störungen im Bereich des zervikothorakalen Überganges (CSSR, A, GB) und der Iliosakralgelenke (CH, BRD) angesehen.
Neben diesen beschriebenen Befunden wurden keine weiteren Befunde erhoben. Diese Tatsache ist ganz besonders bemerkenswert.

*Therapievorschlag* (Tabelle 1): Alle Gruppen, außer der tschechisch-österreichischen, hatten eine Manipulation des kraniozervikalen Überganges (Mobilisation mit Impuls) als kontraindiziert erachtet. Die Stellung einer Kontraindikation wurde als wesentlichster Vorschlag angesehen.
Die Schweizer, Tschechen und Österreicher schlugen eine weiche Mobilisation und Muskelenergietechnik, unterstützt durch das Tragen eines weichen Halskragens, vor. Die Engländer hielten zusätzlich eine Lokalinfiltration mit Anästhetika in die subokzipitale Region für nötig. Die Vertreter der BRD und der Schweiz erachteten die Behandlung des zervikothorakalen Überganges, bzw. der Iliosakralgelenke, mit Manipulation als sinnvoll.

*Bemerkung der Verfasser:* Die vielfältigen Beschwerden der Patienten, die ein Trauma der oberen Halswirbelsäule bzw. eine Commotio cerebri erlitten hatten, führen häufig zu kontroversen Diskussionen der behandelnden Ärzte. Die unterschiedlichen Anschauungen des sicher komplexen Problems kommen ebenfalls häufig in den gutachterlichen Beurteilungen zum Vorschein.
Die Verfasser hatten bewußt diesen Patienten gewählt, um die Untersucher mit dieser Problematik zu konfrontieren. Das weitgehend übereinstimmende Resultat der funktionellen sowie palpatorischen Untersuchung der Wirbelsäule ist in diesem Zusammenhang bemerkenswert. Die Übereinstimmung bei der Kontraindikationsstellung zu einer Manipulation der oberen Halswirbelsäule ist ebenso bedeutungsvoll. Die klassische Manipulation der Halswirbelsäule ist jedoch klar von den Weichteilmobilisationen bzw. der Muskelenergietechnik (Neuro-muskuläre Therapie) zu unterscheiden.

**Abb. 2.**
Patient Nr. 1 (K. J., männlich, 32jährig), wichtigste Befunde

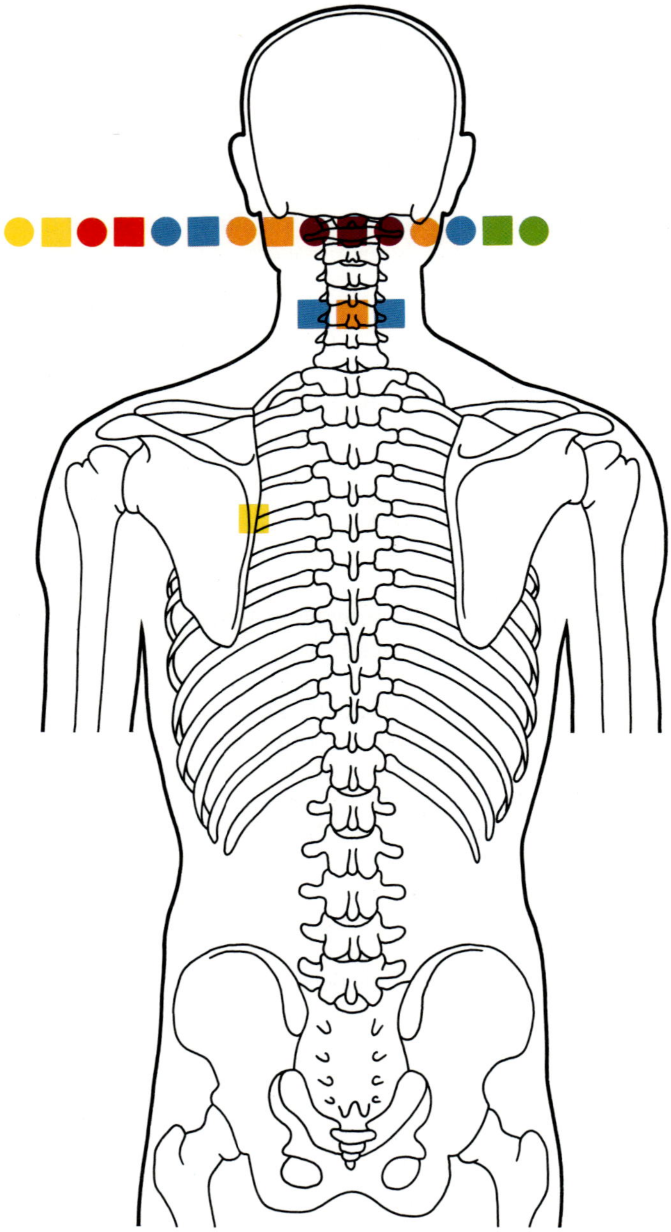

BRD: Zervikothorakaler Übergang, Iliosakralgelenk; muskuläre Dysbalance,(Verkürzung posturaler Muskulatur)

CH: Hypomobilität C0/C1 – C2/C3 beiderseits, Iliosakralgelenk links; Verspannung subokzipitaler Muskulatur

GB: Hypomobilität C0/C1 – C2/C3, Verspannung subokzipitaler Muskulatur

CSSR/A: Hypomobilität C0/C1 – C2/C3, Verspannung subokzipitaler Muskulatur

F: Hypomobilität C5/C6, Verspannung subokzipitaler Muskulatur

**Tabelle 1.** Patient Nr. 1, wesentliche Therapievorschläge

Untersuchungsprotokoll: Int. Seminar Arbeitswoche 12.9.1983

Untersucher: ______ Patient: Nr. 1

Therapievorschlag

| Abschnitt | Manipulation L | Manipulation R | Mobilisation L | Mobilisation R | MET | Muskel-dysbalance | Andere |
|---|---|---|---|---|---|---|---|
| C0–C3 | K [grün] K [rot] K [blau] K [orange] K [schwarz] | K [grün] K [rot] K [blau] K [orange] K [schwarz] | ■ [rot] | ■ [rot] | ■ [rot] ■ [orange] | | ■ [orange] Halskragen |
| C3–C6 | | | | | | | |
| C7–Th3 | ■ [grün] | | | | | | |
| Th4–Th8 | | | | | | | |
| Th8–L2 | | | | | | | |
| L3–L5 | | | | | | | |
| L5–ISG | ■ [grün] ■ [rot] | | | | | | |

Bezeichnen Sie mit ☒ Therapievorschlag; 🄺 Kontraindikation; ☐ Wesentlichste Therapie

Bemerkungen:

K = Kontraindikation für Manipulation bei allen Gruppen.

| | | |
|---|---|---|
| ■ [gelb] | USA: | Kraniale Mobilisation |
| ■ [grün] | BRD: | Muskeldehnung |
| ■ [blau] | GB: | + Lokale Infiltration |
| ■ [orange] | CSSR: | MET + Traktion |

**Patient Nr. 2: Sch. C., männlich, 40jährig**

*Aktuelle Beschwerden*[2]*:* Lumboischialgie im Abklingen. Der Patient machte in den letzten Jahren rezidivierende, akute Kreuzschmerzen durch, letzte Exazerbation vor 2 Monaten. Der Patient gibt eine Schmerzausstrahlung gegen das rechte Gesäß und gegen die rechte Wade an. Gelegentlich Hustenschmerz.

*Soziale Situation*[3]*:* Der Patient ist Landwirt, und bewirtschaftet ein eigenes Weingut. Geordnete familiäre Verhältnisse.

*Anamnese:* Vor 16 Jahren Autounfall. Beckenfraktur (konservativ konsolidierte Fraktur des Os pubis und Os ischii).
Vor ca. 5 Jahren Auftreten von rechtsseitigen Lumboischialgien (ausstrahlende Schmerzen bis in den rechten Fußrand). Verminderte Beweglichkeit der Lendenwirbelsäule. Zu diesem Zeitpunkt Einschränkung der Beweglichkeit der rechten Hüfte, wurde radiologisch als beginnende Koxarthrose diagnostiziert, von der Versicherung jedoch nicht als Unfallfolge angesehen.
Vor 1 Jahr fehlender Achillessehnenreflex rechts, anläßlich einer akuten Exazerbation der Lumboischialgie. Therapeutisch wurde Lokalinfiltration sowie Periduralanästhesie mit Kortikosteroiden durchgeführt. Vorsichtige Manipulation und mobilisierende Gymnastik ließen die Schmerzen deutlich zurückgehen.
Vor 2 Monaten akute Exazerbation, als der Patient beim Reiten einige große Sprünge machte. Der Patient gab Schmerzen im rechten Gesäß, die bis in die rechte Wade ausstrahlten, an. Ein Husten- und Niesschmerz stand im Vordergrund.
Therapeutisch wurde eine Kurzwellenbehandlung, kombiniert mit vorsichtiger Mobilisation der lumbosakralen Region durchgeführt, begleitet von einer Dehnung der dorsalen Rücken- und ischiokruralen Muskulatur.

*Laborbefunde:* Unauffällig.

*Röntgenbefunde:* Das Computertomogramm, vor 1 Monat angefertigt, zeigt eine kleine rechtsseitige mediolaterale Diskushernie L 5/S 1 (ein Computertomogramm vor 6 Monaten war unauffällig).
Lendenwirbelsäule a.-p. seitlich: Lumbosakrale Bandscheibe ist etwas verschmälert. Die distale Deckplatte L 5 ist vermehrt sklerosiert. Sonst keine nennenswerten degenerativen Veränderungen.

*Fragestellung:* Stellung zur Operationsindikation.

*Befunde* (Abb. 3): Die Untersucher aller 6 Gruppen bezeichneten als wichtigsten Befund eine Funktionsstörung des rechtsseitigen lumbosakralen Übergangs. Die Funktionsstörung wurde ferner als Bewegungsverminderung, Schmerzhaftigkeit der Weichteile (Irritationszone, erhöhte Konsistenz der Weichteile) sowie Verkürzung des M. piriformis und Abschwächung der

---

2 Diese Information stand den Untersuchern im ersten Gang zur Verfügung
3 Diese Informationen hatten die Untersucher erst nach Ausfüllen des Untersuchungsprotokolls erhalten

Glutaealmuskulatur spezifiziert. Die französische und englische Gruppe bezeichnete als Sekundärbefund eine Hypomobilität des thorakolumbalen Übergangs, die amerikanische und deutsche Gruppe eine Funktionsstörung im Bereich der mittleren Brustwirbelsäule links und des kraniozervikalen Übergangs rechts.

*Therapievorschlag* (Tabelle 2): Eine unmittelbare Indikation zur Operation der computertomographisch bestätigten kleinen rechtsseitigen mediolateralen Diskushernie L 5/S 1 stellte keine der 6 Gruppen. Die Untersucher hatten einstimmig eine abwartende Haltung vorgeschlagen, wobei die Länge des Zuwartens vom klinischen Bild bzw. der Symptomentwicklung abhängig gemacht werden sollte. Als unmittelbare Therapie schlugen die amerikanische, die deutsche und die tschechisch-österreichische Gruppen eine muskuläre Rehabilitation vor, unterstützt durch Weichteiltechniken (Muskelenergietechnik, Mobilisation) des lumbosakralen Übergangs sowie der als sekundär erachteten Funktionsstörung der mittleren Brust- und oberen Halswirbelsäule. Die Gruppe aus der Schweiz hat lediglich Rückenschulung sowie Rückenheilgymnastik vorgeschlagen. Die französische Gruppe würde dem Patienten zunächst ein Lenden-Becken-Gipskorsett für 3 Wochen anlegen und anschließend einige vorsichtige Manipulationen durchführen. Sollten diese Maßnahmen nicht zur Besserung führen, würde eine Empfehlung zur Operation folgen.
Die englische Gruppe schlug als erste Maßnahme eine gezielte Manipulation des thorakolumbalen Übergangs mit anschließender Epiduralanästhesie vor. Bei unbefriedigendem Resultat wird ebenfalls die Empfehlung zur Operation gegeben.

*Bemerkung der Verfasser:* Dieser 40jährige Patient ist ein typischer Vertreter jener Patienten mit chronischen Diskopathien, welche den behandelnden Ärzten diagnostische Schwierigkeiten bereiten. Auch im Hinblick auf die Therapie bringen sie die Ärzte häufig in Verlegenheit.
Jene Patienten, welche klare radikuläre Symptome, begleitet von massiver Lumboischialgie zeigen, und bei denen radiologisch eine Diskushernie bestätigt werden kann, zeigen erfahrungsgemäß bessere operative Resultate als Patienten mit chronisch rezidivierenden, nicht klar abgrenzbaren Schmerzzuständen sowie wechselnder radikulärer Symptomatik (Dvorak u. Gauchat, unveröffentlichte Beobachtung).
Diese Erfahrung findet eine gewisse Bestätigung in der eher abwartenden Haltung der an dieser Studie beteiligten Untersucher, welche zunächst keine unmittelbare Indikation zur Operation stellen. Sie schlagen in erster Linie Rückengymnastik bzw. das Heimtraining als therapeutische Maßnahme neben der unterstützenden Mobilisation des lumbosakralen Übergangs vor.
Interessant ist die Tatsache, daß 4 Gruppen Funktionsstörungen des thorakolumbalen Übergangs, der mittleren Brust- und der oberen Halswirbelsäule als sekundäre Folgen der Funktionsstörung des lumbosakralen Übergangs erachten. Diese Befunde dürften als Ausdruck eines spondylogenen Reflexsyndroms angesehen werden.

**Abb. 3.**
Patient Nr. 2 (Sch. C., männlich, 40jährig), wichtigste Befunde

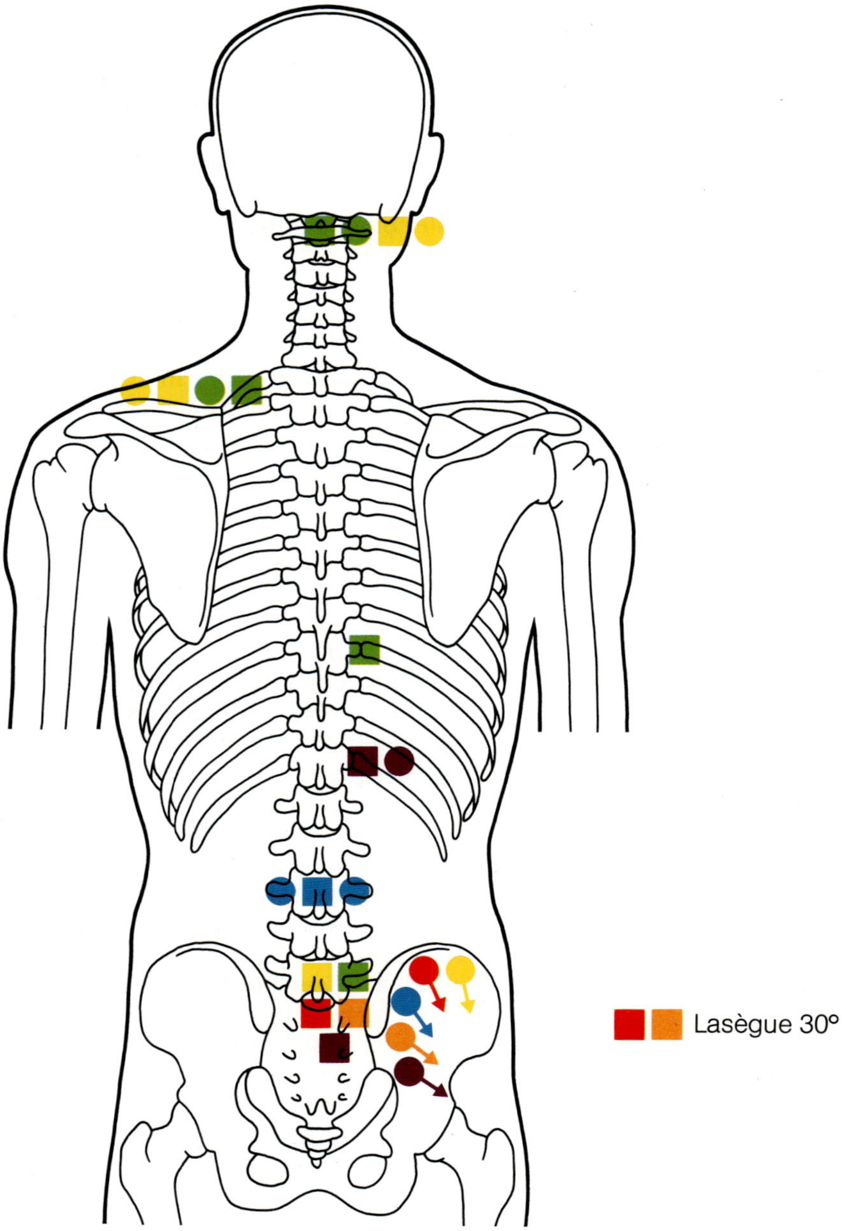


USA: 1. C3/4 – C4/C5, Iliosakralgelenk; 2. C7/Th1 – Th3/Th4 links, C0/C1 – C2/C3 rechts, Verkürzung des M. piriformis und ischiokruraler Muskulatur

BRD: Zervikothorakaler Übergang, obere HWS, Th9/Th10 – Th10/Th11

CSSR/A: Verkürzung des M. piriformis

F: Verkürzung des M. piriformis und M. quadratus lumborum

**Tabelle 2.** Patient Nr. 2, wesentliche Therapievorschläge

Untersuchungsprotokoll: Int. Seminar Arbeitswoche 12.9.1983

Untersucher: ______________ Patient: Nr. 2

Therapievorschlag

| Abschnitt | Manipulation | | Mobilisation | | MET | Muskel-dysbalance | Andere |
|---|---|---|---|---|---|---|---|
| | L | R | L | R | | | |
| C0–C3 | ■ (grün) | ■ (grün) | | | ■ (gelb) | | |
| C3–C6 | | | | | | | |
| C7–Th3 | ■ (grün) | | | | ■ (gelb) | | |
| Th4–Th8 | | | | | | | |
| Th8–L2 | ■ (grün) ■ (blau) | ■ (grün) ■ (blau) | | | | | |
| L3–L5 | | | ■ (dunkelbraun) | ■ (dunkelbraun) | | | ■ (grün) Physikalische Therapie |
| L5–ISG | | | | | ■ (gelb) | | ■ (rot) Haltungsgymnastik<br>■ (dunkelbraun) Korsett |

Bezeichnen Sie mit ☒ Therapievorschlag; 🄺 Kontraindikation; ☐ Wesentlichste Therapie

Bemerkungen:

- ■ (gelb) USA: Muskuläre Rehabilitation, Behandlung sekundärer Folgen, mit Operation abwarten.
- ■ (grün) BRD: Physikalische Therapie, Muskeldehnung lumbosakral, sekundäre Folgen, Manipulation (BWS, ohne HWS).
- ■ (rot) CH: Rückengymnastik; abwarten, wenn unbefriedigend, dann Operation.
- ■ (blau) GB: Manipulation, keine Indikation zur Operation wegen fehlender Paresen.
- ■ (orange) CSSR/A: Wenn keine Besserung nach Manipulation: Operation.
- ■ (dunkelbraun) F: Gipskorsett für 3 Wochen, dann Manipulation; wenn keine Besserung, dann Operation.

**Patient Nr. 3: D. A., weiblich, 53jährig**

*Aktuelle Beschwerden*[4]*:* Seit einem Autounfall vor 7 Jahren klagt die Patientin über wiederholte heftige Schmerzschübe, die mit einer Flexionshemmung der Wirbelsäule verbunden sind. Schmerzausstrahlung gegen die Schulterblätter, gelegentlich bis in die Region der Lendenwirbelsäule. Häufiges nächtliches Erwachen mit Schmerzen zwischen den Schulterblättern. Geringe manuelle Belastung, wie z. B. Fensterputzen, führen zu Schmerzexazerbationen.

*Soziale Situation:* Die Patientin arbeitete früher als Lehrerin, z. Zt. als Hausfrau.

*Anamnese:* Erster Unfall 1976, Frontalkollision, die Patientin war angegurtet. Mit einer Latenz von ca. 6 h, Auftreten von Tortikollis mit Bewegungsverminderung der Halswirbelsäule. In der Folge jahrelang verschiedene Therapien durchgeführt, u. a. manuelle Therapie, Akupunktur, Massagen und Medikamente. 4 Jahre nach dem Unfall war die Patientin weitgehend beschwerdefrei, in ihrer Arbeitsfähigkeit war sie nicht eingeschränkt.
Zweiter Unfall vor 3 Jahren (dazwischen 1 Jahr Beschwerdefreiheit). Die Patientin fuhr mit hoher Geschwindigkeit auf der Autobahn und prallte mit einem daneben fahrenden Lastwagen zusammen. Die Patientin war angegurtet, der Wagen wurde mehrmals zwischen der linken und rechten Leitplanke hin und her geworfen. Es besteht eine Amnesie für die Aufprallkollision, die Patientin erlitt lediglich bedeutungslose Riß- und Quetschwunden, der Wagen hingegen einen Totalschaden. Unmittelbar beim Erwachen verspürte die Patientin atemabhängige, starke thorakale Schmerzen, sowie einen Dauerschmerz im Nacken. Radiologisch bestand ein Verdacht auf BWK-9-Fraktur, der sich jedoch nie eindeutig bestätigen ließ.
Ein thorakales und Kinnabstützungskorsett konnte die Patientin wegen allergischer Reaktionen nicht konsequent tragen.
Wegen ständigen Nackenschmerzen mußte die Patientin praktisch dauernd liegen, eine mobilisierende Gymnastik war äußerst schmerzhaft.
Zur Zeit der Untersuchung klagte die Patientin über Druckgefühl über den Augen sowie im Hinterhaupt, verstärkt beim längeren Vorneigen des Kopfes. Diese Bewegung löst ebenfalls Schmerzen in der unteren Halswirbelsäule sowie der mittleren Brustwirbelsäule aus.

*Laborbefunde:* Normal.

*Röntgenbefunde:* Halswirbelsäule a.-p. seitlich, sowie in maximaler Flexion und Extension: Die Bandscheiben C 4/5 und C 5/6 sind etwas verschmälert, geringe ventrale und andeutungsweise auch dorsale Spondylophyten am Wirbelkörper C 3, C 4 und C 5. Geringe Intervertebralgelenksarthrose zwischen C 5 und C 6. Keine Anhaltspunkte für Instabilität.
Brustwirbelsäule seitlich: Geringe keilförmige Deformierung des 9. Brustwirbelkörpers mit Verminderung der ventralen Wirbelkörperkantenhöhe um 3 mm. Die Knochenstruktur dieses Wirbelkörpers ist unauffällig, keine degenerativ-reaktiven Weichteilverknöcherungen. Die übrige Brustwirbelsäule ist unauffällig.

---

4 Diese Information stand den Untersuchern im ersten Gang der Untersuchung zur Verfügung

*Fragestellung:*
- Festlegen eines Rehabilitationskonzeptes.
- Ist Manualtherapie für die Halswirbelsäule im mittleren Abschnitt indiziert?
- Müssen noch weitere diagnostische Schritte unternommen werden?

*Befunde* (Abb. 4): Die Untersucher aller 6 Gruppen fanden einen der 3 wichtigsten Befunde im Bereich der mittleren Brustwirbelsäule. Die segmentale bzw. regionale Funktionsstörung der mittleren Brustwirbelsäule wurde auf Grund von Bewegungseinschränkung bzw. Weichteilveränderungen (Irritationszone, Muskelhartspann) diagnostiziert. Weitere, weitgehend übereinstimmende Befunde lokalisierte die tschechische, englische, französische und schweizerische Gruppe im zervikothorakalen Übergang; die Tschechen, Engländer, Amerikaner sowie die Deutschen fanden eine funktionelle Hypomobilität im Bereich des kraniozervikalen Übergangs. Alle Gruppen hatten wiederum eine Verspannung der subokzipitalen Muskulatur beiderseits beschrieben.
Als sekundäres Problem, bzw. als Folge der ursächlichen Störungen im Bereich der Hals- und Brustwirbelsäule, wurde eine Dysfunktion im lumbosakralen Übergang von der schweizerischen, amerikanischen, deutschen und englischen Gruppe beschrieben. Die tschechisch-österreichische Gruppe machte auf die pathologische Hochatmung bei dieser Patientin aufmerksam.

*Therapievorschlag* (s. Tabelle 3): Alle Gruppen halten eine gezielte Behandlung der Halswirbelsäule für angezeigt, wobei ganz eindeutig die Weichteiltechnik im Sinne der Muskelenergietechnik, bzw. die sanfte Mobilisation, vorgezogen wurde. Die Schweizer erachten eine Manipulation bzw. Mobilisation bei dieser Patientin für kontraindiziert, die Verspannung der subokzipitalen bzw. Nackenmuskulatur würden sie mittels Muskeldehnung behandeln.
Lediglich die französische Gruppe würde eine Manipulation der mittleren und unteren Halswirbelsäule vornehmen; anschließend an die Manipulation würden sie jeweils einen stabilisierenden Kragen für eine Dauer von 3 Wochen anlegen.
Eine weitgehende Übereinstimmung gibt es in bezug auf die Therapie im Bereich der mittleren Brustwirbelsäule bzw. im Bereich des lumbosakralen Übergangs. In diesen 2 Regionen erachten die Untersucher eine gezielte Manipulation bzw. Mobilisation, unterstützt durch Behandlung der muskulären Dysbalance, für angezeigt.
Die tschechische Gruppe empfiehlt zur Ergänzung eine Atemschulung.
Die Engländer schlugen bei Therapieversagen der Manipulation bzw. Mobilisation die lokale Infiltration der Wirbelbogengelenke im Bereich der Hals- und Brustwirbelsäule vor, unterstützt durch transkutane Stimulation.

*Bemerkung der Verfasser:* Bei diesem Fall, der einen chronifizierten Verlauf nach zweimaliger Schleuderverletzung der Halswirbelsäule, möglicherweise nach Kontusion der mittleren Brustwirbelsäule, präsentiert, zeigt sich eine Vielfalt an Untersuchungsbefunden. Um so bemerkenswerter ist es, daß alle Gruppen übereinstimmende Befunde im Bereich der mittleren Brustwirbelsäule lokalisierten; eine weitgehende Übereinstimmung fand sich ebenfalls in bezug auf den zervikothorakalen Übergang, die obere Halswirbelsäule und ganz besonders im Bereich des lumbosakralen Übergangs, in welchem die Patientin subjektiv wenig Beschwerden hatte. Von den Untersuchern

**Abb. 4.**
Patientin Nr. 3 (D. A., weiblich, 53jährig) wichtigste Befunde

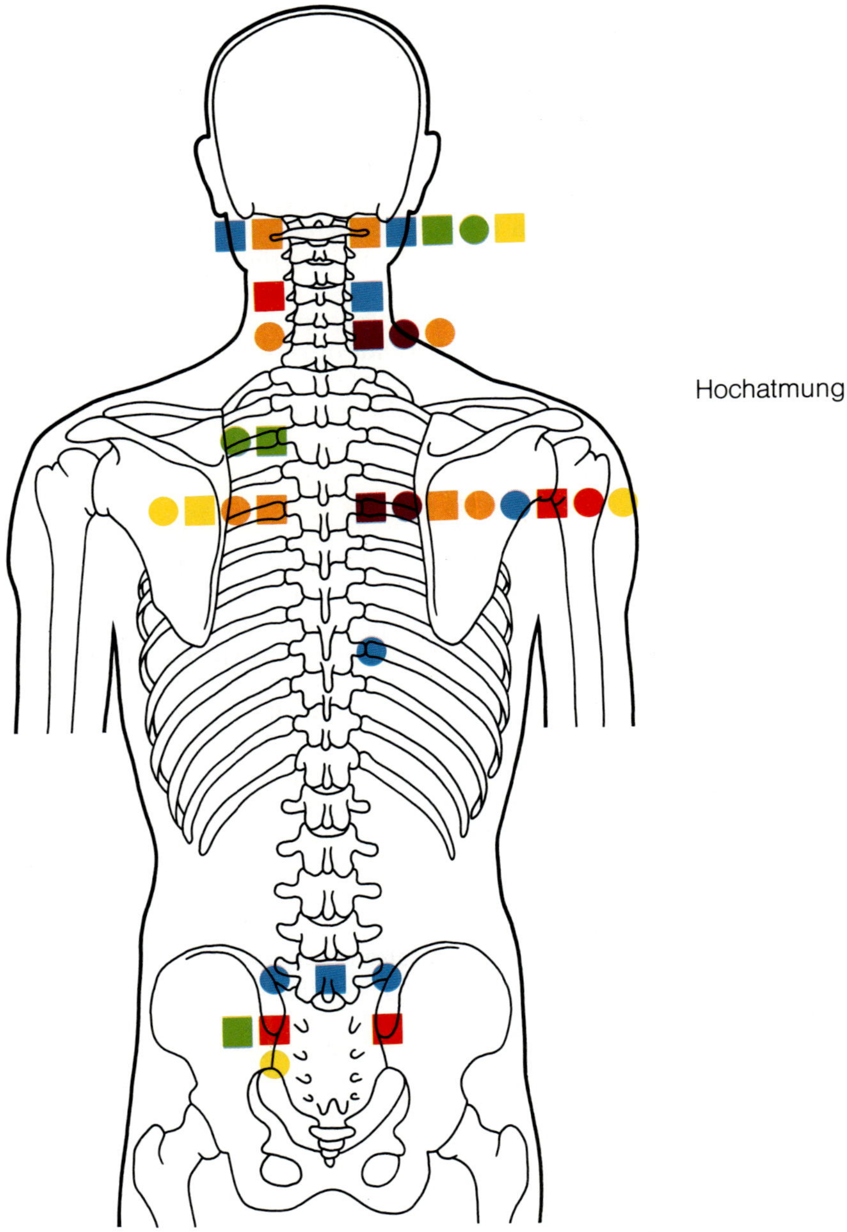


- USA: Verspannung subokzipitaler Muskulatur
- BRD: Muskuläre Dysbalance
- CH: Verspannung subokzipitaler Muskulatur
- GB: Hypomobilität der gesamten HWS
- CSSR/A: Hochatmung, muskuläre Dysbalance
- F: BWS, sekundäres Problem

**Tabelle 3.** Patientin Nr. 3, wesentliche Therapievorschläge

Untersuchungsprotokoll: Int. Seminar Arbeitswoche 12.9.1983

Untersucher: ______________ Patient: Nr. 3

Therapievorschlag

| Abschnitt | Manipulation L | Manipulation R | Mobilisation L | Mobilisation R | MET | Muskel-dysbalance | Andere |
|---|---|---|---|---|---|---|---|
| C0–C3 | | | | [grün] [orange] | [gelb] [grün] [orange] | | |
| C3–C6 | K [blau] | K [schwarz] | K [blau] | K [orange] | [orange] | [rot] | |
| C7–Th3 | | | | | [grün] | | |
| Th4–Th8 | [gelb] [dunkelrot] | [gelb] [dunkelrot] | [orange] | [orange] | [gelb] [orange] | | |
| Th8–L2 | | | | | | | |
| L3–L5 | | | | | | | |
| L5–ISG | [rot] [blau] | [rot] [blau] | | | [gelb] | [grün] | |

Bezeichnen Sie mit ☒ Therapievorschlag; K Kontraindikation; ☐ Wesentlichste Therapie

Bemerkungen:

| | | |
|---|---|---|
| [gelb] | USA: | Haupttherapie mittlere BWS, Muskeldehnung, HWS wenig |
| [grün] | BRD: | Behandlung der muskulären Dysbalance |
| [blau] | GB: | Sanfte Mobilisation mittlere HWS, lokale Infiltration Wirbelbogengelenke HWS, BWS Heilgymnastik |
| [orange] | CSSR: | Muskeldehnung, Rehabilitation Atmung |
| [dunkelrot] | F: | Anschließend an Manipulation der HWS für 3 Wochen nachts Halskragen |

wurde dieser Befund als sekundäre Erscheinung, im Sinne der spondylogenen Syndrome, interpretiert.
Die Therapievorschläge spiegeln die verschiedenen Ansichten der einzelnen Schulen wider. Extreme Ansichten vertreten die französischen und die schweizerischen Untersucher. Die französische Schule hält eine Manipulation im Bereich der mittleren Halswirbelsäule für indiziert, die schweizerische dagegen für kontraindiziert. Sie würden höchstens eine Muskeldehnung zur Behandlung der verspannten Muskulatur durchführen.
Die übrigen Gruppen schlagen eine weiche Mobilisation bzw. Muskelenergietechnik vor. Gesamthaft gesehen kann der Trend erkannt werden, bei Patienten mit chronifizierten posttraumatischen Beschwerden der Halswirbelsäule ist die Weichteiltechnik der klassischen Manipulation mit Impuls vorzuziehen.
Da eine Fraktur im Bereich der mittleren Brustwirbelsäule radiologisch nicht nachgewiesen werden konnte, halten die Untersucher (USA, F, CSSR) eine Manipulation bzw. Mobilisation dieser Region für angezeigt.
Die Schweizer, Engländer und Amerikaner sowie die Deutschen würden auch die als sekundär angesehene Störung im Bereich der Iliosakralgelenke mittels Manipulation bzw. Mobilisation behandeln.

**Patient Nr. 4: G. C., männlich, 35jährig**

*Aktuelle Beschwerden*[5]: Der Patient leidet an rezidivierenden, belastungsabhängigen Kreuzschmerzen, zeitweilig ausstrahlend gegen das rechte Bein, gelegentliche Ausstrahlung in die Nackenregion.

*Soziale Situation*[6]: Der Patient arbeitet als Bauingenieur meistens im Bürobereich, geregelte familiäre Verhältnisse.

*Anamnese:* Vor 6 Jahren erstmals Kreuzschmerzen infolge eines leichten Verhebetraumas im Militärdienst. Von Anfang an Ausstrahlen der Schmerzen ins rechte Bein. Die neurologische Untersuchung ergab einen fehlenden ASR rechts vor 3 Jahren, 1 Jahr später waren die Muskeleigenreflexe der unteren Extremitäten symmetrisch.
Bei der Exazerbation der Schmerzschübe in den letzten 6 Jahren konnte jeweils gutes Ansprechen auf konservative Therapie beobachtet werden. Meistens genügten einige Manipulationen, um Beschwerdefreiheit zu erreichen. Vor 1 Jahr mußte eine Serie intensiver Physiotherapie (Wärmeanwendung, Muskeldehnungen) durchgeführt werden.
Der Patient war stets voll arbeitsfähig, keine versicherungstechnischen Probleme.

*Laborbefunde:* Unauffällig.

*Röntgenbefunde:* Lendenwirbelsäule a.-p., seitlich: Bandscheibenräume normal hoch, ossäre Strukturen intakt.

*Fragestellung:* Wenig problematischer Fall, die akuten Schmerzschübe konnten immer mit Manipulationen gebessert werden. Es darf angenommen werden, daß eine kleine lumbale Diskushernie, wahrscheinlich L 5/S 1 vorliegt. Die verminderte Belastbarkeit für körperliche Betätigung stellt für den Patienten das größte Problem dar.

*Befunde* (Abb. 5): Alle Gruppen, mit Ausnahme der französischen, lokalisieren ihren Hauptbefund im Bereich der Iliosakralgelenke. Dieser Befund wurde als Bewegungsverminderung, begleitet von Hartspann der Glutaealmuskulatur (M. glutaeus maximus, M. piriformis), beschrieben. Neben der Hypomobilität beschreiben die schweizerische und die englische Gruppe schmerzhafte Punkte (Irritationszone, „trigger points") auf der Höhe der Iliosakralgelenke. Die französische Gruppe hält eine Funktionsstörung der Segmente L3/L4 und L5/S1 sowie Th12/L1 für den wesentlichsten Befund.
Sekundäre Befunde wurden von allen Gruppen, wiederum mit Ausnahme der französischen, auf Höhe der rechtsseitigen Kopfgelenke beschrieben: dies ist wiederum die Hypomobilität, begleitet vom Hartspann der subokzipitalen Muskulatur.

5 Diese Information stand den Untersuchern im ersten Untersuchungsgang zur Verfügung
6 Die nachfolgenden Informationen wurden erst nach Ausfüllen des Untersuchungsprotokolls ausgeteilt

Die Schweizer, Engländer, Deutschen und Franzosen fanden eine regionale Dysfunktion im Bereich des zervikothorakalen Übergangs.
Die Amerikaner und die Deutschen fanden zusätzlich noch eine segmentale Dysfunktion im Bereich Th 12/L 1 und L 2/L 3 auf der rechten Seite.
Von allen Gruppen wurde eine muskuläre Dysbalance im Bereich der Gesäß-Hüft-Region im Sinne der Verkürzung der posturalen und Abschwächung der phasischen Muskulatur beschrieben.

*Therapievorschlag* (Tabelle 4): Als primäre Therapie erachten die Gruppen aus der Schweiz, den USA, der Tschechoslowakei und der BRD eine gezielte Manipulation bzw. Mobilisation bzw. Muskelenergietechnik, appliziert auf die Region des lumbosakralen Übergangs. Die französische Gruppe schlug eine gezielte Manipulation im Bereich der unteren Lendenwirbelsäule vor. Alle Gruppen würden die sekundären Funktionsstörungen des zervikothorakalen Übergangs sowie der oberen Halswirbelsäule ebenfalls mittels gezielter Manipulation bzw. Mobilisation behandeln.
Die englische Gruppe schlug beim Versagen der gezielten Manipulation eine Epiduralanästhesie als zusätzliche Maßnahme vor.

*Bemerkung der Verfasser:* Für alle Untersucher , außer für die französische Gruppe, war das Hauptproblem in Hypomobilität des rechten Iliosakralgelenks. Diese Untersuchergruppe hielt eine Manipulation des rechten Iliosakralgelenks für den wesentlichsten Therapievorschlag. Die vor 1 Jahr anamnestisch festgestellte lumboradikuläre Symptomatik mit fehlendem Achillessehnenreflex, mit Schmerzausstrahlung in das Dermatom S 1 rechts, wurde nicht als Kontraindikation zur Manipulation der Iliosakralgelenke erachtet.

**Abb. 5.**
Patient Nr. 4 (G. C., männlich, 35jährig), wichtigste Befunde

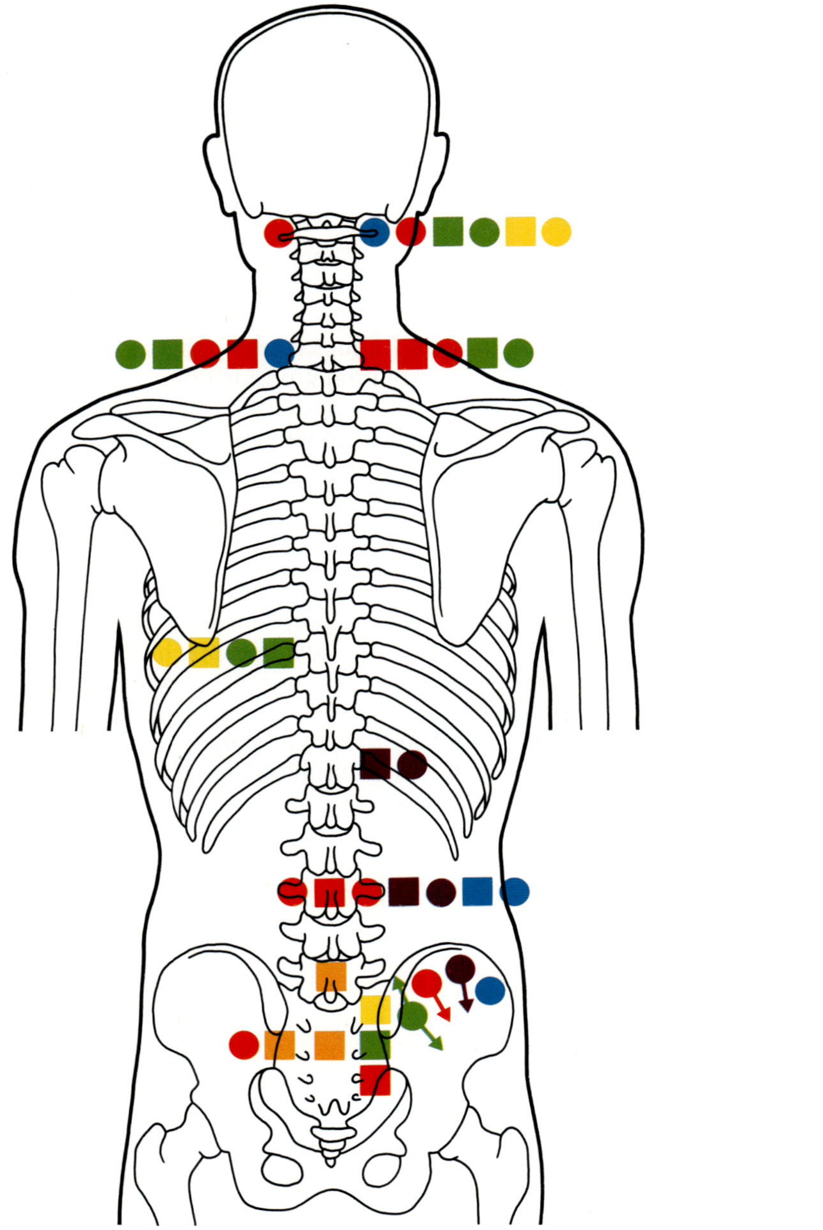

| | | |
|---|---|---|
| (gelb) | USA: | Verspannung subokzipitaler Muskulatur, M. iliopsoas, M. piriformis |
| (grün) | BRD: | M. iliopsoas, subokzipitale Muskulatur, verkürzte ischiokrurale Muskulatur |
| (rot) | CH: | M. piriformis, abgeschwächte Mm. glutaei |
| (blau) | GB: | Fortgeleiteter Schmerz → Glutäalregion |
| (dunkelbraun) | F: | M. piriformis |

**Tabelle 4.**
Patient Nr. 4, wesentliche Therapievorschläge

Untersuchungsprotokoll: Int. Seminar Arbeitswoche 12.9.1983

Untersucher: ______________ Patient: Nr. 4

Therapievorschlag

| Abschnitt | Manipulation | | Mobilisation | | MET | Muskel-dysbalance | Andere |
|---|---|---|---|---|---|---|---|
| | L | R | L | R | | | |
| C0–C3 | ■ blau | | | ■ grün | ■ gelb | | |
| C3–C6 | | ■ dunkelbraun | | | | | |
| C7–Th3 | ■ rot | ■ grün ■ rot | | | | | |
| Th4–Th8 | | | | | | | |
| Th8–L2 | ■ grün ■ blau | ■ gelb | | | | | |
| L3–L5 | ■ orange | ■ orange ■ dunkelbraun | | | | | |
| L5–ISG | | ■ gelb ■ grün | | ■ rot | ■ gelb | ■ grün | |

Bezeichnen Sie mit ☒ Therapievorschlag; 🄺 Kontraindikation; ☐ Wesentlichste Therapie

Bemerkungen:

■ (blau) GB: Epidurale Anästhesie

**Patient Nr. 5: M. U., weiblich, 42jährig**

*Aktuelle Beschwerden*[7]*:* Die Patientin leidet an anstrengungsabhängigen und belastungsabhängigen Schulter-Nacken-Schmerzen. Am schmerzhaftesten ist derzeit die Interskapularregion. Die Schmerzen sprechen auf medikamentöse antirheumatische Therapie gut an.

*Soziale Situation*[8]*:* Die Patientin ist verheiratet und hat 2 Kinder. Bis zum Autounfall vor 8 Jahren arbeitete sie als Direktionssekretärin. Vor 5 Jahren (nach dem Unfall) hatte sie private Probleme: Beruf, Scheidung, ungelöste versicherungsrechtliche und medizinische Fragen. Die Situation hat sich jetzt wieder weitgehend stabilisiert.

*Anamnese:* Die Patientin erlitt vor 8 Jahren einen Auffahrunfall, ohne Bewußtseinsverlust. Im Krankenhaus wurde sie kurzfristig ruhiggestellt. Wochen und Monate nach dem Unfallereignis entwickelten sich zunehmend Nacken- und Kopfschmerzen die von nicht näher definierbarem Schwindel und zeitweiligem Erbrechen begleitet waren. Schmerzausstrahlung gegen Schulterblattregion beiderseits. Etwa 1 Jahr nach dem Unfall wurden 6 gezielte Manipulationen im Bereich C 2/C 3 durch einen routinierten manualtherapeutisch tätigen Arzt durchgeführt. Nach den ersten 2 Manipulationen weitgehende Beschwerdefreiheit; die weiteren 4 Manipulationen verstärkten jedoch im Gegenteil die ursprünglichen Beschwerden (Schwindel, Erbrechen, Nacken- und Kopfschmerzen). Auf Grund der funktionellen Halswirbelsäulenaufnahmen wurde eine deutliche Instabilität des atlantoaxialen Gelenks festgestellt, welche in der Folge mittels hinterer Spondylodese stabilisiert wurde, nachdem vorher erfolgreich die Halswirbelsäule mit einem Minervagips 6 Wochen lang ruhiggestellt war. Mit diesen Maßnahmen sind die Schwindelattacken, der Brechreiz und die starke Schmerzhaftigkeit der Nakkenregion praktisch völlig zum Verschwinden gebracht worden. Im Verlauf der letzten 2–3 Jahren klagt die Patientin über zunehmende Nackenschmerzen, ausstrahlend in die Brustwirbelsäulenregion. Ohne Wissen des behandelnden Rheumatologen (ebenfalls manualtherapeutisch ausgebildet) wurde die Patientin auswärts, offensichtlich mit großer Kraft, manipuliert. Sie verspürte ein Knacken und mußte stundenlang erbrechen. Vor 1 Monat wurden wegen Schmerzexazerbation im Nacken, bzw. in der Brustwirbelsäule, die Kopfgelenke und die Brustwirbelsäule sowie der lumbosakrale Übergang gezielt durch den behandelnden Rheumatologen mobilisiert. Die Nakken- sowie Kreuzschmerzen verschwanden, der Schmerz in der mittleren Brustwirbelsäule blieb weiter bestehen.

*Laborbefunde:* Unauffällig.

*Röntgenbefunde:* Halswirbelsäule a.-p. seitlich, einschl. maximale Flexions- und Extensionsaufnahme: Stabile hintere Spondylodese C 1/C 2 mit liegendem Metalldraht.
Bandscheibe C 3/C 4 und C 4/C 5 etwas verschmälert, keine nennenswerte Spondylosebildung. In der Funktionsaufnahme ist die Spondylodese C 1/C 2 völlig stabil, die übrigen Wirbelsäulensegmente einschl. C 0/C 1 sind normal beweglich.

7 Diese Information stand den Untersuchern im ersten Gang zur Verfügung
8 Diese Information wurde den Untersuchern erst nach Ausfüllen der Protokolle gegeben

*Problem:* Mittelfristig ist eine erneute Rehabilitationsbemühung notwendig; offensichtlich sind sekundäre spondylogene Phänomene aufgetreten, deren Interpretation schwierig ist. Versicherungsrechtliche Probleme bestehen nicht.

*Befunde* (Abb. 6): Alle Untersucher hatten eine Hypomobilität im Bereich der Kopfgelenke, des zervikothorakalen Übergangs sowie der mittleren Brustwirbelsäule diagnostiziert. Ebenfalls hatten alle Gruppen einen Hartspann der subokzipitalen Muskulatur beschrieben. Auf Grund der funktionellen Untersuchung der Muskulatur wurde von allen Gruppen eine Verkürzung des M. trapezius, des M. levator scapulae und der Mm. rhomboidei beschrieben. Als sekundäre Befunde haben die deutsche und die amerikanische Gruppe eine regionale Störung des thorakolumbalen Übergangs, die Engländer, Schweizer und die Deutschen zusätzlich eine Störung im Bereich der Iliosakralgelenke beschrieben.

*Therapievorschlag* (Tabelle 5): Ganz eindeutig hielten alle 6 Gruppen eine Manipulation bzw. Mobilisation im Bereich der Kopfgelenke für kontraindiziert.
Bezogen auf untere Regionen der Wirbelsäule bestanden jedoch unterschiedliche Meinungen in bezug auf die Therapie. Die französische Gruppe schlug eine Manipulation der unteren Halswirbelsäule, die tschechische lediglich die Muskelenergietechnik dieser Region vor. Die Schweizer hatten eine Mobilisation des zervikothorakalen Übergangs vorgeschlagen.
Alle Gruppen, außer der englischen, erachteten die Region der mittleren Brustwirbelsäule für behandlungsbedürftig, jedoch mit unterschiedlicher Technik (CH: Manipulation, F, BRD: Mobilisation, USA, CSSR: Muskelenergietechnik).
Die BRD sowie die CSSR schlugen eine Mobilisation des thorakolumbalen Übergangs vor, die Engländer die Manipulation der unteren Lendenwirbelsäule, BRD und CH die Manipulation der Iliosakralgelenke.
Die englische Gruppe würde in diesem Fall den zervikothorakalen Übergang bei akuten Schmerzexazerbationen mittels lokaler Infiltration mit Lidocain behandeln.

*Bemerkung der Verfasser:* Dieser Fall wurde von den Verfassern als eine „diagnostische Falle" vorbereitet. Die Narbe nach der hinteren Spondylodese liegt bei der Patientin bereits im Haaransatz. Für einen Untersucher, der die Anamnese nicht kennt und nicht gezielt in dieser Region sucht, bleibt sie weitgehend unauffindbar. Um so bemerkenswerter ist es, daß ausnahmslos alle Gruppen eine Hypomobilität sowie muskulären Hartspann in dieser Region gefunden hatten.
Eine weitgehende Übereinstimmung ist ebenfalls bei den Befunden des zervikothorakalen Übergangs und der mittleren Brustwirbelsäule zu verzeichnen. Auch hier wurde eine Hypomobilität diagnostiziert und eine Verkürzung der Schulter-Nacken-Muskulatur beschrieben.
Lediglich 4 Gruppen diagnostizierten als sekundäre Funktionsstörungen eine Hypomobilität des thorakolumbalen Übergangs bzw. eine Funktionsstörung der Iliosakralgelenke.
Es ist nicht erstaunlich, jedoch erfreulich, daß alle Gruppen in Kenntnis der ausführlichen Anamnese eine Manipulation bzw. Mobilisation der oberen Halswirbelsäule für kontraindiziert erachten.

**Abb. 6.**
Patientin Nr. 5 (M. U., weiblich, 42jährig), wichtigste Befunde

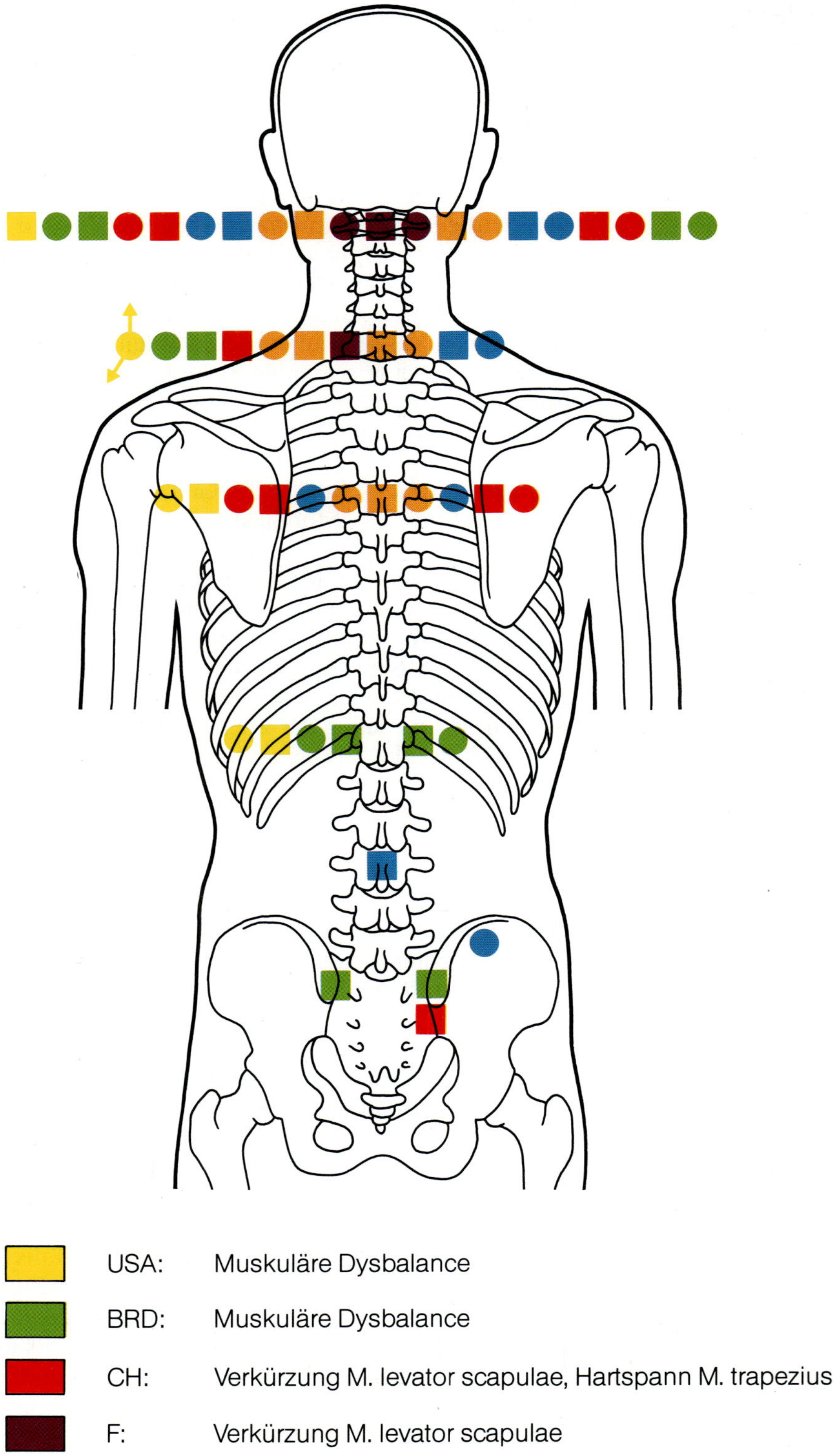

**Tabelle 5**
Patientin Nr. 5, wesentliche Therapievorschläge (mit Kontraindikationen)

Untersuchungsprotokoll: Int. Seminar Arbeitswoche 12.9.1983

Untersucher: ______________ Patient: Nr. 5

Therapievorschlag

| Abschnitt | Manipulation | | Mobilisation | | MET | Muskel-dysbalance | Andere |
|---|---|---|---|---|---|---|---|
| | L | R | L | R | | | |
| C0–C3 | K K K K K K | K K K K K K | K | K | | | ■ Kranial |
| C3–C6 | ■ | | ■ | ■ | ■ | | ■ Injektion |
| C7–Th3 | | | ■ | ■ | | | |
| Th4–Th8 | | ■ | ■ ■ | ■ ■ | ■ ■ | | |
| Th8–L2 | | | ■ | ■ | ■ | | |
| L3–L5 | ■ | ■ | | | | | |
| L5–ISG | ■ ■ | ■ ■ | ■ | ■ | | | |

Bezeichnen Sie mit ☒ Therapievorschlag; K Kontraindikation; ☐ Wesentlichste Therapie

Bemerkungen:

■ GB: C4–Th2, lokale Infiltration mit Lidocain, Wirbelbogengelenke

**Patient Nr. 6: H. R., männlich, 23jährig**

*Aktuelle Beschwerden*[9]*:* Der Patient leidet an weitgehend therapierefraktären Kreuzschmerzen, haltungs- und belastungsabhängig. Keine nennenswerte Ausstrahlung in die Beine.

*Soziale Situation*[10]*:* Der Patient arbeitet als kaufmännischer Angestellter, er hat keine körperlich belastende Arbeit auszuführen. Wenig sportliche Betätigung.

*Anamnese:* Die jetzt vom Patient geklagten Kreuzschmerzen traten erstmalig im Militärdienst vor 3 Jahren auf. Er sei damals zum Bürodienst eingeteilt worden. Radikuläre Ausfälle konnten nicht festgestellt werden. Das linke Iliosakralgelenk war zeitweilig blockiert. Ferner Irritationszone im Bereich des thorakolumbalen Übergangs, bei stark betonter lumbaler Lordosierung. Der behandelnde Rheumatologe führte einige gezielte Manipulationen durch, unterstützt durch passive Mobilisation der Iliosakralgelenke und Muskeldehnung der ischiokruralen sowie der dorsalen Rückenmuskulatur.

*Befunde:* Labor unauffällig.

*Röntgenbefunde:* Lendenwirbelsäule a.-p., seitlich: Bandscheibenräume unauffällig, Iliosakralgelenke scharf begrenzt und unauffällig. Keine degenerativen Veränderungen feststellbar. Ossäre Strukturen intakt.

*Probleme:* Es besteht eine Diskrepanz der vorgebrachten Beschwerden und der objektiven Befunde. Die vom Patienten angegebenen Schmerzen sind weitgehend therapierefraktär. Psychosomatisches Rückenleiden?

*Befunde* (Abb. 7): Die Untersucher aller 6 Gruppen diagnostizieren eine Hypomobilität bzw. Weichteilveränderung im Bereich des lumbosakralen Übergangs. Die amerikanische, tschechische und die schweizerische Gruppe betonen eine beidseitige Blockierung der Iliosakralgelenke. Als sekundären Befund beschreiben die tschechische, amerikanische, deutsche und schweizerische Gruppe eine Hypomobilität im Bereich der Kopfgelenke beidseits. Die englische Gruppe findet eine volle Beweglichkeit der gesamten Wirbelsäule, sie beschreibt lediglich Weichteilveränderungen des lumbosakralen Übergangs. Die deutsche Gruppe betont eine muskuläre Dysbalance im Bereich des thorakolumbalen Übergangs.

*Therapievorschläge* (Tabelle 6): Die tschechische, amerikanische, deutsche sowie schweizerische Gruppe empfehlen eine gezielte Behandlung der Iliosakralgelenke mittels Mobilisation bzw. Muskelenergietechnik, die französische Gruppe empfiehlt eine gezielte Manipulation der oberen Lendenwirbelsäule. In zweiter Linie empfehlen die Amerikaner sowie die Deutschen eine Mobilisation des zervikothorakalen Übergangs bzw. der oberen Halswirbelsäule. Die englische Gruppe empfiehlt lokale Infiltration der Wirbelbogengelenke im Bereich der Lendenwirbelsäule.

9 Diese Information stand den Untersuchern im ersten Untersuchungsgang zur Verfügung
10 Nachfolgende Informationen standen den Untersuchern nach Ausfüllen des Untersuchungsprotokolls zur Verfügung

Keine der Gruppen nimmt Stellung zur Möglichkeit einer Aggravation, bzw. zu einer neurotischen Haltung des Patienten gegenüber den von ihm angegebenen Beschwerdebild.

*Bemerkungen der Verfasser:* Den Verfassern war nicht klar, wieweit die vom Patienten angegebenen Schmerzen als Ausdruck einer segmentalen Dysfunktion angesehen werden können, bzw. ob dieser Patient in jene Gruppe der Schmerzpatienten ohne ins Gewicht fallende Psychopathologie eingereiht werden kann.
Bekanntlich ist es außerordentlich schwierig, diese Patientengruppe zu unterscheiden von

- konversions-neurotisch-hysterischen Patienten, die eher unbewußt einen Krankheitsvorteil erringen wollen,
- jenen Patienten, die ihre Beschwerden maßlos übertreiben (aggravieren) und sekundär einen Krankheitsgewinn – sei es eine Rente, Zuwendung der Umgebung usw. – erreichen wollen, und
- echten Simulanten, die bewußt ihre Schmerzen übertreiben, um einen Krankheitsgewinn zu erreichen.

Obwohl alle Untersucher ihren pathologischen Befund im Bereich des lumbosakralen Übergangs lokalisierten, kann zunächst nicht mit Klarheit entschieden werden, wieweit der Patient bei der Untersuchung durch Schmerzangabe bzw. Abwehrreaktion die Untersucher täuschte. Andererseits kann nicht entschieden werden, ob eine Funktionsstörung der Iliosakralgelenke die Ursache der vom Patienten angegebenen Beschwerden ist. Aus diesem Grunde kann keine abschließende Meinung zu diesem Fall gebildet werden.

**Abb. 7.**
Patient Nr. 6 (H. R., männlich, 23jährig), wichtigste Befunde

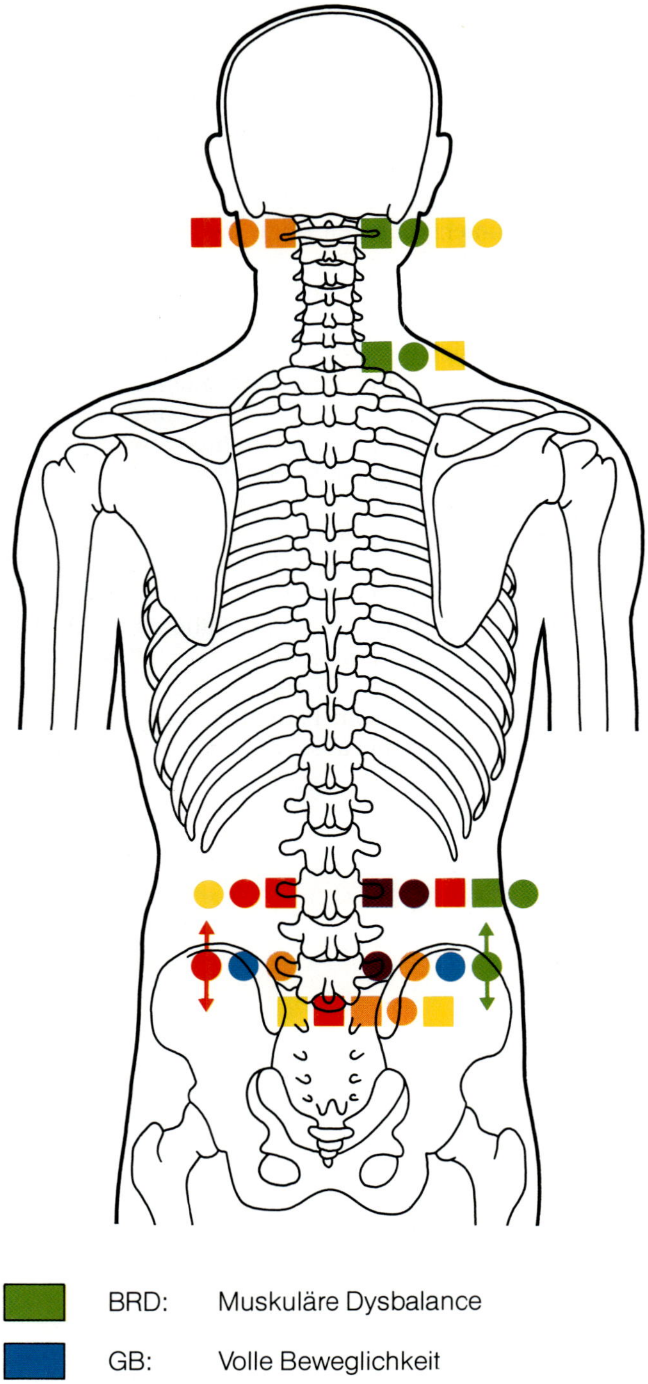

**Tabelle 6.**
Patient Nr. 6, wichtigste Therapievorschläge

Untersuchungsprotokoll: Int. Seminar Arbeitswoche 12.9.1983

Untersucher: ______________ Patient: Nr. 6

Therapievorschlag

| Abschnitt | Manipulation | | Mobilisation | | MET | Muskel-dysbalance | Andere |
|---|---|---|---|---|---|---|---|
| | L | R | L | R | | | |
| C0–C3 | | | [grün] [orange] | [grün] [orange] | | | |
| C3–C6 | | | [grün] | [grün] | | | |
| C7–Th3 | | | | | [gelb] | | |
| Th4–Th8 | | | | | | | |
| Th8–L2 | | [dunkelbraun] | | | | [grün] | |
| L3–L5 | | | | [dunkelbraun] | [dunkelbraun] | [grün] [rot] | [blau] Injektion |
| L5–ISG | | | | [dunkelbraun] | [gelb] [dunkelbraun] | | |

Bezeichnen Sie mit ☒ Therapievorschlag; 🄺 Kontraindikation; ☐ Wesentlichste Therapie

Bemerkungen:

[rot] CH: Stabilisierende Gymnastik, zunächst keine Manipulation

[blau] GB: Lokale Infiltration

Kapitel 3

# Kraniozervikaler Übergang

***Teilnehmer:***
*Australien: C. Winer*
*BRD: H. D. Wolff,*
*K. Seifert*
*England: L. Burn*
*Frankreich: P. Juvin*
*Schweiz: F. Schönenberger,*
*H. Baumgartner*
*USA: R. Kappler*

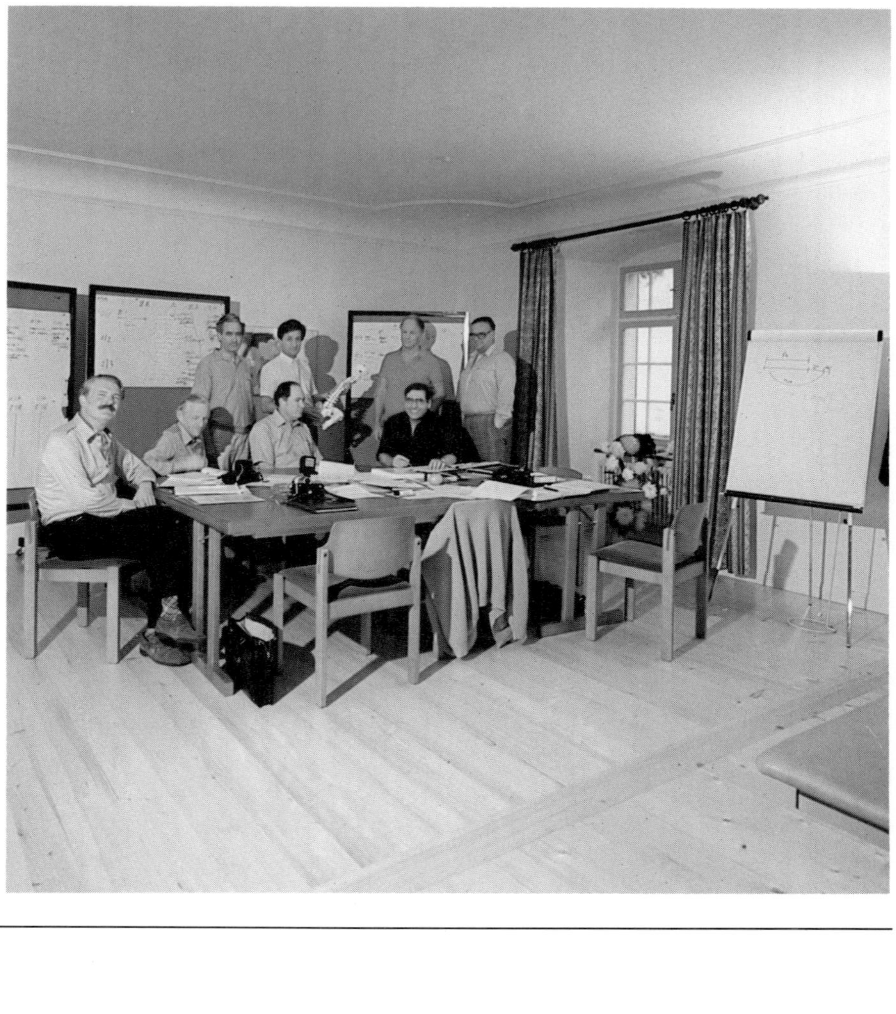

## 3.1 Allgemeine Bemerkungen zum kraniozervikalen Übergang

### 3.1.1 Allgemeine Bemerkungen

#### *3.1.1.1 Wird die Diagnose durch Schmerzauslösung bzw. durch eingeschränkte Bewegung beeinflußt?*

Engländer und Franzosen vertreten die Ansicht, daß die Schmerzauslösung für die Diagnose wesentlich wichtiger ist, die Schweizer und die Deutschen bewerten beide Aspekte gleichmäßig, für die Amerikaner und die Australier ist die eingeschränkte Beweglichkeit im Gelenk von größerer Wichtigkeit.

#### *3.1.1.2 Wie bedeutend ist die Regel der Behandlung in schmerzfreier Richtung?*

Während Franzosen und Engländer eine diagnostische sowie therapeutische Manipulation in schmerzfreier Richtung als absolute Regel betrachten, sehen dies die übrigen Länder weniger streng, wobei für alle dies nur für die Etagenuntersuchung und nicht für die segmentale Untersuchung und Behandlung zutrifft.

#### *3.1.1.3 Was verursacht Schmerzen?*

Die französischen Teilnehmer sind überzeugt, daß es sich immer um radikuläre Schmerzen handelt (Reizsyndrom der dorsalen Äste der Nervenwurzel). Die übrigen in der Gruppe vertretenen Länder differenzieren zwischen dem primär radikulären Schmerz und der, durch Reizung der Nozizeptoren der fibrösen Gelenkkapsel entstandenen Schmerzmanifestation. In diesem Sinne wird auch der wahrscheinlich reflektorisch entstandene fortgeleitete Schmerz (referred pain) interpretiert.
Die französische Schule ist ebenfalls der Meinung, daß eine mechanische Störung im Bewegungssegment mit nachfolgender radikulärer Reizsymptomatik ein primäres Geschehen ist, wogegen alle übrigen Länder ein komplexes pathogenetisches Geschehen annehmen.

#### *3.1.1.4 Findet die Untersuchung und Behandlung des Patienten im Sitzen oder Stehen statt?*

Die meisten Länder ziehen eine Behandlung der subokzipitalen Region im Liegen vor, die Schweizer glauben, im Sitzen gleichviele Informationen und Bewegungsmöglichkeiten zu finden. Die deutsche Schule benützt sowohl für die Untersuchung wie auch für die Behandlung beide Positionen, insbesondere im Hinblick auf die Spannungsverhältnisse der kleinen Subokzipitalmuskulatur, die ihrer Ansicht nach im Sitzen deutlich stärker tonisiert wird.

### *3.1.1.5 Mobilisation oder Manipulation?*

Für die Amerikaner hängt die Entscheidung, ob primär eine segmentale Dysfunktion mittels Mobilisation ohne Impuls oder Manipulation mit Impuls angegangen wird, vom Schweregrad der Erkrankung ab. Bei leichten akuten Fällen wird die Manipulation mit Impuls vorgezogen. Engländer und Franzosen versuchen es primär mit einer Manipulation, wenn keine Kontraindikationen (v. a. seitens der A. vertebralis) vorliegen.
Die Schweizer benützen im Bereich der subokzipitalen Region zunehmend mobilisierende Techniken ohne Impuls, dies im Hinblick auf Verhütung von Komplikationen bei der Behandlung der oberen Halswirbelsäule.
Die Deutschen bedienen sich etwa gleichmäßig der manipulativen sowie der mobilisierenden Techniken.
Die Australier ziehen die Mobilisation einerseits wegen des Patientenkomforts, andererseits wegen der Verhütung von Komplikationen vor.

### *3.1.1.6 Frage der Röntgenaufnahme*

Übereinstimmend wird festgehalten, daß konventionelle Röntgenaufnahmen der Halswirbelsäule (a.-p.-Aufnahme sowie seitliche Aufnahme) nur wenig für die funktionelle Diagnose und Therapierichtung beitragen. Röntgenaufnahmen werden in erster Linie zum Ausschluß von Kontraindikationen (Osteoporose, Tumoren, Mißbildungen, schwere degenerative Veränderung usw.) gemacht. Eine gründliche radiologische Abklärung wird bei posttraumatischen Schmerzzuständen in der Nackenregion als selbstverständlich angenommen.
Für die Bestimmung der Therapierichtung können gelegentlich die funktionellen seitlichen und a.-p.-Aufnahmen (Flexion/Extension, Seitneigung) wertvolle Hinweise liefern.

### *3.1.1.7 Kann eine Funktionsstörung des kraniozervikalen Übergangs eine Auswirkung auf andere Regionen des Achsenorganes sowie auf die Extremitäten haben?*

Die französischen Teilnehmer nehmen lediglich Einflüsse auf die benachbarten Bewegungssegmente an; alle anderen Länder vermuten Einflüsse auf weiter entfernte Regionen, einschl. Extremitäten, im Sinne von einem fortgeleiteten Schmerzsyndrom, sowie im Sinne der reflektorischen Auswirkung bei Reizung der fibrösen Gelenkkapsel.

## 3.1.2 Diagnostik

Unterschiede fanden sich in der Bewertung der Beurteilung vom „princer rouler", der Palpation subokzipitaler Muskulatur und ihrer Ansätze. Die Deutschen, sowie die Schweizer legen ganz besonderen Wert auf die funktionelle, wie auch palpatorische Untersuchung der subokzipitalen Muskulatur. Die Schweizer weisen zusätzlich auf weiter entfernte, systematisierte Myotendinosen, als Ausdruck spondylogener Reflexsyndrome, hin.
Weichteilveränderungen ohne Beziehung zu den Sehnen und Muskeln werden von der Schweizer Schule, als Ausdruck einer segmentalen Dysfunktion

(segmentale Irritationszone) als wichtiges diagnostisches Kriterium betrachtet. Regionale Testung und passive Screeningtests im Hinblick auf Beweglichkeit in einzelnen Bewegungssegmenten werden allgemein, außer von der französischen Schule, durchgeführt.
Die Deutschen, Schweizer und Australier beurteilen die atlantookzipitale Beweglichkeit bzw. die axiale Schlußrotation zwischen Atlas und Okziput.
Die Schweizer Schule prüft gezielt die Beweglichkeit zwischen Atlas und Axis in Rotation aus maximaler Flexion der Halswirbelsäule. Die Norm beträgt je 45° zur Seite. Die axiale Rotation im Segment C 2/C 3 wird aus Inklination des Kopfes bei Streckhaltung der Halswirbelsäule geprüft. Der Bewegungsausschlag wird mittels Verschiebung der Dornfortsätze unter den palpierenden Fingern gemessen.
Die funktionelle Längentestung der Schulter-Nacken-Muskulatur (M. trapezius descendens, M. levator scapulae, M. semispinalis capitis) wird in allen Ländern, außer in Frankreich und England, routinemäßig ausgeführt.

### 3.1.3 Therapie

Betreffend Weichteilbehandlung, bzw. Behandlung der muskulären Dysbalance, gab es eine Übereinstimmung zwischen den Amerikanern, Deutschen und Schweizern. Diese Schulen legen besonders großen Wert auf Dehnung der verkürzten und Kräftigung der abgeschwächten Muskelgruppen. In bezug auf Mobilisation ohne Impuls und Manipulation war man allgemein einer Meinung, mit der Ausnahme, daß die Schweizer v. a. beim sitzenden Patienten die Therapie durchführen, im Gegensatz zu allen anderen Schulen, welche die liegende Position des Patienten vorziehen.

## 3.2 Biomechanische Überlegungen

Zunächst wurde in der Gruppe diskutiert, ob im folgenden nur der kraniozervikale Übergang, oder, ob in dieser Region, wie von den amerikanischen Osteopathen vorgeschlagen, das Okziput bzw. der Schädel miteinbezogen werden sollte.
Man beschloß, sich zunächst auf die Problematik der oberen Halswirbelsäule und des atlantookzipitalen Übergangs zu konzentrieren.

### 3.2.1 Die oberen Kopfgelenke

Das obere Kopfgelenk (Articulatio atlantooccipitalis) besteht aus 4 Gelenkkörpern, nämlich den Condyli occipitales und den Foveae articulares superiores des Atlas. Die Gelenkflächen haben eine längsovale, gelegentlich bohnenförmige Gestalt, die Oberfläche der Condyli ist konvex, diejenige der Foveae superiores atlantis konkav. Der frontale Achsenwinkel der Gelenke beträgt beim Erwachsenen ca. 124° (Abb. 8). Diese Gelenkanordnung verunmöglicht weitgehend eine axiale Rotation (Rotation um die Y-Achse) sowie die Seitneigung (Rotation um die Z-Achse).
Die fibröse Gelenkkapsel des oberen Kopfgelenks ist v. a. in ihrem lateralen Anteil straff, was wiederum neben der mechanischen Komponente zu einer Restriktion der axialen Rotation und Seitneigung führt. Der größte Bewegungsausschlag ist somit im oberen Kopfgelenk lediglich um die X-Achse

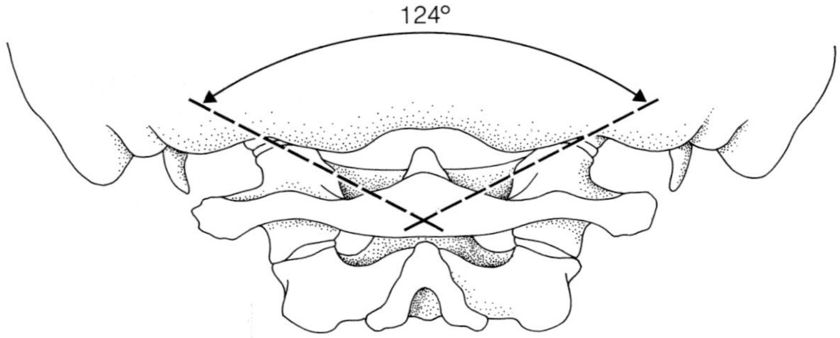


**Abb. 8.** Frontaler Gelenkachsenwinkel der Condyli occipitales, beträgt bei Männern 124°, bei Frauen 127° (Gelenkflächen *grau*). (Nach Stoff 1976)

möglich: „Inklination/Reklination". Die Ligamenta alaria und das Ligamentum apicis dentis haben ihre Hauptfunktion bei der Seitneigung sowie Rotation des Kopfes auszuführen; in England werden diese Bänder wegen ihrer Funktion „Bremsligamente" genannt.
Bei der Beschreibung der Bewegungsmöglichkeiten im oberen Kopfgelenk wurde festgehalten, daß die Rotation um die X-Achse künftig als Inklination/Reklination bezeichnet werden sollte, als spezifische Bewegung in diesem Gelenk, im Gegensatz zur Flexion/Extension, welche als Bezeichnung für die gesamte Bewegung der Halswirbelsäule um die X-Achse vorbehalten werden sollte.
Auch wenn man sich darüber einig war, daß die Hauptbewegungskomponente in diesem Gelenk um die X-Achse stattfindet, schwanken die präzisen Angaben der Bewegungsausschläge von Land zu Land bzw. von Autor zu Autor (Maigne: 20°, Fielding: 10–30°).

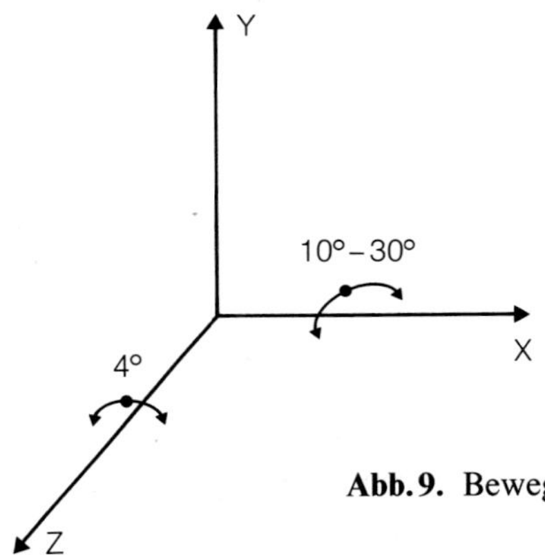


**Abb. 9.** Bewegungsmöglichkeiten im C0/C1-Gelenk

Die Tatsache, daß eine geringe Seitneigung um die Sagitalachse (Z-Achse) um je ca. 4° möglich ist, wurde nicht bestritten, im Gegensatz zur Frage der axialen Rotation (Rotation um die Y-Achse) (Abb. 9). Auch hier bestehen kontroverse Ansichten, indem v. a. die deutsche und die schweizerische Schule eine passive Schlußrotation des Atlas im sog. Federungstest prüfen. Dieser klinischen Erfahrung stehen die biomechanischen Arbeiten von Fielding, Penning, White und Panjabi gegenüber, welche keine Rotation im oberen Kopfgelenk (C 0/C 1) nachweisen konnten. Die Kliniken prüfen in diesem Gelenk das Gelenkspiel (joint play). Es ist vorstellbar, daß bei Lebenden mit noch intakten Weichteilen, einschl. Knorpelbelag der Gelenkflächen, ein Gelenkspiel – im Gegensatz zur biomechanischen Untersuchung an isolierten Präparaten – vorhanden sein kann. Möglicherweise werden computertomographische Untersuchungen dieser Region in Funktion eine Antwort zu dieser kontroversen Fragestellung liefern können.

### 3.2.2 Die unteren Kopfgelenke (Articulationes atlantoaxiales)

In diesen für die manuelle Medizin wichtigen Gelenken erfolgen die Bewegungen in 4 Gelenkspalten, von denen einer als Gleitbeutel bezeichnet wird: die Bursa atlantodentalis, ein Spalt zwischen dem Ligamentum transversum atlantis und dem Dens axis. Das Ligamentum transversum atlantis mit dem Gleitbeutel zum Dens axis schränkt einerseits die Rotation um die X-Achse (Flexion/Extension) ein, andererseits erleichtert sie die Rotation um die Y-Achse (axiale Rotation).

Die Gelenkflächen sind rundlich, gelegentlich dreieckig mit einem Knorpelbelag von 1,4–3,2 mm Dicke. Die Axisgelenkflächen sind konvex, die Gelenkflächen des Atlas relativ flach, was zu einem ventralen und dorsalen Klaffen des Gelenkspaltes führt. Die Gelenkkapsel ist weit und schlaff, vom medialen Band ragt eine keilförmige Synovialfalte in den Gelenkspalt hinein (Meniskoid).

Die Seitneigung zwischen Atlas und Axis ist nur mit einer Rotation des Axis möglich. Diese wird auch als „Zwangsrotation“ bezeichnet und ist möglicherweise Ausdruck der physiologischen Funktion der Ligamenta alaria (Abb. 10). Die axiale Rotation, als Hauptfunktion der unteren Kopfgelenke, wird nicht bestritten. Die Rotationsausschläge betragen normalerweise nach beiden Seiten je 40–50°, was ungefähr die Hälfte der gesamten Halswirbelsäulenrotation ausmacht.

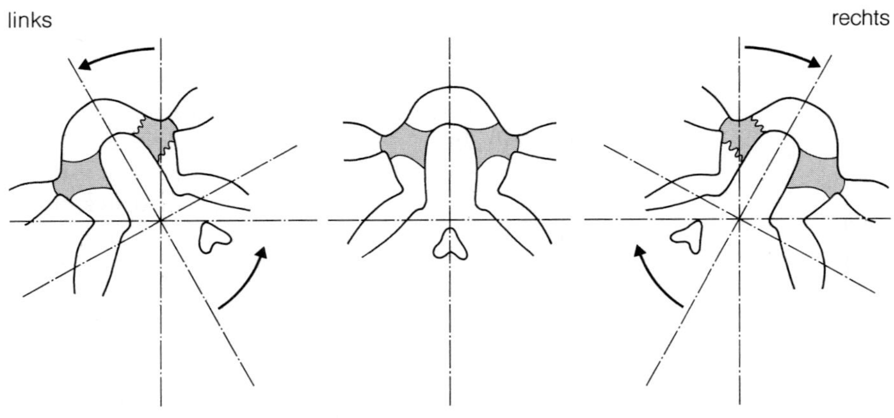


**Abb. 10.** Darstellung der Zwangsrotation des Axis bei Seitneigung des Kopfes. (Nach Dvorak u. Dvorak 1983)

## 3.3 Diagnostik

### 3.3.1 Diagnostische Überlegungen zum kraniozervikalen Übergang

Alle Gruppenteilnehmer stimmen überein, daß die aktive und passive Regionaluntersuchung eine grundlegende Voraussetzung darstellt.

#### *3.3.1.1 Palpation*

In erster Linie werden Hauttests durchgeführt, auf deutsch umschrieben als „Beurteilung der Hautfeuchtigkeit", auf englisch „skin drag" bezeichnet. Man sucht nach einer Veränderung der Berührungs- und Druckempfindlichkeit. Der zweite Hauttest besteht in der Prüfung der Kibler-Falte, von den Franzosen als „pincer rouler" und von den Engländern als „skin role" bezeichnet. In allen Schulen wurde die Beobachtung gemacht, daß die Veränderung der Hautfeuchtigkeit, bzw. der Kibler-Falte, als Ausdruck einer lokalen segmentalen Dysfunktion gewertet werden kann; sie kann jedoch auch in der Peripherie, als Ausdruck einer segmentalen Störung angetroffen werden (dies als Parallelüberlegung zum bekannten Phänomen des fortgeleiteten Schmerzes).
Die französische Schule bringt eine pathologische Änderung der Kibler-Falte im Bereich der oberen Augenbraue in Zusammenhang mit einer segmentalen Störung der oberen Halswirbelsäule, eine Änderung der Kibler-Falte im Bereich des Angulus mandibulae in Zusammenhang mit einer segmentalen Störung im Bereich des Bewegungssegments C3/C4.
Es versteht sich, daß sich diese Hauttests auf ein empirisches Erfahrungsgut stützen. Die französische Schule nimmt an, daß eine radikuläre Irritation Ursache dieses Befundes sein könnte, die Schweizer nehmen einen reflektorischen Mechanismus wiederum im Sinne eines spondylogenen Reflexsyndroms an.

#### *3.3.1.2 Muskulatur*

Die französische Schule sucht nach Tonuserhöhung, erhöhter Konsistenz und vermehrter Druckempfindlichkeit der paravertebralen Muskulatur, schreibt jedoch diesen Befunden keine wesentliche Bedeutung zu; im Gegensatz zu der englischen Schule, welche diese Veränderung der Muskulatur als Hinweis für segmentale Dysfunktion nimmt.
Die deutsche Schule hält eine vermehrte Spannung sowie Druckempfindlichkeit der kurzen subokzipitalen Muskulatur (M. rectus capitis minor, sowie M. obliquus superior) für den Ausdruck einer segmentalen Dysfunktion vom atlantookzipitalen Gelenk.
Die schweizerische Schule sucht neben den lokalen segmentalen muskulären Veränderungen auch nach einer peripher gelegenen tendomyotischen Veränderung der reflektorisch abhängigen Muskelbündel.
Die funktionelle Untersuchung der einzelnen Muskelgruppen wird, ausgenommen die französische Schule, im Hinblick auf Verkürzung der posturalen und Abschwächung der phasischen Muskulatur durchgeführt. Diese Untersuchung mit ganz besonders hohem Stellenwert beeinflußt unmittelbar das therapeutische Programm.

#### *3.3.1.3 Wirbelbogengelenke*

Die französische Schule sucht nach schmerzempfindlichen Wirbelbogengelenken und wertet diese als Ausdruck einer segmentalen Dysfunktion. Die

übrigen Schulen, insbesondere die schweizerische, suchen die segmentale Irritationszone nicht nur über den Wirbelbogengelenken, sondern auch im Bereich der Querfortsätze und Dornfortsätze.
Die Amerikaner bezeichnen die gleiche Weichteilveränderung als „tender points", die Deutschen als „Segmentpunkte".
Die Schweizer führen sog. Provokationstests durch, bei welchen eine forcierte Bewegung in Richtung der pathologischen Barriere durchgeführt wird. Eine Zunahme der Schmerzintensität einer Irritationszone gibt gewisse Hinweise auf die räumliche Fehlstellung des Bewegungssegments. Sowohl die Amerikaner als auch die Schweizer bestimmen entsprechend dieser Provokationsprüfung ihre Therapierichtung, nämlich in die schmerzfreie, bzw. in Richtung der Abnahme der Schmerzintensität einer Irritationszone.

#### *3.3.1.4 Bewegungstests*

*C0/C1:*

F: Passive Inklination/Reklination, wobei auf Schmerz und Bewegungseinschränkung geachtet wird.
GB: Kein spezifischer Test.
AUS: In Rückenlage Ballottement durch Kompression des Kopfes gegen Atlas, keine Seitenangabe möglich.
BRD: In Rückenlage oder im Sitzen Prüfung von „joint play" bei Schlußrotation zwischen Atlas und aufsteigendem Kieferast.
USA: In Rückenlage Prüfen des Lateralgleitens (translatorische Seitenbewegung).
CH: Im Sitzen, selten im Liegen, Prüfen der Schlußrotation des Altas gegenüber aufsteigendem Kieferast (joint play).

*C1/C2:*

F: Passive Rotation, Lateralflexion in Gegenrichtung, Reklination in Rückenlage; man achtet auf Schmerz und Bewegungseinschränkung.
GB: Kein Test.
AUS: Kein Test.
BRD: In Rückenlage oder im Sitzen passive Flexion zur Fixation von C 2, Beurteilung der Rotation.
CH: Vorwiegend beim Sitzen maximale Flexion der Halswirbelsäule zur Fixation distal von C 2, Beurteilung der Rotation.

*C2/C3:*

F: Im Liegen passive Rotation, Lateralflexion der gleichen Seite, Reklination. Man sucht nach Schmerz- und Bewegungseinschränkung.
GB: Kein spezifischer Test.
AUS: Kein spezifischer Test.
BRD: Im Liegen oder Sitzen: passive Lateralflexion von C 2 bei fixiertem C 3 (joint play).
USA: a) In Rückenlage Rotation mit Seitneigung, passiv.
b) In Rückenlage passive laterale Translation.
c) In Rückenlage Beurteilung der Bewegung des hinteren Processus transversus bei Inklination/Reklination.
CH: Maximale passive Inklination fixiert C 1/C 2, die Rotation wird auf C 2/C 3 übertragen, die distalen Gelenke sind ligamentär fixiert.

### 3.3.2 Weichteiluntersuchung

Segment, Wirbelsäulenabschnitt: C2/C7

Bezeichnung: Palpation der Haut

Wertigkeit: mittel: CH; keine: F, GB, AUS, BRD, USA

Beschreibung: Der palpierende Zeige- und Mittelfinger fährt oberflächlich über die Hautareale und beurteilt dabei die Oberflächenbeschaffenheit, Hautfeuchtigkeit sowie Temperatur (Abb. 11 u. 12).

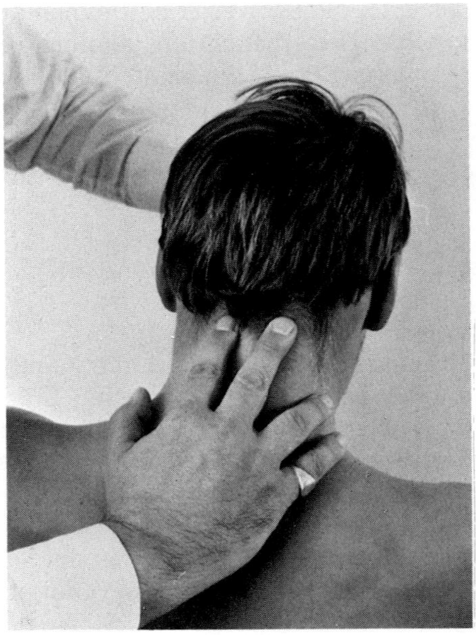

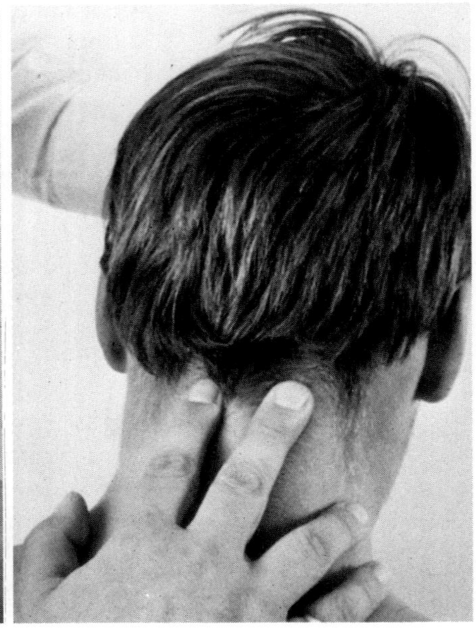

**Abb. 11** **Abb. 12**

Segment, Wirbelsäulenabschnitt: C1/C2

Bezeichnung: Beurteilung der Subkutis

Wertigkeit: mittel: BRD, GB, AUS, USA, CH

Beschreibung: Eine Hautfalte wird zwischen dem Daumen und Zeigefinger paravertebral gebildet und von kaudal nach kranial ausgestrichen („Kibler-Falte“, „pincer rouler“). Beurteilt werden dabei die Verschieblichkeit der Haut bzw. der Subkutis, die Hautdicke sowie Schmerzmanifestation (Abb. 13).

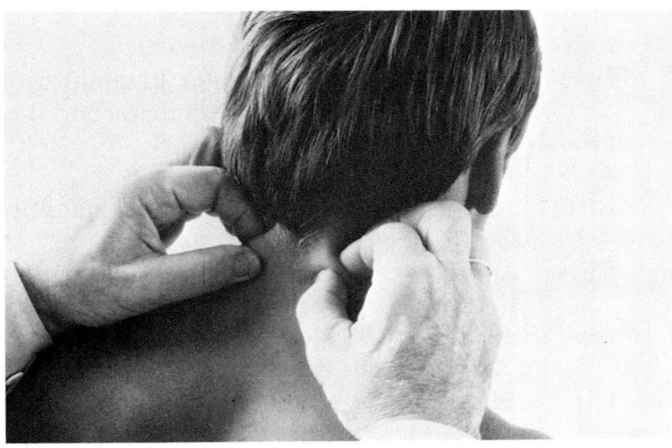

**Abb. 13**

Segment, Wirbelsäulenabschnitt: C2/C3

Bezeichnung: Beurteilung der Subkutis supraorbital

Wertigkeit: groß: F, GB
mittel: BRD, CH

Beschreibung: Eine Hautfalte im Bereich der Augenbraue wird zwischen Daumen und Zeigefinger gebildet und leicht kranial und kaudal ausgestrichen. Beurteilt wird die Verschieblichkeit sowie die Schmerzmanifestation (Abb. 14).

Bemerkungen: Eine Verdickung bzw. vermehrte Schmerzhaftigkeit wird häufig bei Störungen im Bewegungssegment C2/C3/C4 angetroffen.

Segment, Wirbelsäulenabschnitt: C2/C3

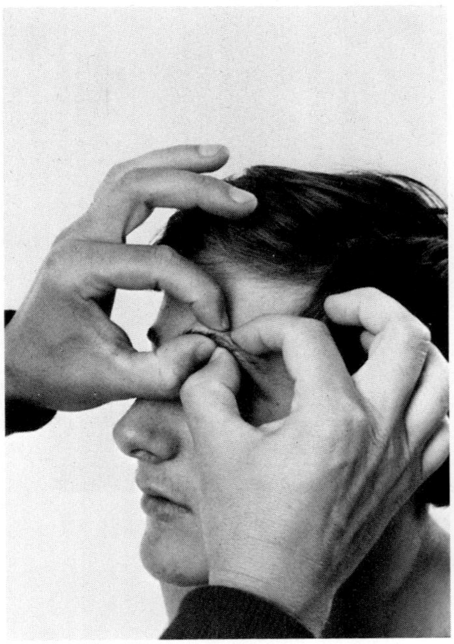

**Abb. 14**

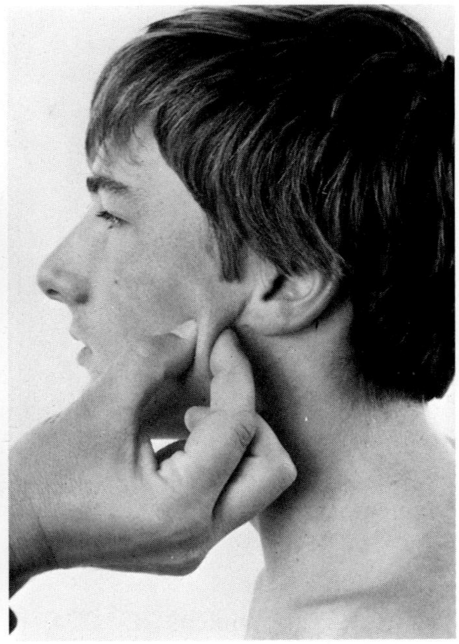

**Abb. 15**

Bezeichnung: „Pincer rouler" am Kieferwinkel

Wertigkeit: groß: F
mittel: GB
keine: CH

Beschreibung: Eine Hautfalte wird zwischen Daumen und Zeigefinger im Bereich des Kieferwinkels gebildet. Beurteilt wird die Verschieblichkeit gegenüber der Subkutis, Hautturgor sowie Schmerzhaftigkeit (Abb. 15).

Bemerkungen: Eine vermehrte Schmerzhaftigkeit bzw. erhöhter Turgor wird bei Störung im Bewegungssegment C2/C3 angetroffen.

Segment, Wirbelsäulenabschnitt: C2/C3

Bezeichnung: Beurteilung der Subkutis parietal („signe de shampoo")

Wertigkeit: groß: F
mittel: CH

Beschreibung: Die palpierenden Finger werden in die Parietalregion gelegt, die Haut wird in Richtung Medianlinie hin und her bewegt. Beurteilt wird die Verschieblichkeit bzw. vermehrter Palpationsschmerz (Abb. 16).

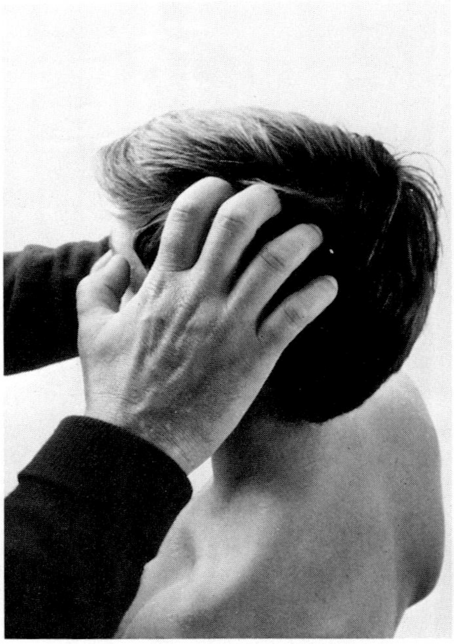

**Abb. 16**

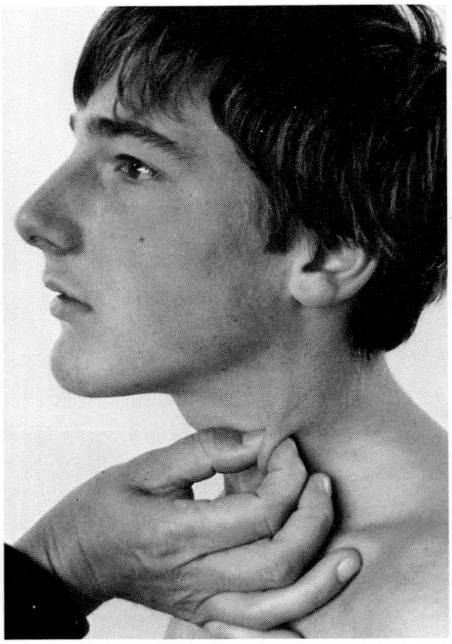

**Abb. 17**

Segment, Wirbelsäulenabschnitt: C3/C4

Bezeichnung: „Pincer rouler" am Hals

Wertigkeit: groß: F

Beschreibung: Eine Hautfalte wird zwischen Daumen und Zeigefinger am Hals gebildet. Beurteilt wird die Verschieblichkeit, Konsistenz der Haut sowie die Schmerzangabe des Patienten (Abb. 17).

Bemerkungen: Vermehrte Schmerzhaftigkeit sowie verminderte Verschieblichkeit werden bei Funktionsstörungen im Bewegungssegment C3/C4 angegeben.

| | |
|---|---|
| Segment, Wirbelsäulen-abschnit: | C2/C3 |
| Bezeichnung: | Prüfung der Hypästhesiezone am lateralen Aspekt des Halses. |
| Wertigkeit: | mittel: BRD, AUS, CH |
| Beschreibung: | Mit einem Kugelschreiber wird ein konstanter Druck auf das Wirbelbogengelenk C2 und C3 ausgeübt. Es wird nach Schmerzausstrahlung beim Patienten gefragt. Dieser wird häufig am Hals (lateral) angegeben. |
| Bemerkungen: | Eine Hyperästhesiezone beim Druck auf das Wirbelbogengelenk C2 und C3 deutet auf eine funktionelle Störung in diesem Segment hin. |

| | |
|---|---|
| Segment, Wirbelsäulen-abschnitt: | C0/C1–C2/C3 |
| Bezeichnung: | Palpation der subokzipitalen Muskulatur |
| Wertigkeit: | groß: USA, AUS, GB<br>mittel: CH, F, BRD |
| Beschreibung: | Der Kopf des aufrecht sitzenden Patienten wird auf der Thoraxregion des Untersuchers abgestützt. Die Finger der beiden untersuchenden Hände palpieren die Subokzipitalmuskulatur von median nach lateral her (Abb. 18). Es wird nach Tonusvermehrung, verminderter Plastizität sowie vermehrter Schmerzhaftigkeit bei Querpalpation der Muskulatur gesucht. |
| Bemerkungen: | Bei dieser Querpalpation der Muskulatur ist es von Bedeutung, die einzelnen Muskelstränge voneinander zu unterscheiden, bzw. die schmerzhaften Myosen der jeweiligen anatomischen Struktur zuzuordnen. |

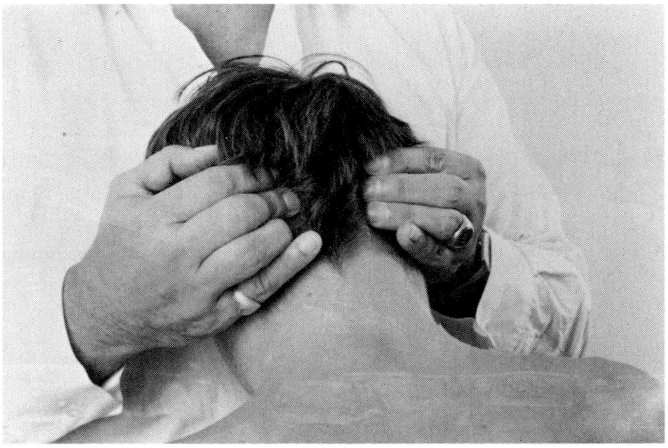

**Abb. 18**

| | |
|---|---|
| Segment, Wirbelsäulenabschnitt: | Kraniozervikaler Übergang |
| Bezeichnung: | Untersuchung der Muskelansätze am Okziput |
| Wertigkeit: | mittel: CH, GB, BRD, F, USA, AUS |
| Beschreibung: | Der aufrecht sitzende Patient legt seinen Kopf auf die Thoraxregion des Untersuchers. Die palpierenden Finger gehen von kaudal her in Verlaufsrichtung der einstrahlenden Sehnenfasern und verfolgen diese bis zur Insertion am Okziput (Abb. 19). Beurteilt wird die Konsistenzänderung und v.a. die Schmerzhaftigkeit (Tendinose). |

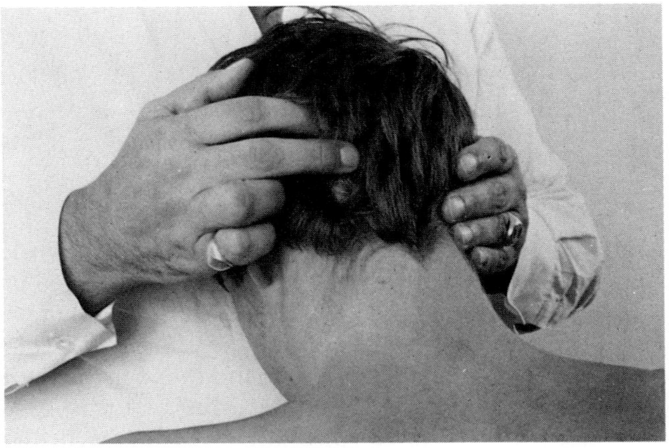

**Abb. 19**

Bemerkung: Für diese Untersuchung ist diese präzise anatomische Kenntnis der Muskelansätze am Okziput unerläßlich (Abb. 20).

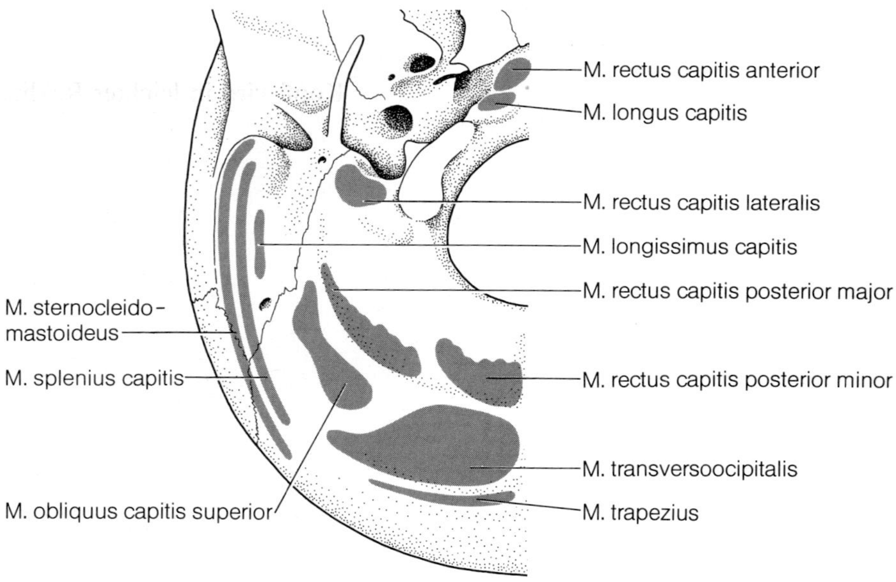


**Abb. 20.** Muskuläre Ansätze am Okziput. (Nach Dvorak u. Dvorak 1983)

Segment, Wirbelsäulenabschnitt: C0/C1

Bezeichnung: Palpatorische Untersuchung des M. obliquus superior und M. rectus capitis posterior minor

Wertigkeit: groß: BRD; mittel: CH

Beschreibung: Patient sitzend, Kopf wird passiv in leichter Reklination gehalten. Der palpierende Mittelfinger wird auf den Querfortsatz des Atlas gelegt und die Ursprungssehne des M. obliquus superior von kranial nach kaudalwärts palpiert (Abb. 21). Es ist von Bedeutung, daß die Ursprungssehne im Faserverlauf beurteilt wird, im Gegensatz zu der Querpalpation des Muskelbauches.

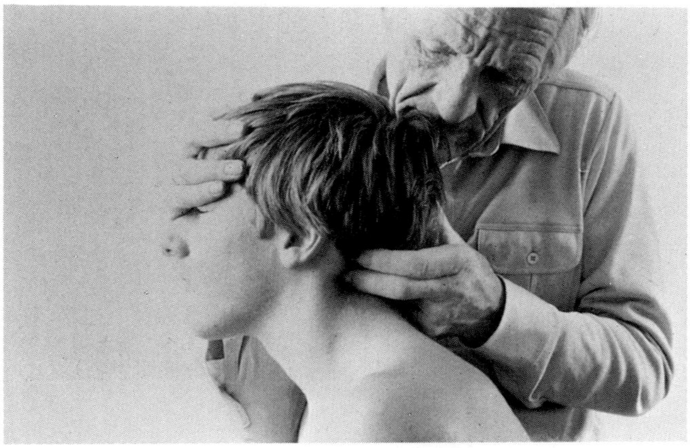

**Abb. 21**

Segment, Wirbelsäulenabschnitt: C1/C2

Bezeichnung: Palpation des M. obliquus capitis inferior und M. rectus capitis posterior major

Wertigkeit: groß: BRD; mittel: CH

Beschreibung: Patient sitzend, der Kopf wird in leichter Reklination passiv gehalten. Der palpierende Mittelfinger lokalisiert zunächst den Atlasquerfortsatz, die Insertionssehne des M. obliquus inferior wird von kaudal nach kranial palpiert (Abb. 22). Danach lokalisiert der palpierende Zeigefinger den Dornfortsatz des Axis, die Ursprungssehne des M. rectus capitis posterior major wird von kranial und lateral nach medial und kaudal an den Dornfortsatz des C2 palpiert. Gesucht wird nach schmerzhaften Myotendinosen bzw. Konsistenzänderung in den einzelnen Muskeln.

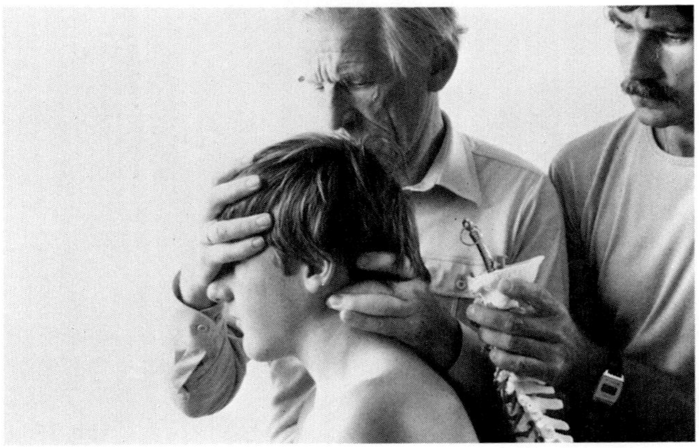

**Abb. 22**

| | |
|---|---|
| Segment, Wirbelsäulenabschnitt: | C2/C3 |
| Bezeichnung: | Palpation der Schlundmuskulatur |
| Wertigkeit: | mittel: BRD, CH |
| Beschreibung: | Der Patient sitzt, die Oberkante des Zungenbeins wird mit beiden Daumen von lateral nach medial her palpiert (Abb. 23). Beurteilt wird die Konsistenz der Muskulatur, sowie die Schmerzhaftigkeit der einzelnen Muskelansätze (Abb. 24). |
| Bemerkungen: | Diese Untersuchung ist von großer Bedeutung bei Patienten mit unklaren Schluckbeschwerden, welche durchaus durch spondylogene Störungen verursacht werden können; eine Beziehung zum Segment C2/C3 wird vermutet. |

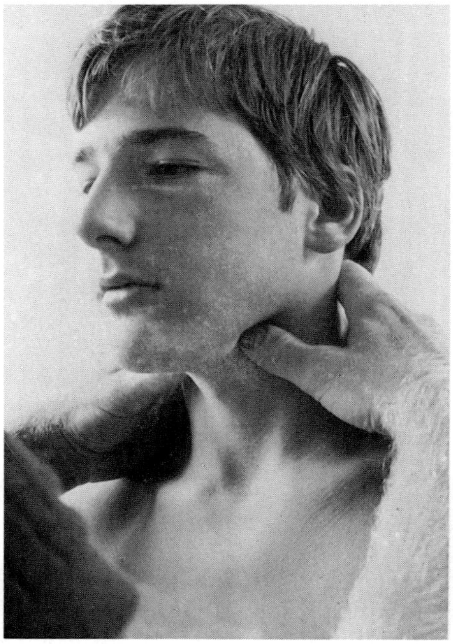

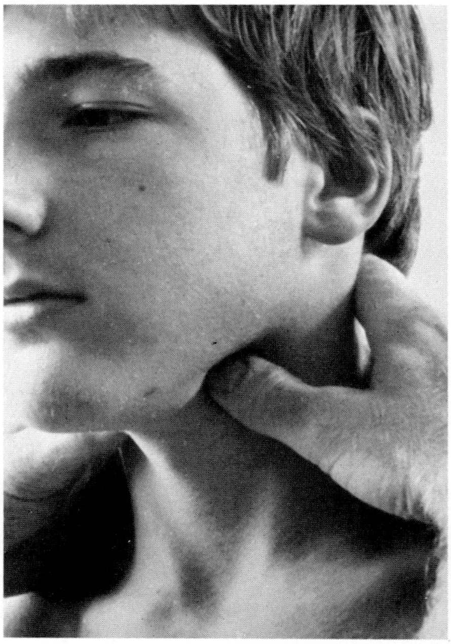

**Abb. 23** **Abb. 24**

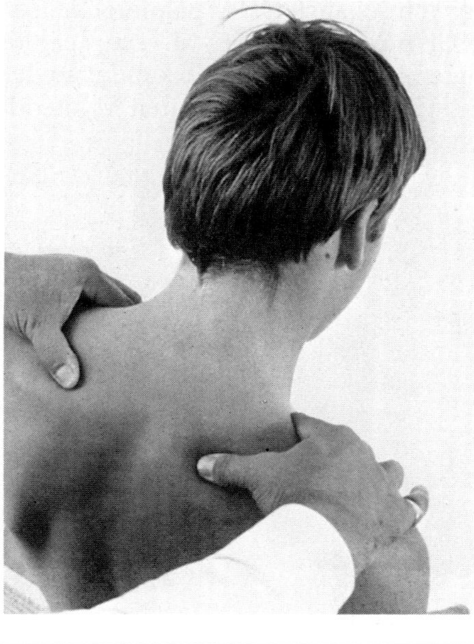

**Abb. 25.** (Text s. S. 53)

Segment, Wirbelsäulenabschnitt: C1–C4

Bezeichnung: Palpation des M. levator scapulae

Wertigkeit: groß: CH, BRD
mittel: GB, AUS

Beschreibung: Der M. levator scapulae entspringt mit 4 Zacken von den Querfortsätzen der ersten 4 Halswirbel. Die erste, kräftigste Ursprungssehne umgreift den Querfortsatz des Atlas lateroventral. Das Insertionsfeld liegt auf der Margo medialis scapulae, zwischen dem Angulus superior und der Basis der spina scapulae. An den Ursprüngen von den benachbarten Muskelansaätzen kaum zu unterscheiden, hingegen kann die Insertionstendinose an der Margo medialis scapulae deutlich identifiziert werden. Wegen des spitzwinkligen Ansatzes ist die Palpationsrichtung von kranial her (Abb. 25).

Segment, Wirbelsäulenabschnitt: C2–C3

Bezeichnung: Palpation des Wirbelbogengelenkes

Wertigkeit: groß: BRD, AUS, F, GB, USA, CH

Beschreibung: Der Patient in liegender Stellung (Abb. 26), bei den Schweizern sitzend (Abb. 27) mit leicht flektiertem Kopf. Die palpierenden Finger umgreifen den kräftigen M. semispinalis capitis und dringen in die muskuläre Rinne zwischen dem obengenannten und dem M. longissimus capitis in die Tiefe. Die erste, unter dem Okziput zu palpierende Prominenz entspricht dem Wirbelbogengelenk C2 und C3. Beurteilt werden die Qualität der lokale Schwellung, aber v. a. die lokale Druckdolenz.

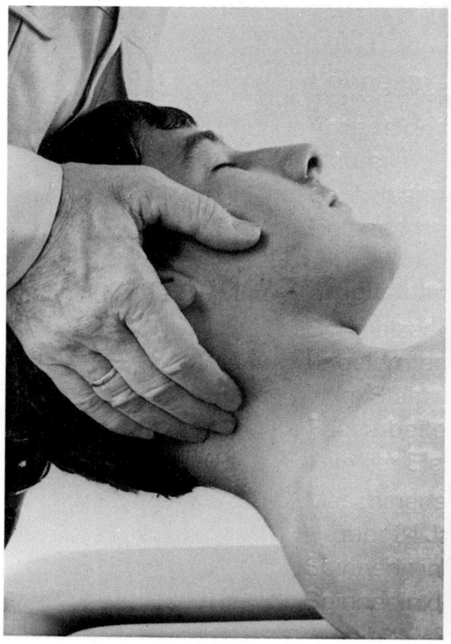

**Abb. 26**

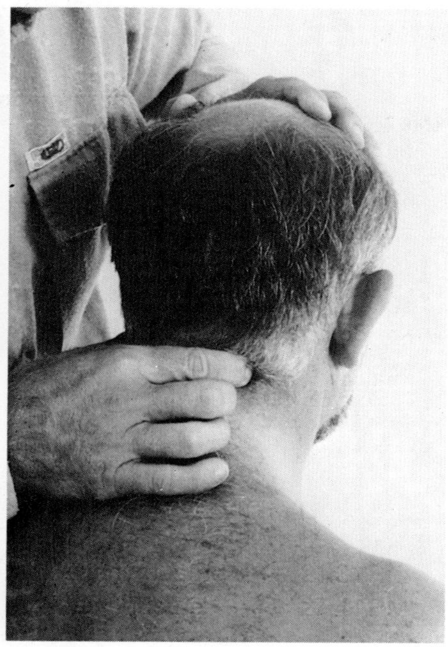

**Abb. 27**

| | |
|---|---|
| Segment, Wirbelsäulenabschnitt: | C 0–C 1 |
| Bezeichnung: | Segmentale Irritationszone am Okziput |
| Wertigkeit: | groß: CH, F |
| Beschreibung: | Im Bereich des Okziput lassen sich erfahrungsgemäß 2 Irritationszonen finden, welche sich auf die Stellung des Okziput zum Atlas beziehen. Die Irritationszone, dem Okziput entsprechend, liegt lateral und kranial, die des Atlas medial und kaudal vom kranialen Ende der Incisura mastoidea (muskelloser Knochenteil zwischen dem M. splenius capitis und M. obliquus capitis superior (Abb. 28 u. 29). Bei Störung im Atlantookzipitalgelenk sind diese Irritationszonen häufig anzutreffen, eine Unterscheidung gegenüber umliegenden Tendinosen der Subokzipitalmuskulatur ist nur mittels Provokationsprüfung möglich. |
| Bemerkungen: | Die Irritationszonen im Bereich der Halswirbelsäule reagieren auf die Provokationsprüfungen mit Abnahme des Schmerzempfindens sowie der Gewebeveränderung. Die Schmerzabnahme gibt jeweils die therapeutische Richtung im entsprechenden Segment an. |

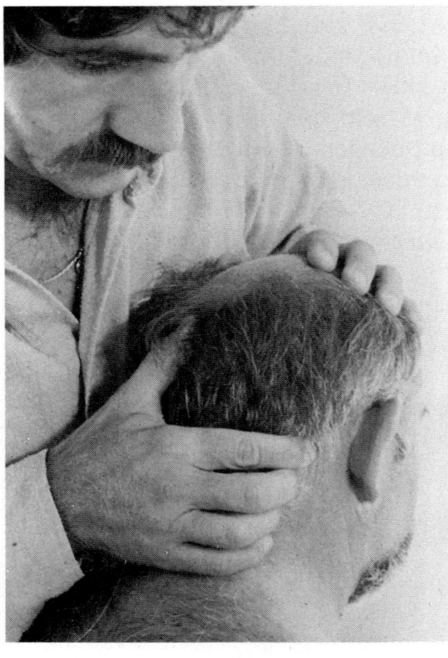

**Abb. 28**

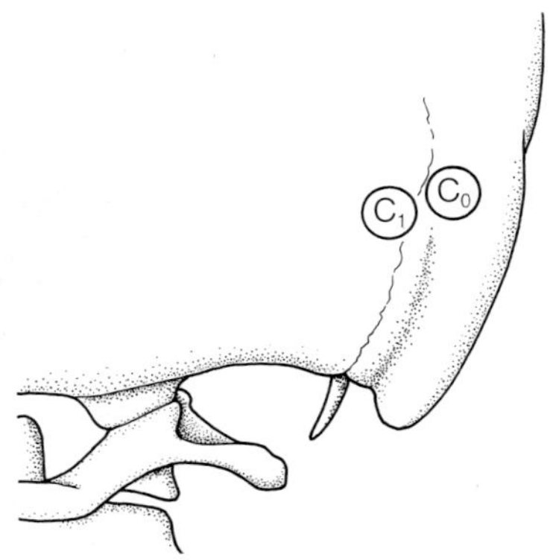


**Abb. 29.** Irritationszone C0/C1 am Okziput. (Dvorak u. Dvorak 1983)

### 3.3.3 Bewegungstests

| | |
|---|---|
| Segment, Wirbelsäulenabschnitt: | Gesamte Halswirbelsäule |
| Bezeichnung: | Prüfung der Rotation/Seitneigung sowie Flexion/Extension translatorisch |
| Wertigkeit: | groß: AUS<br>mittel: CH |
| Beschreibung: | Die palpierenden Zeigefinger werden beim liegenden Patienten mit leicht flektiertem Kopf in der muskulären Rinne zwischen M. semispinalis capitis und M. longissimus capitis beidseits auf die Wirbelbogengelenke gelegt. Die Vola manus umfaßt die Parietalregion des Kopfes und führt passiv eine Flexion/Extension (Abb. 30 u. 31), eine axiale Rotation und eine Seitneigung im Sinne der translatorischen Bewegung durch. Beurteilt werden die Bewegungsausschläge bzw. der Bewegungsanschlag in den einzelnen Wirbelbogengelenken. |
| Bemerkungen: | Es versteht sich, daß gerade im Bereich der Halswirbelsäule die gekoppelten Bewegungen (coupling patterns) am deutlichsten zum Ausdruck kommen (so wird z. B. die axiale Rotation immer mit einer Seitneigung gekoppelt). |

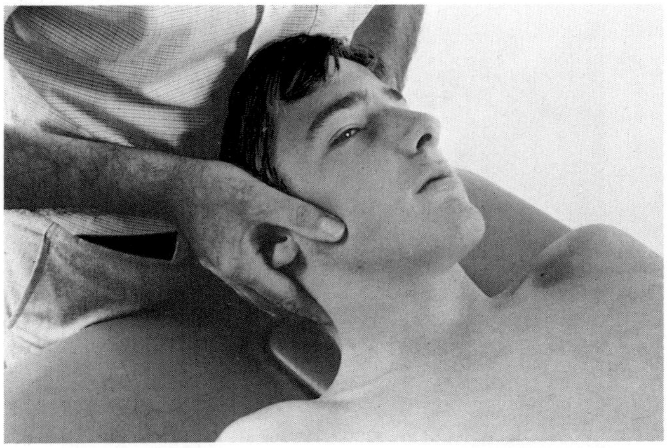

**Abb. 30**

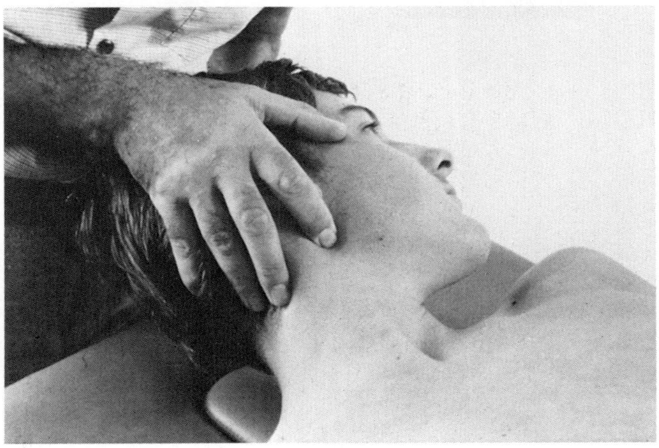

**Abb. 31**

| | |
|---|---|
| Segment, Wirbelsäulen-abschnitt: | C0/C1 |
| Bezeichnung: | Prüfung der Inklination/Reklination im atlantookzipitalen Gelenk |
| Wertigkeit: | groß: F |
| Beschreibung: | Der Patient sitzt in aufrechter Körperhaltung, der Kopf wird auf die Thoraxregion des Untersuchers gelegt. Der Untersucher umfaßt den Kopf in der Temporalregion und legt seine palpierenden Finger in den Bereich der kleinen Subokzipitalmuskulatur. Nun wird eine passive Inklinations-Reklinationsbewegung durchgeführt (Abb. 32), die Finger untersuchen die Tonusänderung sowie Schmerzauslösung im Bereich der Subokzipitalmuskulatur. Gerade die Schmerzauslösung wird besonders hoch bewertet als Ausdruck einer segmentalen Dysfunktion im Atlantookzipitalgelenk. |

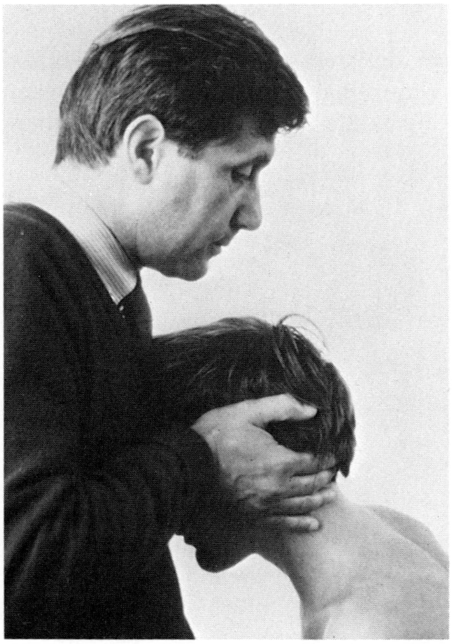

**Abb. 32**

Segment, Wirbelsäulenabschnitt: C 0/C 1

Bezeichnung: Ballottementtest

Wertigkeit: groß: AUS

Beschreibung: Der Patient liegt in Rückenlage. Daumen und Zeigefinger der untersuchenden Hand umfassen klammerartig das Okziput. Die Handfläche schaut zum Okziput. Die andere, fixierende Hand wird auf den Scheitel gelegt (Abb. 33). Nun führt die unterstützende Hand eine Distraktion des Kopfes durch und palpiert gleichzeitig das Zurückfedern des Kopfes („joint play", Gelenkspiel).

Bemerkungen: Bei dieser Untersuchung ist keine Seitenangabe möglich.

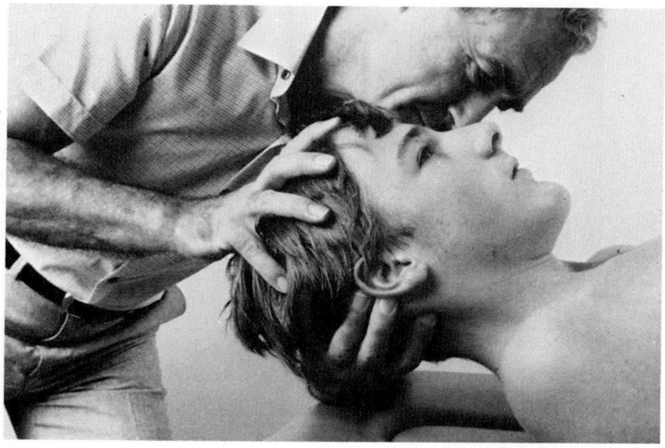

**Abb. 33**

Segment, Wirbelsäulenabschnitt: C 0/C 1

Bezeichnung: „Rotation im Atlantookzipitalgelenk"

Wertigkeit: groß: BRD, CH

Beschreibung: Der Patient sitzt in aufrechter Körperhaltung, der palpierende Mittelfinger wird auf den Atlasquerfortsatz gelegt. Die andere Hand, welche temporal anliegt, führt eine passive maximale Rotation des Kopfes durch (Abb. 34). Zum Schluß wird eine federnde Rotationsbewegung des Kopfes durchgeführt, der palpierende Mittelfinger beurteilt das Gelenkspiel (joint play) des Atlas.

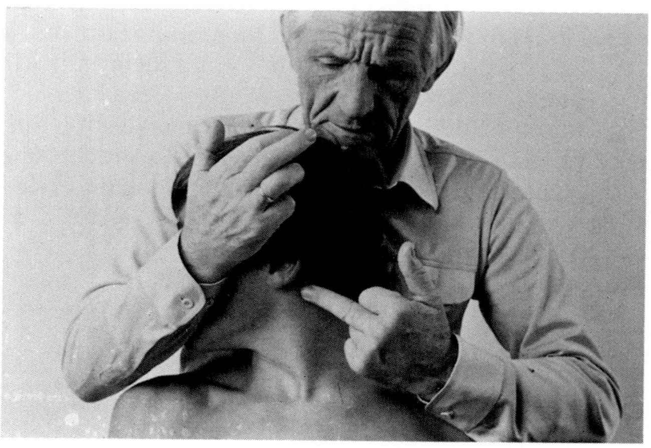

**Abb. 34**

Segment, Wirbelsäulenabschnitt: C0/C1

Bezeichnung: Testung der Seitneigung

Wertigkeit: groß: BRD

Beschreibung: Der Patient liegt auf dem Rücken, der Kopf ist maximal inkliniert. Aus dieser Stellung wird eine passive Seitneigung zur Prüfung des endständigen Gelenkspiels geprüft (Abb. 35).

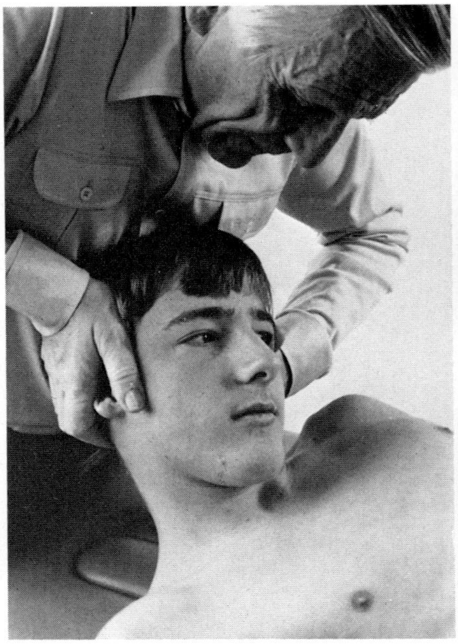

**Abb. 35**

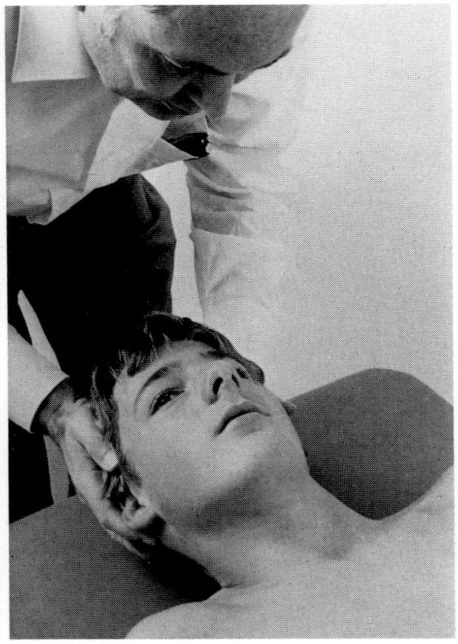

**Abb. 36**

Segment, Wirbelsäulenabschnitt: C0/C1

Bezeichnung: Testung des translatorischen Gleitens im Atlantookzipitalgelenk

Wertigkeit: groß: USA

Beschreibung: Der Patient liegt in Rückenlage, die palpierenden Finger nehmen in Kondylengegend Kontakt mit dem Schädel auf (hintere, laterale Kondylenregion). Die Hände umfassen die Temporalregion des Kopfes und bewegen den Kopf translatorisch nach links und rechts, die Mittellinie des Kopfes bleibt streng in sagitaler Ebene (Abb. 36). Der Untersucher testet die Widerstandsstärke in der Endstellung (Seitenvergleich). Ein erhöhter Widerstand bei translatorischer Bewegung nach links spricht für eine Bewegungseinschränkung im rechten Atlantookzipitalgelenk und vice versa.

| | |
|---|---|
| Segment, Wirbelsäulen-abschnitt: | C 1/C 2 |
| Bezeichnung: | Testung der gekoppelten Bewegung, Rotation/Seitneigung |
| Wertigkeit: | groß: F |
| Beschreibung: | Der Patient liegt in Rückenlage, die Hände umfassen die Temporalregion, die Zeigefinger werden subokzipital angelegt. Der Kopf wird zuerst extendiert und anschließend wird eine kombinierte Rotation-Seitneigung-Bewegung ausgeführt (Abb. 37). Ein durch dieses Manöver ausgelöster Schmerz spricht für eine Funktionsstörung im Bereich der atlantoaxialen Gelenke. |

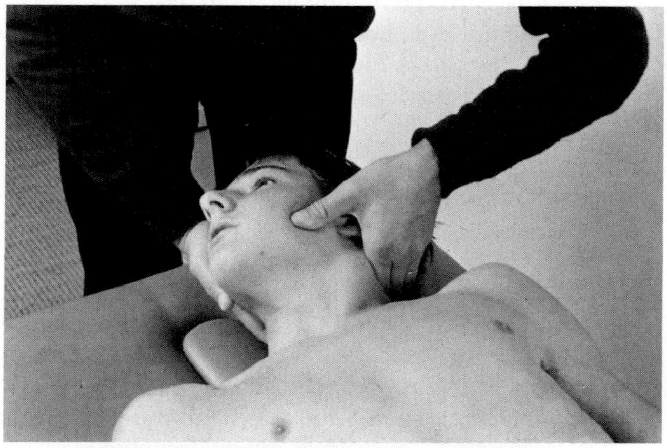

**Abb. 37**

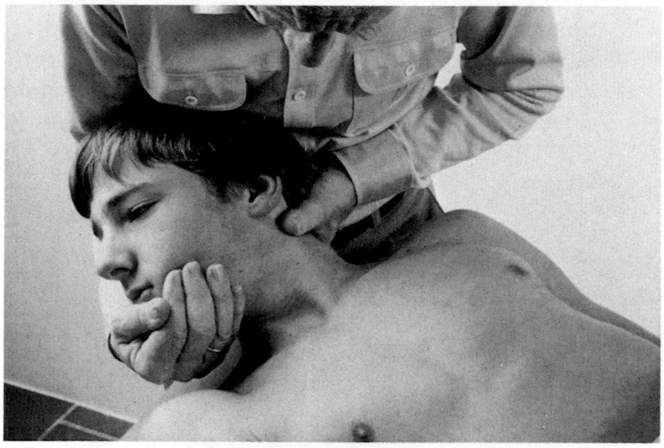

**Abb. 38.** (Text s. S. 60)

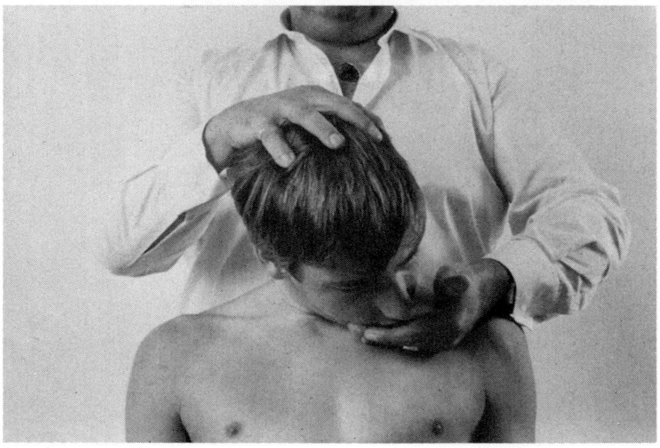

**Abb. 39.** (Text s. S. 60)

Segment, Wirbelsäulenabschnitt: C1/C2

Bezeichnung: Testung der Rotation in maximaler Flexion der Halswirbelsäule

Wertigkeit: groß: BRD, CH

Beschreibung: *Variante BRD:* Patient in Rückenlage, die eine Hand des Untersuchers fixiert gabelgriffartig den Axis, die andere Hand umfaßt das Kinn des Patienten. In der Folge wird eine passive Rotation bei maximaler Flexion der Halswirbelsäule ausgeführt (Abb. 38).
*Variante CH:* Patient sitzt in einer leicht kyphosierten Haltung, die Halswirbelsäule wird passiv maximal flektiert, das Kinn an der Thoraxwand gehalten. Die andere Hand führt eine passive Rotation durch (Abb. 39).

Bemerkungen: Durch maximale Flexion werden die Segmente kaudal C2 für die Rotation weitgehend verriegelt, so daß die Rotation nur C1/C2 betrifft. Als Erfahrungswert für den Bewegungsausschlag gelten 45° zu jeder Seite.

Segment, Wirbelsäulenabschnitt: C1/C2

Bezeichnung: Prüfung der Rotation des Axis (axiale Rotation und „coupling patterns“)

Wertigkeit: groß: CH

Beschreibung: Der Patient sitzt in aufrechter Körperhaltung. Der palpierende Zeigefinger wird auf den Dornfortsatz des Axis, der Mittelfinger auf den Processus spinosus des C3 gelegt. Die andere Hand umfaßt die Parietalregion des Kopfes. Als erste Bewegung wird eine passive Rotation des Kopfes ausgeführt, ganz besonders wird auf den Beginn der Bewegung des Dornfortsatzes des Axis geachtet. Dieser beginnt sich nach ca. 20° der ausgeführten Kopfrotation zu bewegen (Abb. 40).
Aus der Mittelstellung wird nun eine Seitneigung ausgeführt. Geachtet wird auf den Beginn der Bewegung, bzw. den Bewegungsausschlag des Dornfortsatzes des Axis in die Richtung der Konvexität. Bei diesem Test beginnt sich der Dornfortsatz unmittelbar zu Beginn der passiven Seitneigung zu bewegen.

Segment, Wirbelsäulenabschnitt: C2/C3

Bezeichnung: Testung der translatorischen Bewegung

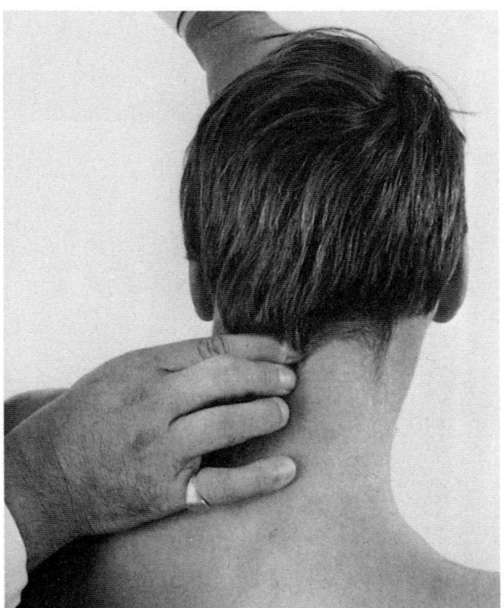

**Abb. 40**

Wertigkeit: groß: BRD, USA

Beschreibung: *Variante BRD:* Der Patient liegt mit leicht flektiertem Kopf, der Querfortsatz des 2. Halswirbels wird mit dem palpierenden Zeigefinger lokalisiert und nach medial entständig gefedert, unter Mithilfe der Kopfbewegung (Seitneigung). Bewertet wird das Gelenkspiel bzw. die translatorische Bewegung des C2 (Abb. 41).

*Variante USA:* Der Patient liegt in Rückenlage, der Untersucher, kranial von ihm stehend, nimmt einen tiefen Fingerkontakt auf dem Wirbelbogengelenk C2 und C3 beidseitig. Es wird eine leichte Extension des Kopfes ausgeführt und gleichzeitig der Wirbel C2 seitlich mit dem Zeigefinger verschoben (Abb. 42). Getestet wird der Bewegungsausschlag, bzw. das Gelenkspiel im Segment C2/C3.

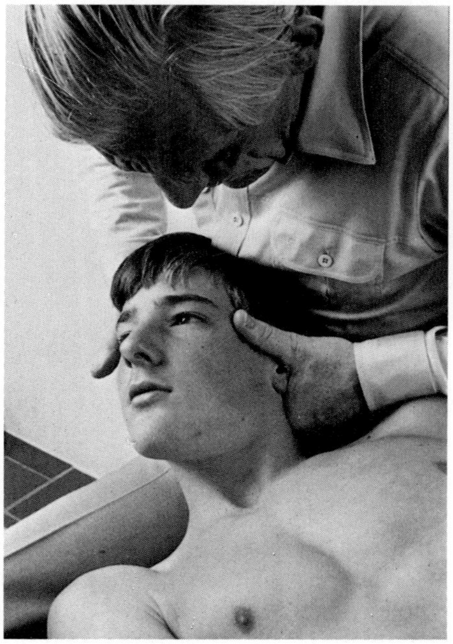

**Abb. 41**

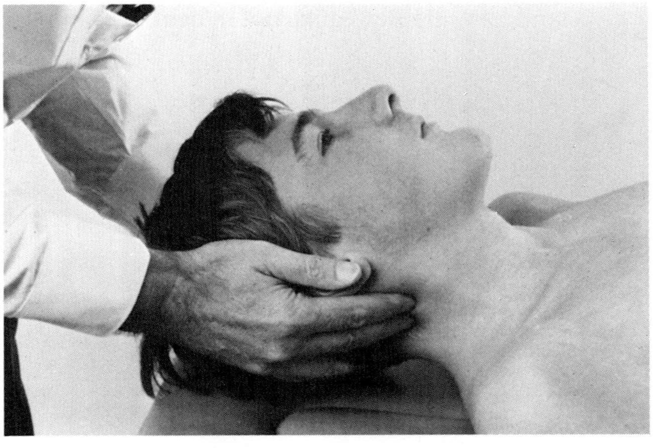

**Abb. 42**

Segment, Wirbelsäulenabschnitt: C 2/C 3
Bezeichnung: Testung der Rotation und Lateralflexion aus Inklination/Reklination des Kopfes
Wertigkeit: groß: F
Beschreibung: Der Patient liegt in Rückenlage, der Kopf wird passiv rotiert und zur gleichen Seite geneigt. Aus dieser Stellung wird eine passive Inklination/Reklination ausgeführt und gleichzeitig auf Schmerzauslösung geachtet (Abb. 43). Die Schmerzmanifestation spricht für eine segmentale Dysfunktion im Segment C 2/C 3.

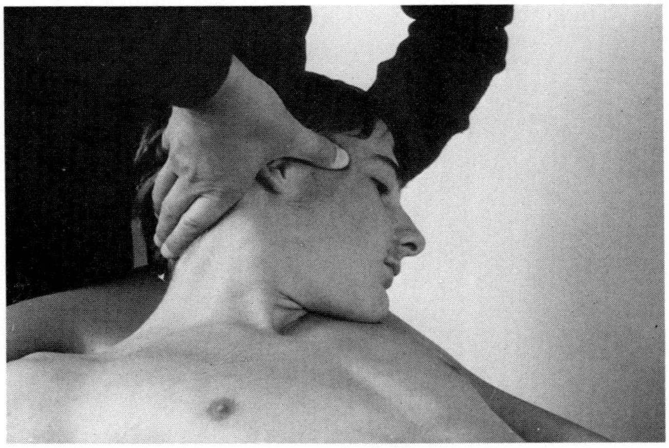

**Abb. 43**

Segment, Wirbelsäulenabschnitt: C 2/C 3
Bezeichnung: Testung der gekoppelten Rotation/Lateralflexion
Wertigkeit: groß: USA
Beschreibung: Der Patient in Rückenlage, der Untersucher steht kranial von ihm. Die untersuchenden Zeigefinger werden auf die Querfortsätze des C 2 bzw. C 3 gelegt, eine leichte Extension des Kopfes wird ausgeführt. In dieser Stellung wird eine Rotation und Lateralflexion ausgeführt, bewertet wird der Widerstand bzw. die Beweglichkeit in beide Richtungen.

Segment, Wirbelsäulenabschnitt: C 2/C 3

Bezeichnung: Rotation des Kopfes aus Inklinationsstellung (Inklination bezieht sich auf Segment C 1/C 2)

Wertigkeit: groß: CH

Beschreibung: Der Patient sitzt in aufrechter Körperhaltung, der Kopf maximal passiv inkliniert (Kinn angezogen bei gleichzeitiger Streckhaltung der Halswirbelsäule). Aus dieser Ausgangslage wird eine passive Rotation ausgeführt (Abb. 44). Erfahrungsgemäß ist eine Rotation zu je 20–25° möglich.

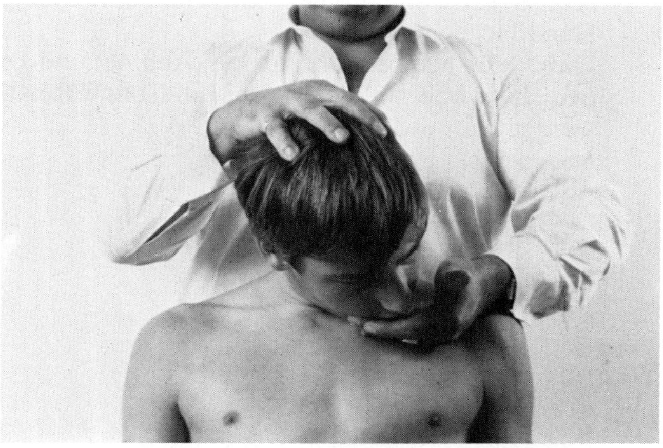

**Abb. 44**

## 3.4 Therapie

### 3.4.1 Weichteilbehandlung

Therapieart: Traktionsmassage
Ziel: Schmerzverminderung, Entspannung
Bezeichnung: Traktionsmassage
Wertigkeit: groß: DK, CH, AUS, USA
keine: GB

Beschreibung: Quermassage der Nackenmuskulatur mit den Fingerspitzen und bei gleichzeitiger Traktion der Halswirbelsäule durch temporale Griffassung mit den Handflächen (Abb. 45).

Bemerkung: Diese Massage kann in Flexion (Abb. 46) und Extensionsstellung (Abb. 47) der Halswirbelsäule sowie mit und ohne Rotationskomponente ausgeübt werden.

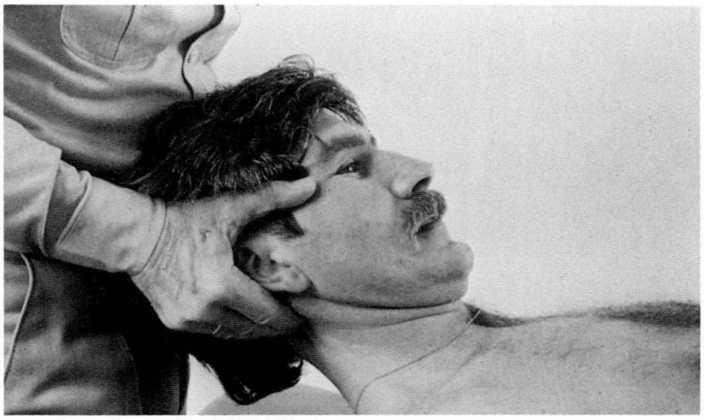

Abb. 45

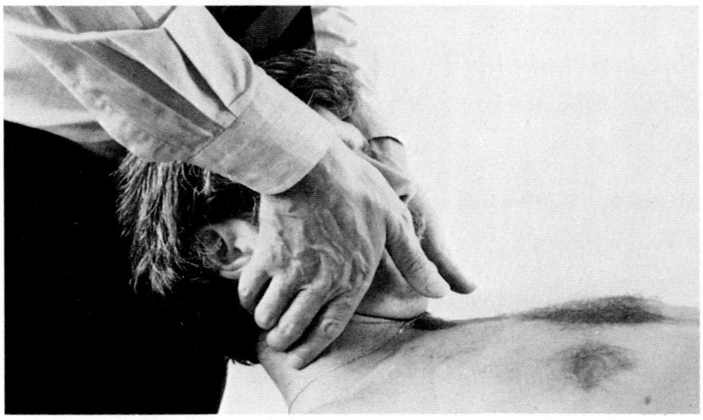

Abb. 46

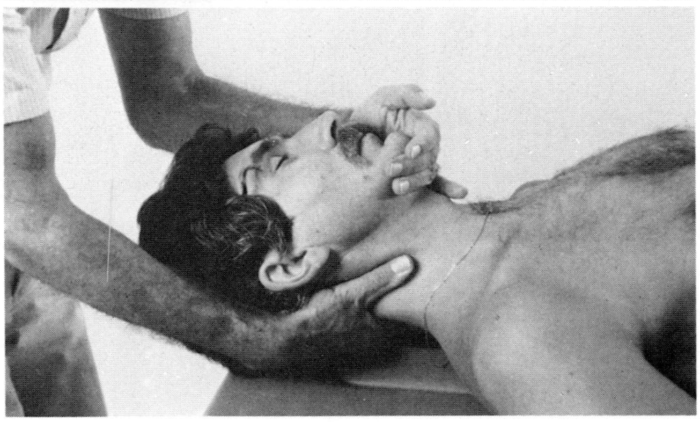

Abb. 47

### 3.4.2 Mobilisation ohne Impuls

Therapieart: Mobilisation ohne Impuls
Ziel: Verbesserung der Inklination C 0/C 1
Bezeichnung: Mobilisation
Wertigkeit: groß: F, GB
Beschreibung: Patient in Rückenlage, Griffassung an der Stirn und am Okziput (Abb. 48). Mobilisation in der Inklination.

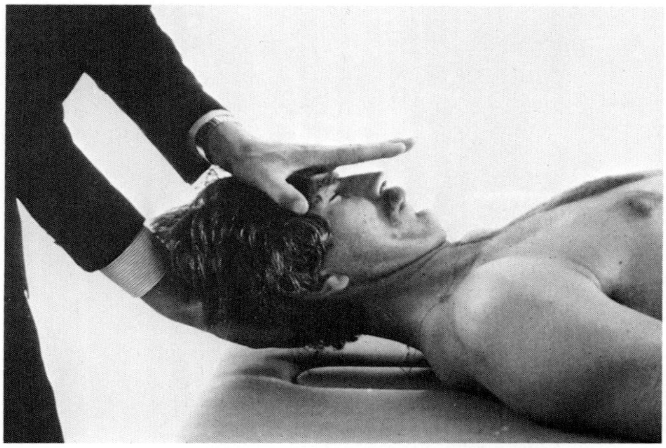

**Abb. 48**

Therapieart: Mobilisation ohne Impuls
Ziel: Verbesserung des Gelenkspiels (joint play) C 0/C 1
Bezeichnung: Translatorische Mobilisation
Wertigkeit: groß: AUS
Beschreibung: Patient in Rückenlage. Fixation des Kopfes durch manuellen Griff mandibulookzipital (Abb. 49). Lateral gerichtete Mobilisation.

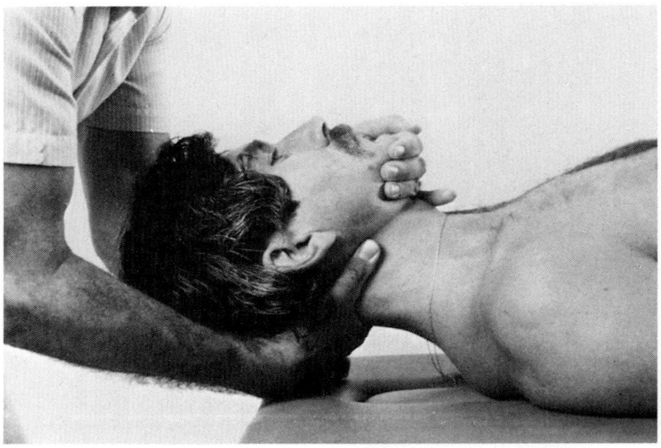

**Abb. 49**

| | |
|---|---|
| Therapieart: | Mobilisation ohne Impuls |
| Ziel: | Verbesserung des Gelenkspiels (joint play) C 0/C 1. (Gleiten nach dorsal) |
| Bezeichnung: | Mobilisation |
| Wertigkeit: | groß: BRD |
| Beschreibung: | Liegender Patient. Der Atlas wird mit einem sog. Gabelgriff fixiert. Druck mit der anderen Hand über die Stirn in Richtung dorsal (Abb. 50 u. 51). Dadurch Mobilisation C 0/C 1. |

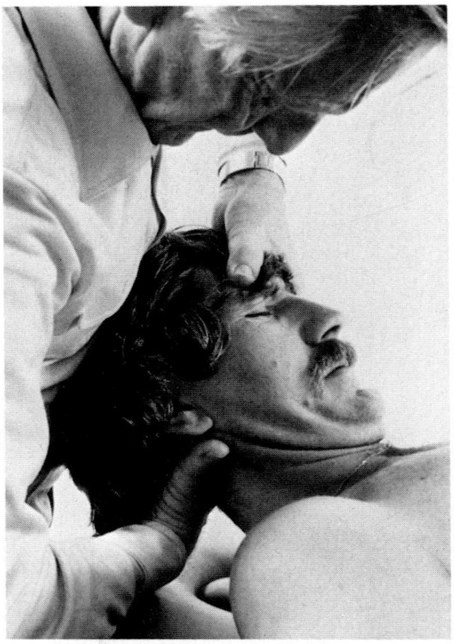
**Abb. 50**

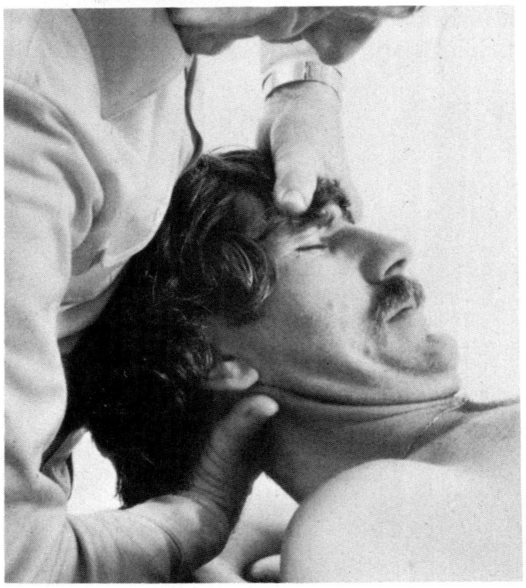
**Abb. 51**

Therapieart: Mobilisation ohne Impuls
Ziel: Verbesserung des Gelenkspiels (joint play) C0/C1–C2/C3
Bezeichnung: Flexions- und Extensionsmobilisation
Wertigkeit: groß: CH
Beschreibung: Sitzender Patient. Mittels Gabelgriff über die Gelenkfortsätze wird der C3 fixiert. Flächige Griffassung des Kopfes bitemporal, Okziput am Thorax des Therapeuten angelegt. Leichte Traktion auf die Halswirbelsäule (Abb. 52). Mobilisation in Richtung dorsal und ventral.

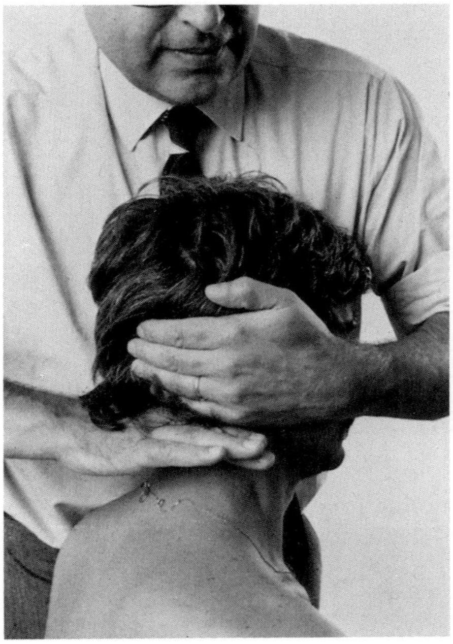

**Abb. 52**

Therapieart: Mobilisation ohne Impuls
Ziel: Verbesserung der Rotation C1/C2
Bezeichnung: Rotationsmobilisation
Wertigkeit: groß: BRD
Beschreibung: Patient in Rückenlage. Mittels Gabelgriff wird C2 weich fixiert. Passive Rotation des Kopfes durch Fixation am Kinn und an der Brust des Therapeuten (Abb. 53).

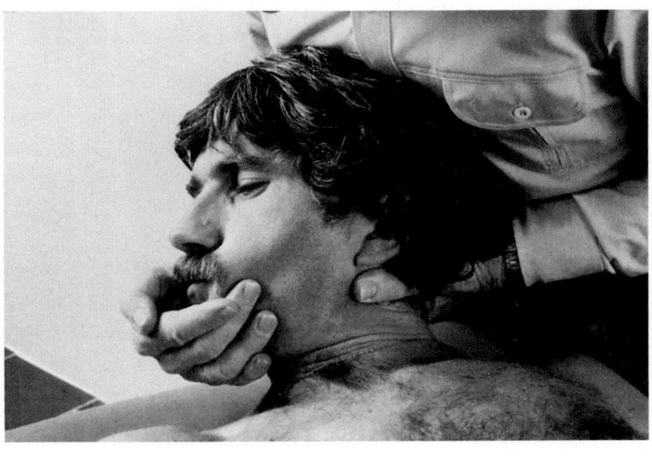

**Abb. 53**

Therapieart: Mobilisation ohne Impuls
Ziel: Verbesserung der Rotation C 1/C 2
Bezeichnung: Rotationsmobilisation
Wertigkeit: groß: AUS
Beschreibung: Patient in Rückenlage. Bimanuelle Fixation des Kopfes. Rotation der Halswirbelsäule z. B. nach rechts. Kontaktaufnahme mit der Grundphalanx I rechts am Atlasbogen (Abb. 54). Rotationsmobilisation mit der linken Hand in Richtung nach rechts.

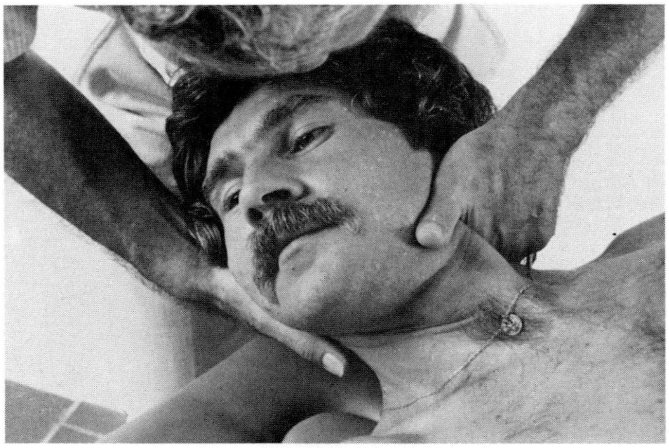

**Abb. 54**

Therapieart: Mobilisation ohne Impuls
Ziel: Verbesserung der Rotation C 2/C 3
Bezeichnung:
Wertigkeit: groß: AUS
Beschreibung: Bitemporale Griffassung mit beiden Händen. Kontaktaufnahme mit dem Gelenkfortsatz C 2 mit beiden Zeigefingern.
Rotation der Halswirbelsäule z. B. nach rechts durch passive Rotation des Kopfes und zusätzlichen Rotationsdruck mit dem linken Zeigefinger auf den Gelenkfortsatz C 2 (Abb. 55).

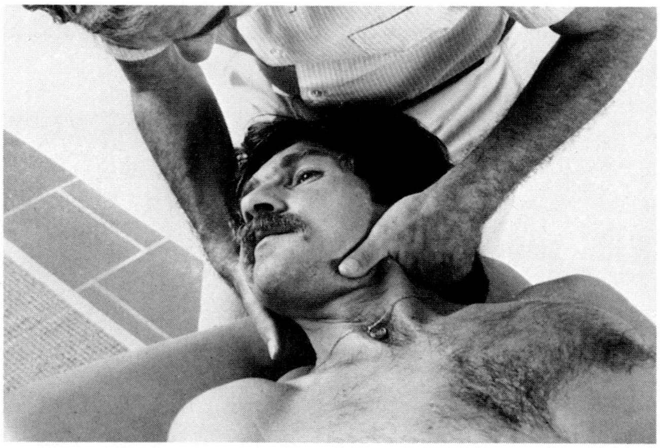

### 3.4.3 Mobilisation mit Impuls

| | |
|---|---|
| Therapieart: | Mobilisation mit Impuls |
| Ziel: | Verbesserung der Reklination C0/C1 |
| Bezeichnung: | Extensionsmanipulation |
| Wertigkeit: | groß: USA |
| Beschreibung: | Halswirbelsäule z. B. nach links (Blockierungsseite) rotiert. Reklination C0 bis C3. Gleichzeitige Lateralflexion nach rechts. Kontaktaufnahme mit dem Zeigefinger am Okziput mit der rechten Hand (Abb. 56). Impuls in Richtung der Nase des Patienten. |
| Bemerkung: | Gleiche Technik für das Segment C2/C3 möglich. |

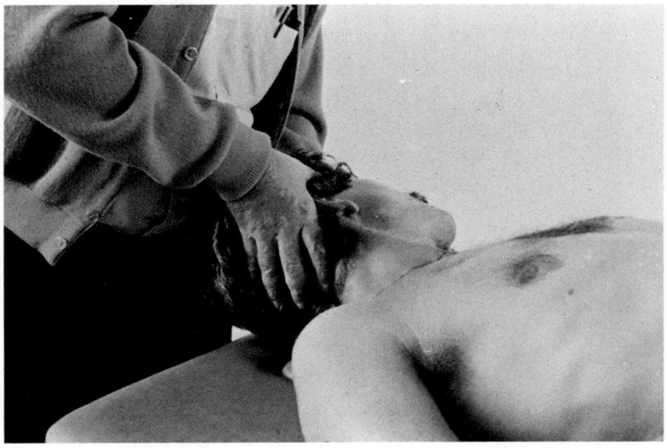

Abb. 56

| | |
|---|---|
| Therapieart: | Mobilisation mit Impuls |
| Ziel: | Verbesserung der Reklination C0/C1 |
| Bezeichnung: | Extensionsmanipulation |
| Wertigkeit: | groß: AUS |
| Beschreibung: | Patient in Rückenlage. Fixation des Kopfes z. B. mit der rechten Hand und dem Thorax des Therapeuten. Halswirbelsäule z. B. nach rechts rotiert. Die andere Hand nimmt Kontakt mittels Gabelgriff am Okziput auf (Abb. 57). Impuls in Richtung rechts lateral sowie kranial. |

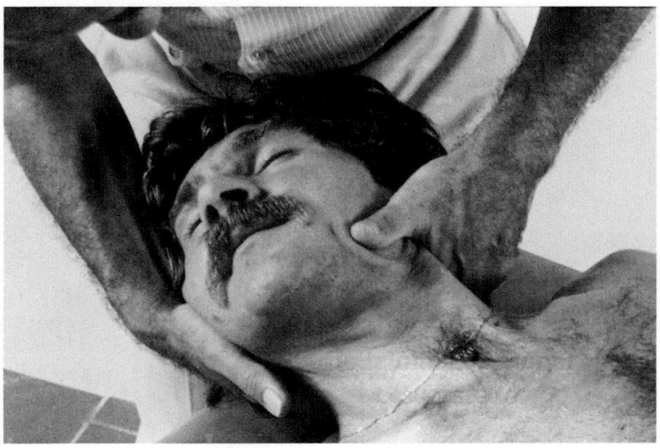

Abb. 57

Therapieart: Mobilisation mit Impuls
Ziel: Verbesserung des Gelenkspiels C 0/C 1
Bezeichnung: Extensionsmanipulation
Wertigkeit: groß: CH
Beschreibung: Patient sitzend. Fixation des Atlas mittels Gabelgriff. Maximale Rotation der Halswirbelsäule z. B. nach links, leichte Reklination in C 0/C 1 sowie Extension bis zu C 3. Griffassung am Kopf durch die andere Therapeutenhand. Okzipital und bitemporal Abstützung durch die Hand und den Thorax des Therapeuten (Abb. 58). Impuls kranial gerichtet.

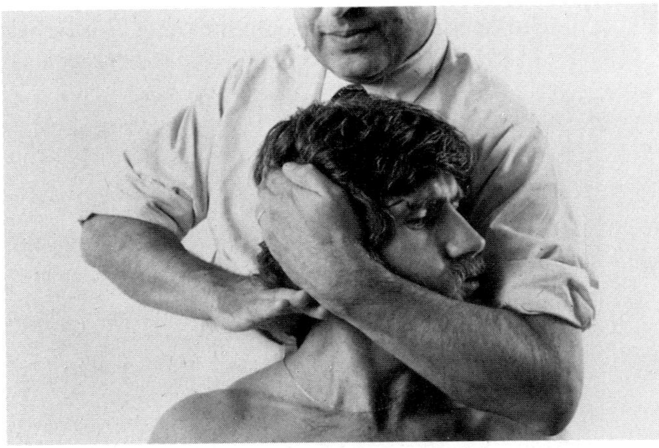

**Abb. 58**

Therapieart: Mobilisation mit Impuls
Ziel: Verbesserung des Gelenkspiels (joint play) C 0/C 1
Bezeichnung: Rotations-Lateralflexionsmanipulation
Wertigkeit: groß: BRD
Beschreibung: Patient in Rückenlage. Leichte Flexion der Halswirbelsäule. Lateralflexion 5° zur behandelnden Seite. Kontaktaufnahme mit der Grundphalanx II auf dem Mastoid. Vorspannung (Abb. 59). Manipulationsimpuls in die kraniolaterale Richtung auf das Mastoid.

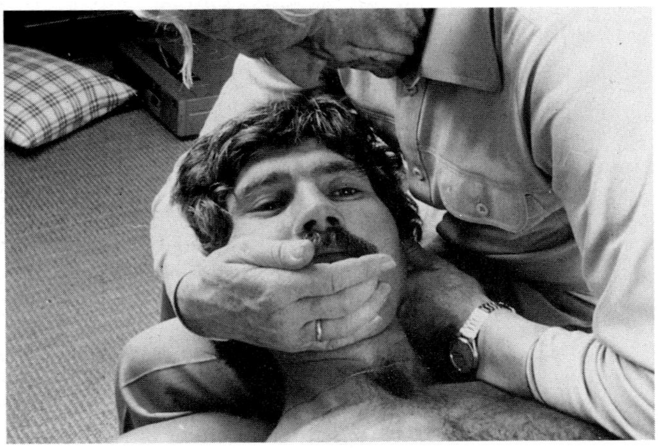

**Abb. 59**

| | |
|---|---|
| Therapieart: | Mobilisation mit Impuls |
| Ziel: | Verbesserung des Gelenkspiels (joint play) im Segment C 1/C 2 |
| Bezeichnung: | Translationsmanipulation |
| Wertigkeit: | groß: BRD, AUS |
| Beschreibung: | Patient in Rückenlage, Halswirbelsäule leicht flektiert. Fixation von C 2 mittels Gabelgriff an den Processus transversi (Abb. 60 u. 61). Translatorischer Schub mit dem zweiten Fingergrundgelenk der anderen Hand auf den Querfortsatz C 1. |

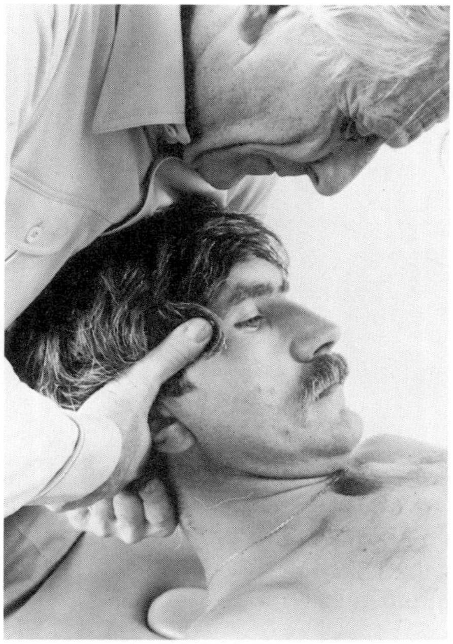

**Abb. 60**

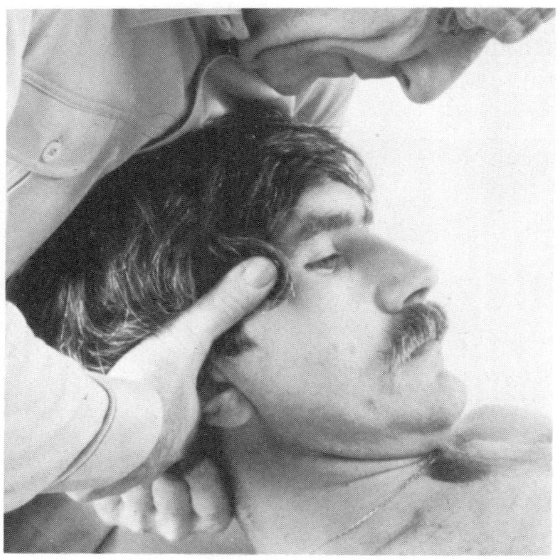

**Abb. 61**

Therapieart: Mobilisation mit Impuls
Ziel: Verbesserung des Gelenkspiels (joint play) C 0/C 1
Bezeichnung: Rotationsmanipulation
Wertigkeit: groß: BRD
Beschreibung: Patient in Rückenlage. Maximale Flexion der Halswirbelsäule. Rotation z. B. nach rechts. Kontaktaufnahme mit der Grundphalanx II der linken Hand am Okziput/Mastoid. Fixation des Kopfes mit der rechten Hand am Kinn sowie des Thorax am Okziput. Impuls Richtung Augen des Patienten (Abb. 62).

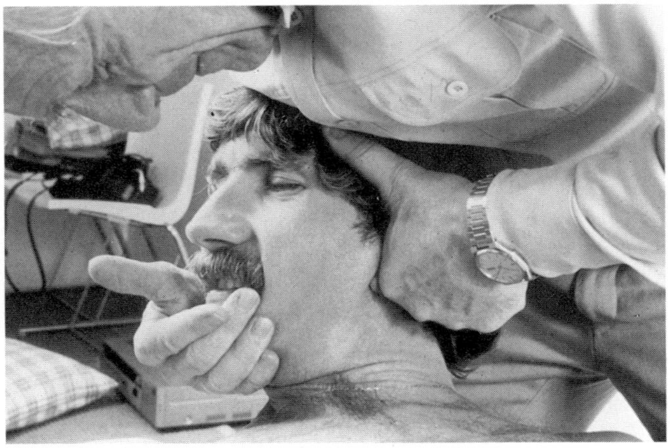

**Abb. 62**

Therapieart: Mobilisation mit Impuls
Ziel: Verbesserung der Rotation C 1/C 2
Bezeichnung: Rotationsmanipulation
Wertigkeit: groß: BRD
Beschreibung: Patient in Rückenlage. Maximale Flexion der Halswirbelsäule. Seitneigung z. B. nach links (Abb. 63). Impuls auf Atlas mit Grundphalanx II nach ventrolateral rechts.

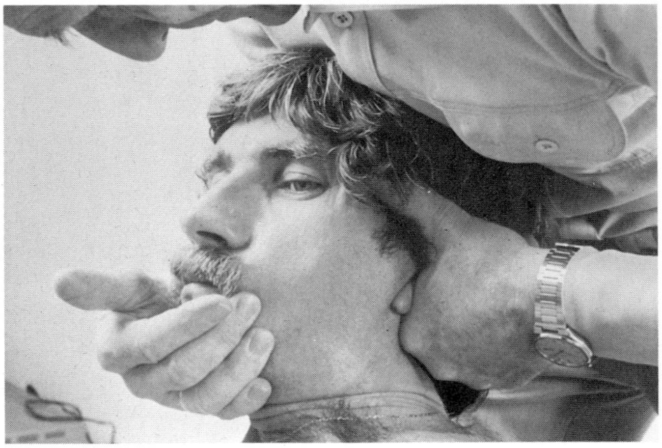

**Abb. 63**

Therapieart: Mobilisation mit Impuls
Ziel: Verbesserung der Rotation C 1/C 2
Bezeichnung: Rotationsmanipulation
Wertigkeit: groß: CH
Beschreibung: Patient sitzend. Halswirbelsäule maximal z.B. nach links flektiert. Fixation des Kopfes des Patienten mit der linken Hand temporookzipital. Kontaktaufnahme mit der Massa lateralis des Atlas rechts durch den Mittelfinger der rechten Hand (Abb. 64). Rotationsimpuls auf den Atlas.

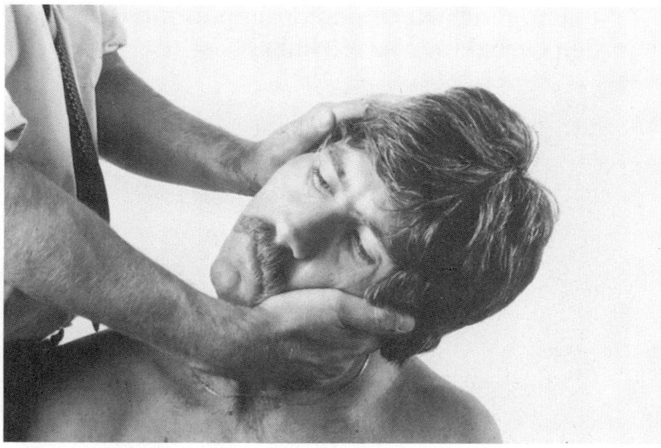

**Abb. 64**

Therapieart: Mobilisation mit Impuls
Ziel: Verbesserung der Lateralflexion C 2/C 3
Bezeichnung: Rotations- und Lateralflexionsmanipulation
Wertigkeit: groß: BRD, AUS
Beschreibung: Flexion der Halswirbelsäule. Leichte Lateralflexion z.B. nach links. Fixation des Kopfes an der Brust des Therapeuten sowie der z.B. rechten Hand am Kinn. Kontaktaufnahme mit dem zweiten Fingergrundgelenk der linken Hand an dem Gelenkfortsatz C 2 links (Abb. 65).
Nach rechts und leicht ventral gerichteter Impuls mit der linken Hand.

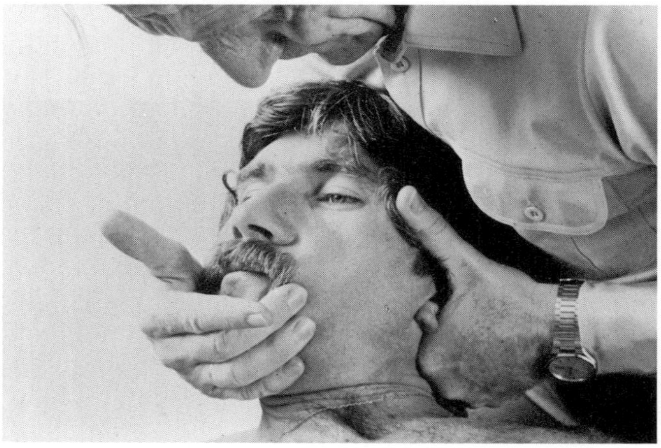

**Abb. 65**

Therapieart: Mobilisation mit Impuls
Ziel: Verbesserung der Rotation C2/C3
Bezeichnung: Rotationsmanipulation
Wertigkeit: groß: CH
Beschreibung: Patient sitzend. Bitemporale Abstützung des Kopfes am Thorax des Therapeuten sowie durch die z. B. rechte Hand. Gleichzeitige maximale Rotation der Halswirbelsäule nach rechts. Kontaktnahme durch das zweite Fingergrundgelenk der linken Hand mit dem Gelenkfortsatz des C2 links (Abb. 66).

Rechtsgerichteter Rotationsimpuls mit dem zweiten Fingergrundgelenk auf den Gelenkfortsatz C2 links.

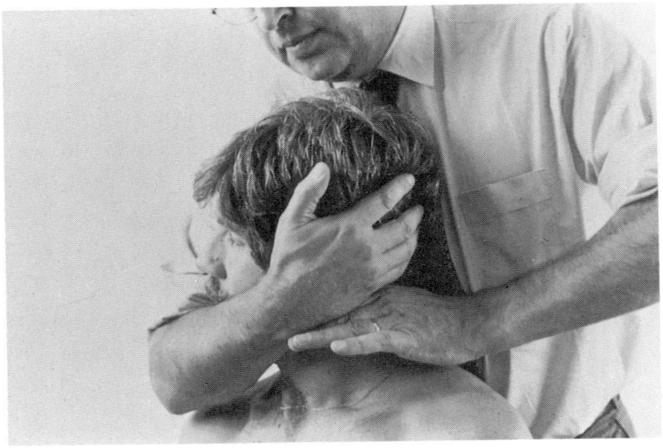

**Abb. 66**

Therapieart: Mobilisation mit Impuls
Ziel: Verbesserung der Rotation C2/C3
Bezeichnung: Rotationsmanipulation
Wertigkeit: groß: BRD
Beschreibung: Patient in Rückenlage. Flexion der Halswirbelsäule. Lateralflexion z. B. nach links. Fixation des Kopfes durch Griff am Kinn, Abstützung am Thorax des Therapeuten (Abb. 67).

Impuls auf C2 in ventrolaterale Richtung nach rechts mit der Grundphalanx II.

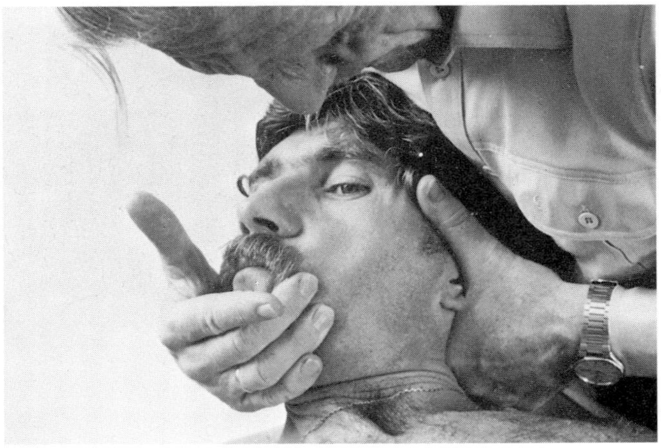

**Abb. 67**

Therapieart: Mobilisation mit Impuls
Ziel: Verbesserung der Rotation C 2/C 3
Bezeichnung: Rotationsmanipulation
Wertigkeit: groß: BRD, CH
Beschreibung: Patient sitzend, Halswirbelsäule flektiert. Fixation des Gelenkfortsatzes C 3 z. B. links mit dem rechten Daumen.
Kontaktnahme mit dem vierten und fünften Finger am rechten Gelenkfortsatz C 2 (Abb. 68 u. 69).
Manipulation in Richtung der Rotation nach links.

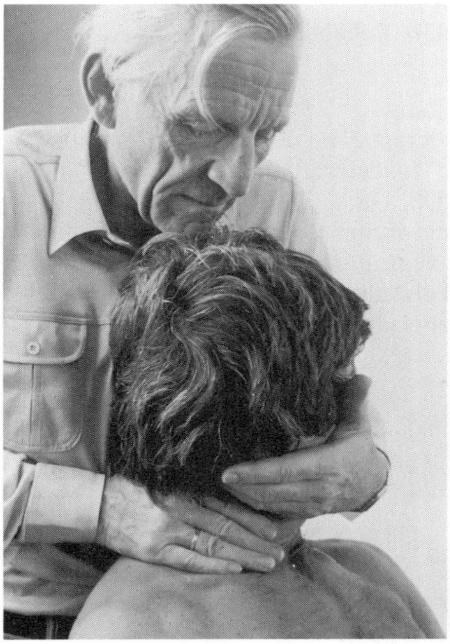

**Abb. 68**

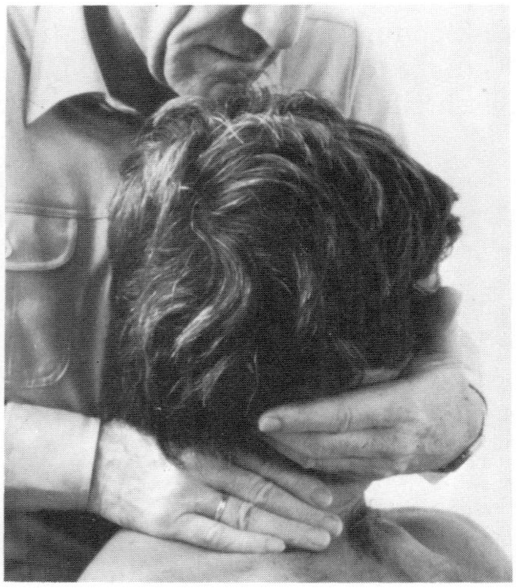

**Abb. 69**

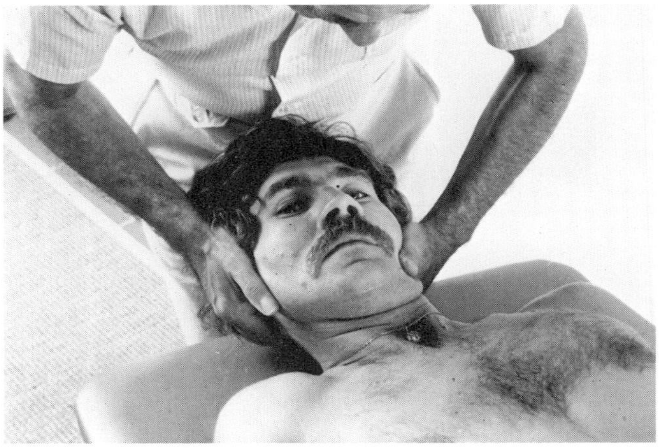

**Abb. 70.** (Text s. S. 76)

Therapieart: Mobilisation mit Impuls
Ziel: Verbesserung der Rotation C1/C2 und C2/C3
Bezeichnung: Rotationsmanipulation
Wertigkeit: groß: AUS
Beschreibung: Liegender Patient, Halswirbelsäule flektiert und z.B. nach links rotiert. Kontaktaufnahme mit der Grundphalanx II am Gelenkfortsatz, z.B. C2 (Abb. 70). Rotationsimpuls nach links mit leichter cranialwärts gerichteter Komponente.

### 3.4.4 Muskuläre Rehabilitation

Therapieart: Muskelkräftigung
Ziel: Isometrische Kräftigung des M. longus capitis und longus colli
Bezeichnung: Isometrische Muskelkräftigung
Wertigkeit: groß: DK, AUS, USA, CH
Beschreibung: Leichter isometrischer Widerstand mit der einen Patientenhand an der Stirn, welche nach ventral gedrückt wird. Gleichzeitig geringe Flexionsbewegung der Halswirbelsäule (Abb. 71). Monitoring der Bewegung durch leichten Druck mit der anderen Hand im Bereich der ventralen Halsanteile.

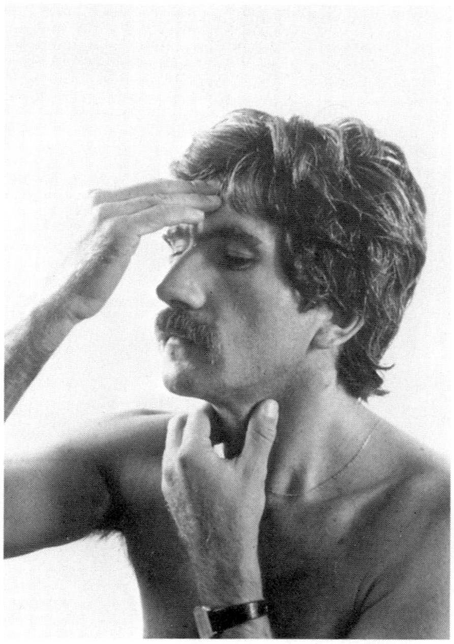

**Abb. 71**

Therapieart: Muskeldehnung unter Ausnützung der postisometrischen Relaxation
Ziel: Dehnung der subokzipitalen Muskulatur
Bezeichnung: Muskeldehnung
Wertigkeit: groß: CH, F, GB
Beschreibung: Mittels Gabelgriff werden die Gelenkfortsätze C3 fixiert. Gleichzeitige Fixation des Kopfes durch den Thorax des Therapeuten. Die zweite Hand okzipital (Abb. 72).
Passive Inklination soweit möglich, dann isometrische Reklination und anschließend in der Entspannungsphase Mobilisation durch Weiterführen der Inklination.

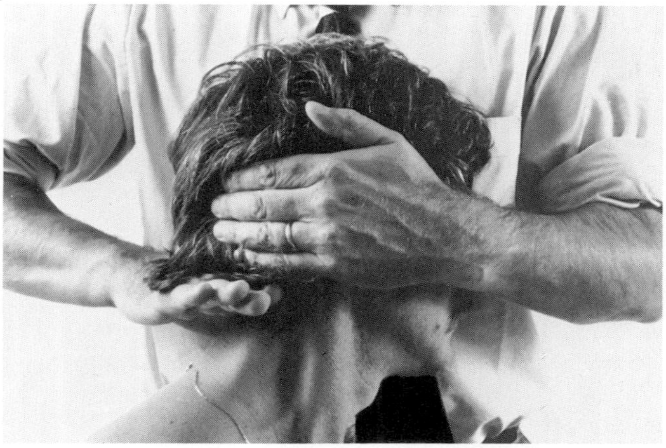

**Abb. 72**

Therapieart: Muskeldehnung mit Ausnützung der postisometrischen Relaxation
Ziel: Dehnung der subokzipitalen Muskulatur
Bezeichnung: Muskeldehnung
Wertigkeit: groß: AUS
kleine: USA, DK
Beschreibung: Maximale Inklination, Fixation in dieser Stellung. Isometrische Anspannung in Richtung Reklination, in der postisometrischen Relaxationsphase passive Dehnung der subokzipitalen Muskulatur durch weiterführende Inklinationsbewegung (Abb. 73).

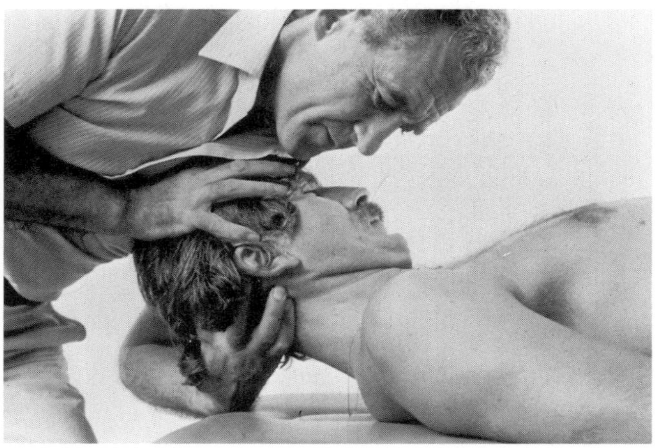

**Abb. 73**

Therapieart: Muskelkräftigung

Ziel: Kräftigung von M. rectus anterius und posterius sowie M. obliquus durch isometrische Aktivierung

Bezeichnung: Muskelkräftigung

Wertigkeit: groß: DK, AUS
mittel: USA, CH
keine: F, GB

Beschreibung: Der Patient führt eine isometrische Anspannung für Inklination bzw. Reklination in den Segmenten C 0/C 1–C 2/C 3 durch. Isometrischer Widerstand durch die Hände des Therapeuten, welche auch die Kraftrichtung leiten (Abb. 74 u. 75).

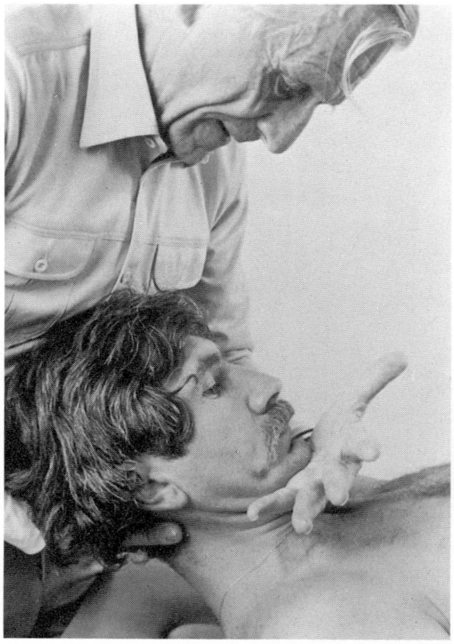

**Abb. 74**

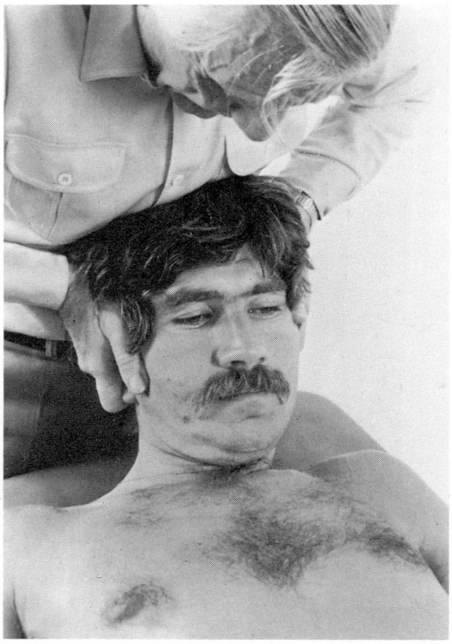

**Abb. 75**

| | |
|---|---|
| Therapieart: | Muskeldehnung unter Ausnützung der postisometrischen Relaxationsphase |
| Ziel: | Dehnung des M. levator scapulae |
| Bezeichnung: | Muskeldehnung |
| Wertigkeit: | groß: BRD, AUS, USA, CH |
| Beschreibung: | Das Skapulohumeralgelenk wird in die verriegelte Stellung gebracht: maximale Elevation, Innenrotation. Seitflexion und leichte Halswirbelsäulenrotation. Die Halswirbelsäule wird mit der Hand flächig umgriffen und en bloc fixiert.<br>Isometrische Anspannung der Schulter bzw. des Oberarmes in kranialer Richtung. Widerstand durch den Körper des Therapeuten. In der postisometrischen Relaxationsphase Dehnung des M. levator scapulae durch Druck auf den Oberarm Richtung kaudodorsal. |

| | |
|---|---|
| Therapieart: | Muskeldehnung unter Ausnützung der postisometrischen Relaxationsphase |
| Ziel: | Dehnung des M. trapezius |
| Bezeichnung: | Muskeldehnung |
| Wertigkeit: | groß: BRD, AUS, USA, CH |
| Beschreibung: | Seitflexion der Halswirbelsäule z. B. nach links und gleichzeitige kleine Linksrotation. Fixation der Halswirbelsäule en bloc durch flächige Handumfassung.<br>Isometrische Anspannung des M. trapezius pars descendens durch kranial gerichteten Druck in der Schulter gegen die Widerstand gebende Hand des Therapeuten.<br>In der postisometrischen Relaxationsphase wird die Schulter nach kaudal geschoben (Abb. 76). |

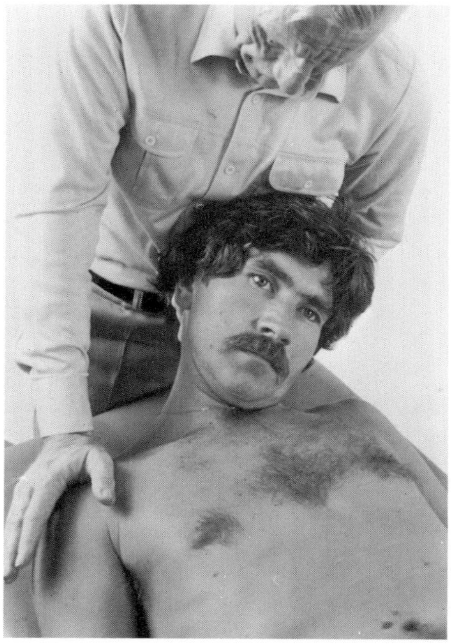

**Abb. 76**

Kapitel 4

# Mittlere Halswirbelsäule, zervikothorakaler Übergang, Rippen

***Teilnehmer:***

*BRD: A. Möhrle*
*Dänemark: J. Fossgreen*
*England: I. Patterson*
*Österreich: M. Berger*
*Schweiz: H. Trost*
*Tschechoslowakei: V. Janda*
*USA: P. Kimberly und T. Allen*

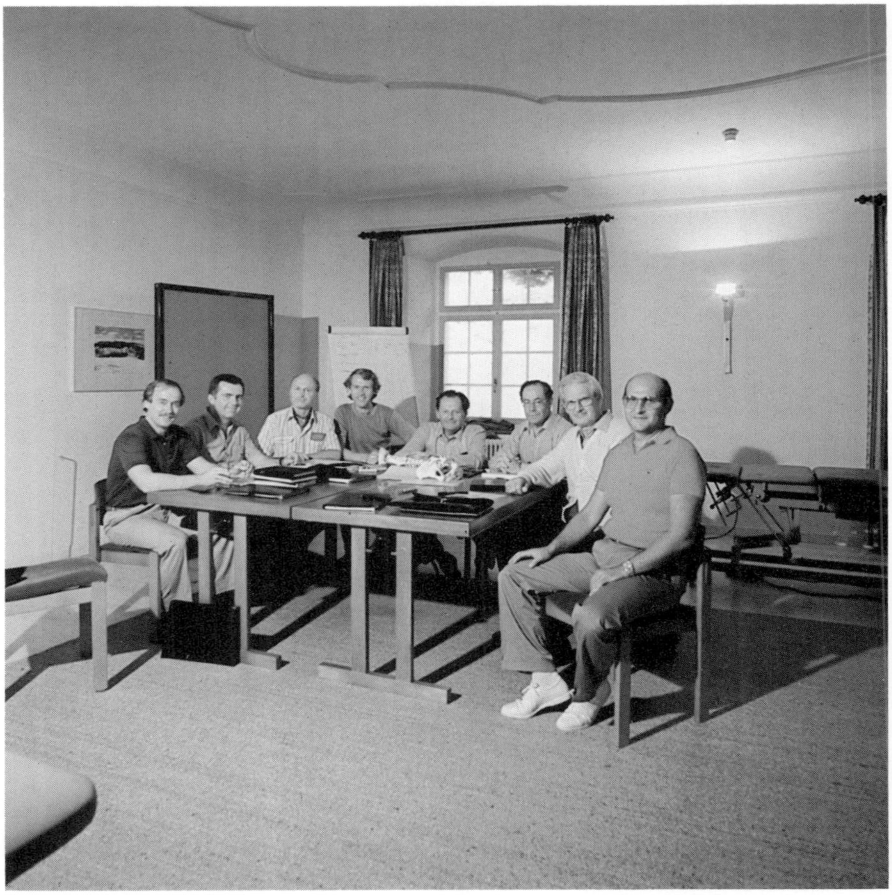

## 4.1 Biomechanische Überlegungen zur unteren Halswirbelsäule sowie zum zervikothorakalen Übergang

Die Gruppe kam überein, daß die Wirbel C 4 bis Th 4, die Rippen I–IV sowie die obere Thoraxapertur in den funktionellen Abschnitt – zervikothorakaler Übergang – einzubeziehen sind.
Um die Funktion verstehen zu können, werden exakte Anatomie- sowie elementare Biomechanikkenntnisse vorausgesetzt. Im Hinblick auf letztere werden zunächst die wichtigsten knöchernen Strukturen und ihre funktionelle Bedeutung betrachtet.

### 4.1.1 Wirbelbogengelenke

Die Gelenkstellung verändert sich von der mittleren Halswirbelsäule bis zur oberen Brustwirbelsäule entsprechend der Veränderung der Funktion. Im Bereich der unteren Halswirbelsäule beträgt die Gelenkflächenneigung ca. 45° zur Horizontalebene, wobei die unteren Segmente steiler, die oberen flacher liegen (Abb. 77). Die möglichen Bewegungen im einzelnen Segment können als kombinierte translatorische Bewegungen um die jeweilige Achse des dreidimensionalen Koordinatensystems bezeichnet werden. Die Rotation um die X-Achse ist mit der Flexion/Extension, die Y-Achse mit der axialen Rotation, und die Z-Achse mit der Seitneigung identisch (Abb. 78). Die Gelenkflächen der einzelnen Brustwirbel weisen eine doppelte Neigung auf, nämlich eine Neigung um die X-Achse: 60° und um die Y-Achse: 20° (Abb. 79). Diese doppelt geneigten Gelenkflächen erlauben dennoch eine Rotation um alle 3 Achsen (Flexion/Extension, Seitneigung, axiale Rotation), wobei die Seitneigung sowohl der Halswirbelsäule wie auch Brustwirbelsäule von einer axialen Rotation begleitet wird („coupling patterns").

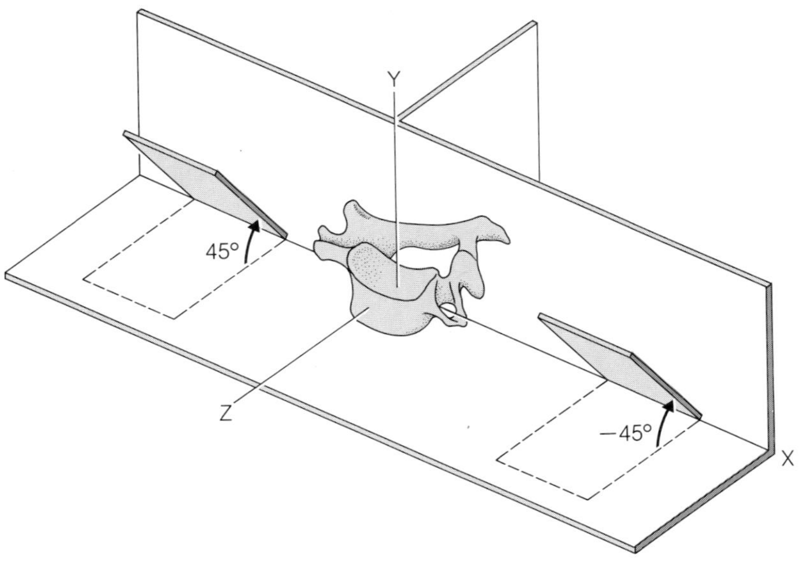


**Abb. 77.** Darstellung der Gelenkflächenneigung des C4. (Panjabi 1979)

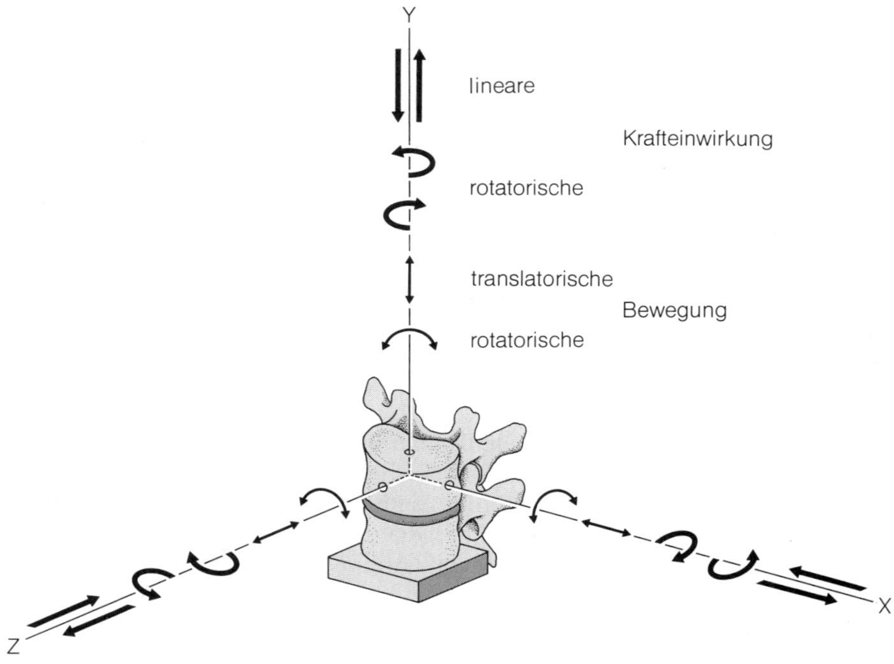


**Abb. 78.** Das dreidimensionale Koordinatensystem zentriert in den Corpus vertebrae des höherliegenden Wirbels. Insgesamt können 12 lineare und rotatorische Kräfte um diese Achsen wirken; dabei genügt nur eine Kraft, ob linear oder rotatorisch, um eine rotatorisch-translatorische Bewegung (Displacement) des höheren gegenüber dem nächstdarunterliegenden Wirbel zu bewirken. (Nach White u. Panjabi 1978)

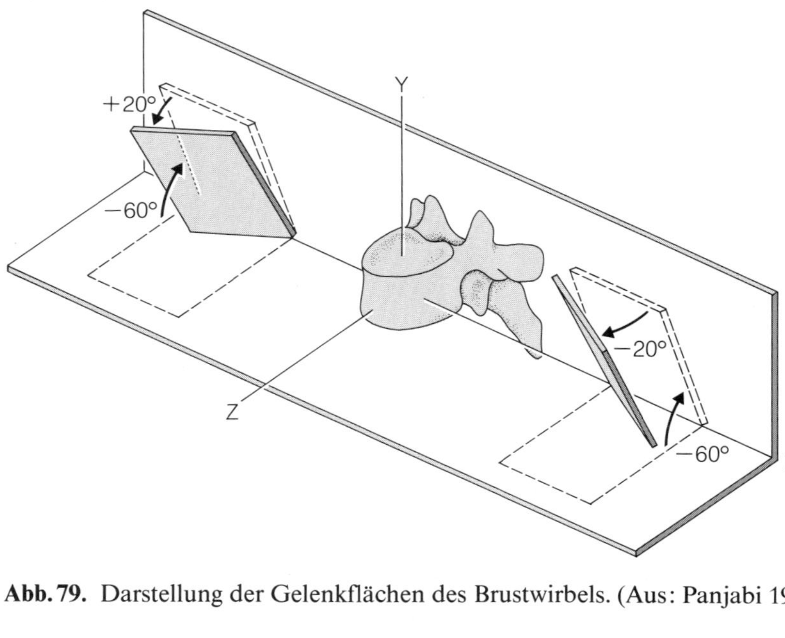


**Abb. 79.** Darstellung der Gelenkflächen des Brustwirbels. (Aus: Panjabi 1978)

### 4.1.2 Unkovertebralgelenke

Die Bedeutung dieser nicht konstant vorhandenen Gelenke wird eingehend diskutiert, auch wenn im Hinblick auf ihren Einfluß auf die Beweglichkeit keine abschließende Meinung gebildet werden konnte. Einige Teilnehmer weisen auf die protektive Wirkung der Processus uncinati auf die Zwischenwirbelscheibe hin. Es wird angenommen, daß die fibröse Gelenkkapsel der Unkovertebralgelenke ähnliche Innervation wie auch die Wirbelbogengelenke aufweist.
Bei den häufig vorhandenen degenerativen Veränderungen der Processus uncinati bzw. der Unkovertebralgelenke ist es vorstellbar, daß dadurch ein chronischer Reiz der nozizeptiven Afferenzen entstehen kann.

### 4.1.3 Weichteile

Die tschechische Schule weist auf die Bedeutung der funktionellen Pathologie der Muskulatur auf den harmonischen Bewegungsablauf aller Abschnitte des Achsenorganes hin. Im Hinblick auf die Beurteilung der muskulären Balance, und v. a. einer Dysbalance, hat sich die physiologische und funktionelle Unterteilung in 2 Hauptgruppen bewährt, nämlich der phasischen und posturalen Muskelgruppen.
Von allen Teilnehmern der Gruppe wird die Meinung geteilt, daß das Problem der gestörten Bewegung sowohl von seiten der Biomechanik bzw. strukturellen Veränderungen der Knochen, Gelenkkapsel und des Bandapparates sowie von der Muskelfunktion der 2 wichtigsten Muskelgruppen angegangen werden soll. Es gibt Hinweise dafür, daß eine Störung der muskulären Balance die Beweglichkeit nachhaltiger als eine strukturelle Veränderung der Knochen zu beeinflussen vermag. Im Hinblick auf die Untersuchung und v. a. Therapie einschließl. einer Selbstbehandlung der Patienten kann die muskuläre Dysbalance auf Grund exakter Analyse besser beeinflußt werden, im Gegensatz zur degenerativen ossären Veränderung.

## 4.2 Diagnostik

### 4.2.1 Diagnostische Kriterien für Bewegungsanalyse und Weichteilbeurteilung der unteren Halswirbelsäule und des zervikothorakalen Übergangs

Auf Grund der Etagenuntersuchung soll die Ursache der „gestörten Bewegung“ des zervikothorakalen Übergangs evaluiert werden. Die dazu dienende spezifische Untersuchung wird in folgende Schritte unterteilt:

*1. Testung der Beweglichkeit*

a) Inspektion
   Beurteilt wird:
   - die Symmetrie der Haltung der Halswirbelsäule,
   - die Symmetrie der Haltung der oberen und mittleren Brustwirbelsäule,
   - die Symmetrie der oberen Thoraxapertur,

- Stand der Schultern,
- Atemexkursionen,
- Stand der vorderen und hinteren Axillarfalte.

b) Regionale Gesamtbeweglichkeit
Aktiv – Bewegungsausmaß,
Passiv – Bewegungsausmaß
- Qualität der Bewegung,
- Endgefühl der Bewegung (weicher/harter Stop).

*2. Haut, bindegewebige Strukturen*

a) Inspektion
- Farbe der Haut,
- Konturen,
- Palpation – Hautfeuchtigkeit,
- Palpationsbefund aller Bindegewebeschichten (Haut, Subkutangewebe, Gelenkbestandteile, Muskulatur). Die Qualität soll beschrieben werden (erhöhte Konsistenz, verminderte Plastizität, Turgor usw.).

b) Provozierte Reaktionen
- Subjektiv, palpatorisch induzierter Schmerz,
- Trigger points (Irritationszonen),
- objektiv (vegetative Stigmata).

*3. Segmentale Beweglichkeit*

- Passive segmentale Untersuchung, Beweglichkeit um 3 Achsen (X-Achse: Flexion/Extension; Y-Achse: axiale Rotation; Z-Achse: Seitneigung).
- Beurteilung der Intervertebralgelenke (joint play, translatorische Bewegung).
- Rippengelenke
- Gelenke des Schultergürtels, einschließlich des Akromioklavikular- und Sternoklavikulargelenkes.

*4. Untersuchung der Muskelfunktion*

Die Untersuchung soll systematisch nach regionalen Muskelgruppen durchgeführt werden. Routinemäßig sollten folgende Muskeln beurteilt werden: M. trapezius (Pars descendens und Pars horizontalis), M. levator scapulae, M. semispinalis capitis, M. rhomboideus major et minor, M. deltoideus, M. serratus anterior, M. sternocleidomastoideus, Mm. scaleni, M. longus colli und M. longus capitis.
Häufig werden in einem Teil der oben erwähnten Muskeln ein erhöhter Tonus, funktionelle Verkürzung bzw. schmerzhafte Myotendinosen aufgefunden (M. trapezius, M. levator scapulae, M. pectoralis major und minor, M. sternocleidomastoideus). Diese Muskeln gehören zu den phylogenetisch alten, posturalen Muskeln.
In den vorwiegend phylogenetisch jungen Muskeln mit phasischen Funktionen wird funktionell eher eine Kraftverminderung gefunden, so typischer-

weise im M. deltoideus, in den Mm. rhomboidei, M. serratus anterior und v. a. im Pars horizontalis des M. trapezius.
Diese häufig angetroffene Störung des muskulären Gleichgewichtes (Verkürzung der posturalen Abschwächung der phasischen Muskeln) kann zu einer Rotation und Elevation des Schulterblattes und zu einem vergrößerten Abstand des unteren Skapulawinkels zu den Dornfortsätzen führen.

*5. Funktionelle Untersuchung der Atemexkursionen*

Neben der inspektorischen Beobachtung der Atemexkursionen wird palpatorisch die Bewegung der einzelnen Rippen in Inspiration und Exspiration beurteilt und nach gestörten Funktionen gesucht.

### 4.2.2 Weichteiluntersuchung

Segment, Wirbelsäulenabschnitt: Zervikothorakaler Übergang

Bezeichnung: Palpatorische Untersuchung der Haut und des subkutanen Gewebes

Wertigkeit: groß: CSSR, DK, CH, BRD, GB

Beschreibung: Eine Falte der Haut und des Unterhautgewebes wird zwischen dem Daumen und Zeigefinger des Untersuchers abgehoben und über eine größere Fläche gerollt (Kibler-Falte). Bewertet wird die Veränderung des Hautturgors und damit die Dicke der Falte, neben der subjektiv empfundenen Schmerzmanifestation beim Patienten (Abb. 80).

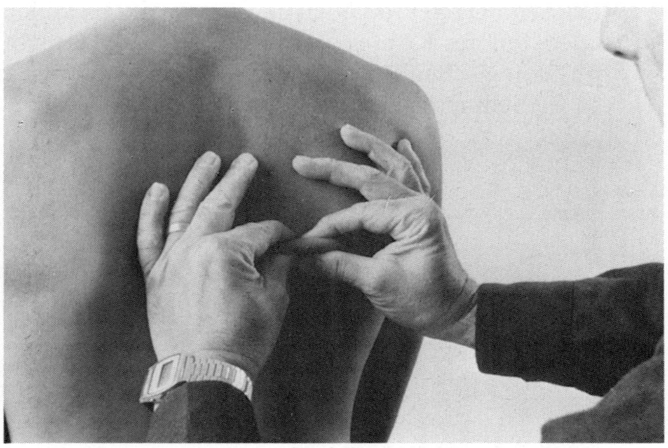

**Abb. 80**

Segment, Wirbelsäulenabschnitt: C 2 – Th 6

Bezeichnung: Segmentale Irritationszonen

Wertigkeit: groß: CH, DK, USA
keine: BRD

Beschreibung: Von praktischer Bedeutung ist die am Processus articularis superior liegende Irritationszone. Die 4 Finger der palpierenden Hand werden zunächst an die Processus spinosi C 2–C 6 gelegt, danach umgreifen sie hakenförmig den kräftigen M. semispinalis capitis; man kommt dabei in eine vom obengenannten Muskel und vom M. longissimus capitis gebildete Rinne. Die palpierenden Finger sollen möglichst engen Knochenkontakt bekommen, um den sich als leichte Vorwölbung präsentierenden Processus articularis superior zu spüren. Der Gelenkfortsatz des zweiten Halswirbels befindet sich bei Mittelstellung der Halswirbelsäule ca. 1 Querfinger unterhalb des Okziput und ca. 1 Querfinger kranial vom kaudalen Rand des Dornfortsatzes C 2 (Abb. 81). In maximaler Extension des Kopfes befindet sich die Irritationszone des 4. Halswirbels am tiefsten Punkt der konkaven Halswirbelsäule. Gesucht wird nach lokalen Gewebeänderungen und nach Druckdolenz.

Die Irritationszone C 7 ist wegen der kräftigen Fasern des M. trapezius und der langen Rückenmuskulatur schwieriger zu palpieren. Zunächst wird der Querfortsatz und der Dornfortsatz (Vertebra prominens) lokalisiert. Die Irritationszone liegt 2 Querfinger oberhalb des Dornfortsatzes und 1 Querfinger medial vom Endkopf des Processus transversus (Abb. 82).

Alle Irritationszonen im Bereich der Halswirbelsäule reagieren auf die Provokationsprüfung. Die Abnahme des Schmerzempfindens oder die Gewebeveränderungen geben uns jeweils die therapeutische Richtung im entsprechenden Segment an. Der palpierende Zeige- oder Mittelfinger bleibt mit konstantem Druck auf der Irritationszone. Der Druck soll so stark sein, daß der Schmerz gerade noch gespürt wird. Die andere Hand umfaßt den parietalen Teil des Kopfes und führt alle im entsprechenden Segment möglichen physiologischen Bewegungen durch. Dabei wird auf Gewebeveränderungen sowie Schmerzmanifestationen geachtet.

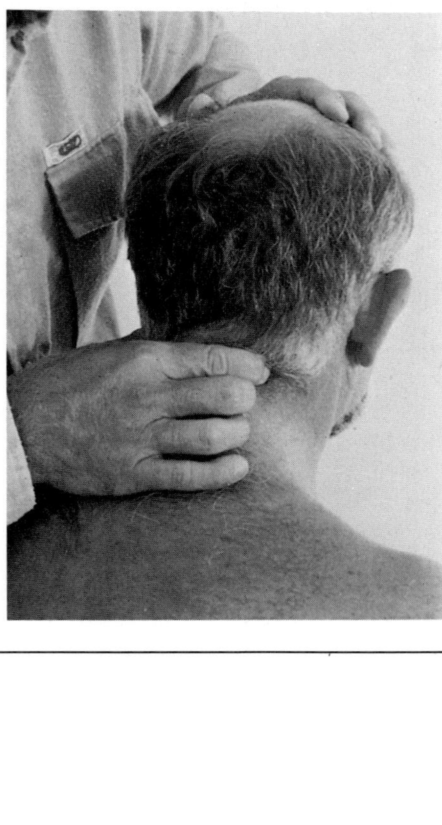

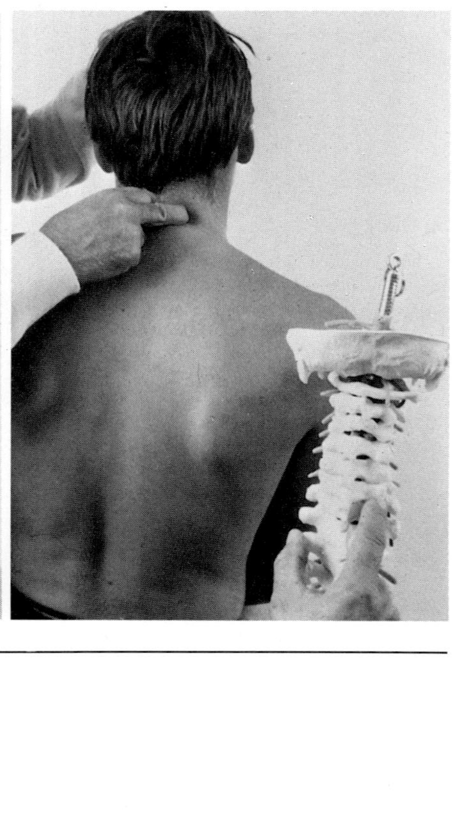

Abb. 81 Abb. 82

### 4.2.3 Bewegungstests

| | |
|---|---|
| Segment, Wirbelsäulen-abschnitt: | C 6/C 7 – Th 5/Th 6 |
| Bezeichnung: | Segmentale Bewegungsprüfung der Flexion und Extension der Halswirbelsäule über die Dornfortsätze |
| Wertigkeit: | groß: DK, CSSR, CH, BRD |
| Beschreibung: | Der Untersucher steht hinter dem aufrecht sitzenden Patienten, mit der einen Hand wird der Kopf des Patienten fixiert. Der Finger der untersuchenden Hand wird segmental auf 3 benachbarte Dornfortsätze gelegt. Nach dieser Handanlage wird eine passive Flexion/Extension des Kopfes durchgeführt und das Ausmaß der Bewegung sowie die Verschieblichkeit der Dornfortsätze zueinander beurteilt (Abb. 83 u. 84). |

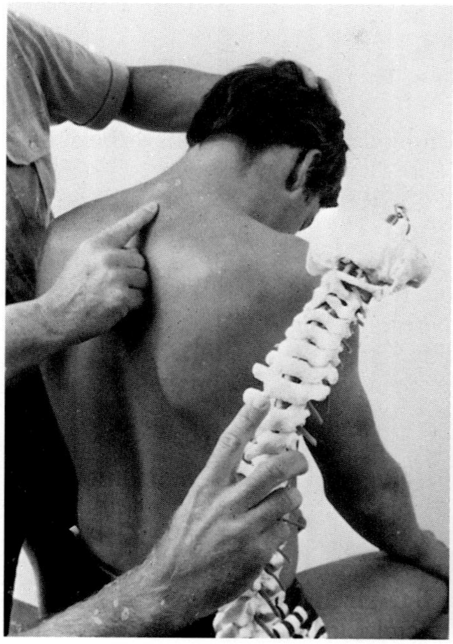

**Abb. 83**

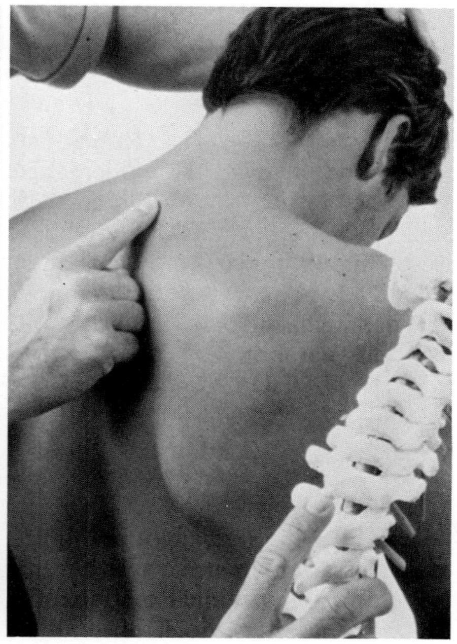

**Abb. 84**

| | |
|---|---|
| Segment, Wirbelsäulen-abschnitt: | C 6/ C 7 – Th 4/Th 5 |
| Bezeichnung: | Segmentale Prüfung der Seitneigung |
| Wertigkeit: | groß: USA, CSSR, BRD, DK, CH |
| Beschreibung: | Der Patient sitzt in aufrechter Haltung; die eine Hand des Untersuchers induziert eine Seitneigung des Kopfes, der Zeige- und Mittelfinger der anderen Hand palpieren gleichzeitig die Wirbelbogengelenke der Konkavseite (Abb. 85). Bewertet wird das Bewegungsausmaß sowie das Endgefühl der Bewegung in einzelnen Segmenten. |

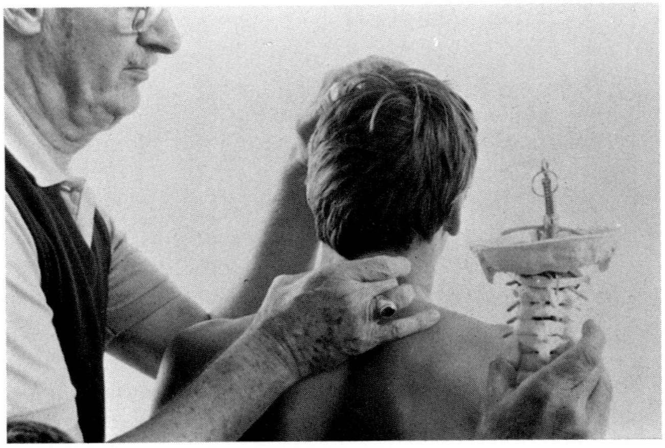

Abb. 85

Segment, Wirbelsäulenabschnitt: C 4/C 5 – Th 4/Th 5

Bezeichnung: Rotationsprüfung der gesamten Halswirbelsäule und des zervikothorakalen Überganges

Wertigkeit: groß: USA, CSSR, DK
mittel: CH, BRD

Beschreibung: Der Patient sitzt in aufrechter Haltung, die Halswirbelsäule wird passiv zu jeder Seite rotiert (Abb. 86). Bewertet wird das Bewegungsausmaß sowie das Endgefühl. Normalerweise beträgt die Rotation der gesamten Halswirbelsäule je 90° zur Seite.

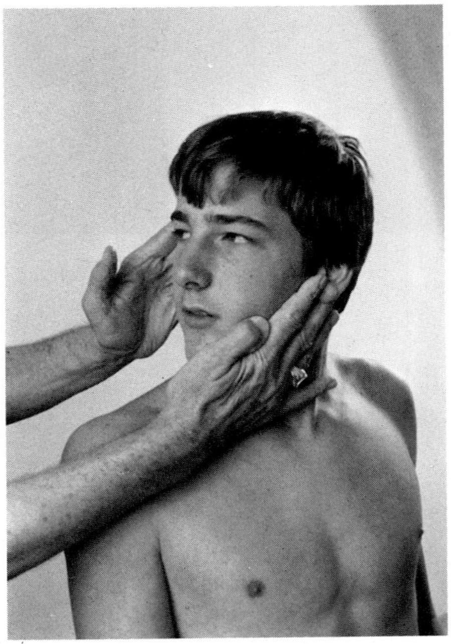

Abb. 86

| | |
|---|---|
| Segment, Wirbelsäulenabschnitt: | C 4/C 5 – Th 3/Th 4 |
| Bezeichnung: | Prüfung der Gesamtbeweglichkeit der unteren Halswirbelsäule und des zervikothorakalen Übergangs (Rotation des Kopfes bei gleichzeitiger Extension der Halswirbelsäule) |
| Wertigkeit: | groß: CH, CSSR<br>mittel: BRD |
| Beschreibung: | Der Patient sitzt in aufrechter Haltung. Der Kopf des Patienten wird mit beiden Händen in der Parietalregion umfaßt und passiv extendiert (Abb. 87). Bei diesem Manöver werden die Kopfgelenke ausgefahren und von weiteren Bewegungen weitgehend ausgeschaltet. Die nun passiv durchgeführte Rotation des Kopfes, gekoppelt mit einer leichten Seitneigung der Halswirbelsäule ist nur in den unteren Segmenten der Halswirbelsäule möglich. Als Erfahrungswert werden je 60° zur Seite angegeben. |

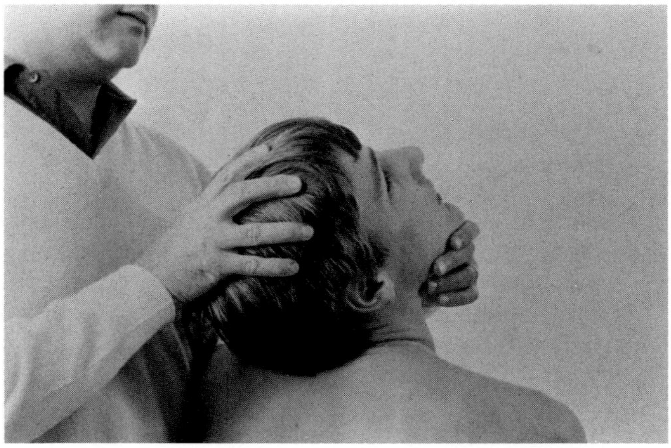

**Abb. 87**

| | |
|---|---|
| Segment, Wirbelsäulenabschnitt: | C 6/C 7 – Th 2/Th 3 |
| Bezeichnung: | Segmentale Prüfung der Rotation und Seitneigung |
| Wertigkeit: | groß: CH, DK |
| Beschreibung: | Der Patient sitzt in aufrechter Haltung; die Halswirbelsäule wird in Neutralhaltung fixiert. Nun wird der Kopf geringgradig rotiert und leicht zur Seite geneigt (Abb. 88). Die auf den Dornfortsätzen liegenden palpierenden Finger beurteilen das Bewegungsausmaß der einzelnen Segmente bzw. Punkte (Abb. 89). |

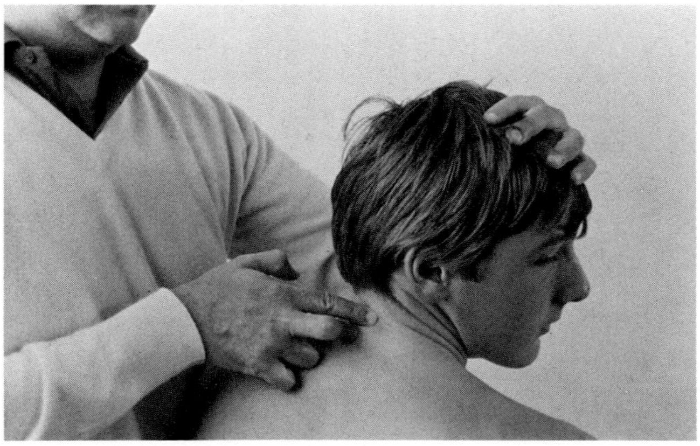

**Abb. 88**

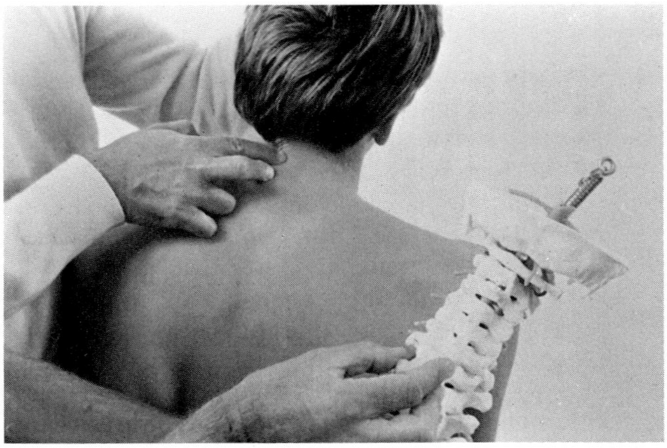

Abb. 89

Segment, Wirbelsäulenabschnitt: C 6/C 7 – Th 6/Th 7

Bezeichnung: Prüfung der Seitneigung am zervikothorakalen Übergang

Wertigkeit: groß: USA, CSSR, DK, BRD
keine: CH

Beschreibung: Der Patient sitzt in aufrechter Haltung, der Untersucher stützt einen Arm an der Schulter und am Kopf des Patienten ab. Mit der anderen Hand schiebt der Untersucher die Schulter in die Gegenrichtung und bedingt dadurch eine Seitneigung der Halswirbelsäule (Abb. 90). Bewertet wird das Bewegungsausmaß.

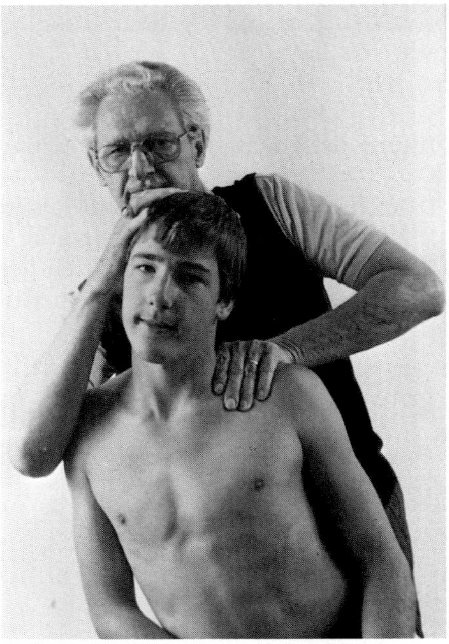

Abb. 90

Segment, Wirbelsäulenabschnitt: C 4/C 5 – C 7/Th 1

Bezeichnung: Segmentale translatorische Bewegungsprüfung der unteren Halswirbelsäule in Flexion und Extension

Wertigkeit: groß: USA, BRD, CSSR

Beschreibung: Der Patient liegt in Rückenlage. Die Fingerkuppen der palpierenden Zeigefinger liegen auf den Intervertebralgelenken. Der Untersucher gibt einen Transversalschub auf das jeweils untersuchte Segment. Beurteilt wird die translatorische Bewegung, die Qualität sowie das Endgefühl der Bewegung (Abb. 91). Das gleiche Manöver wird sowohl in Flexion wie auch in Extension (Abb. 92) der Halswirbelsäule durchgeführt.

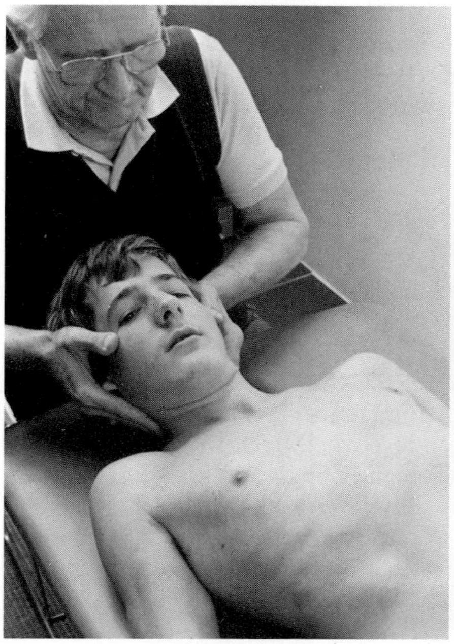

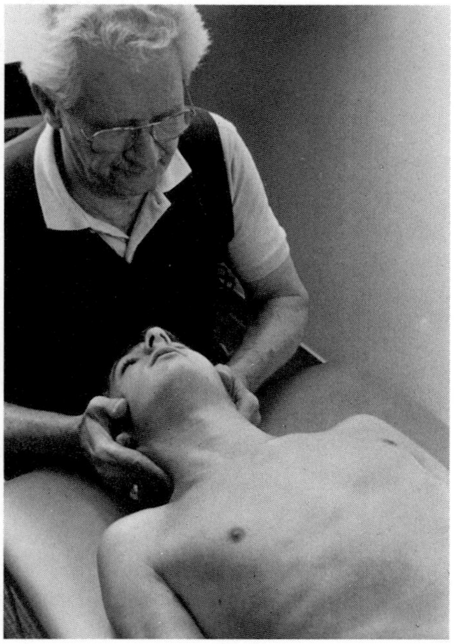

**Abb. 91** **Abb. 92**

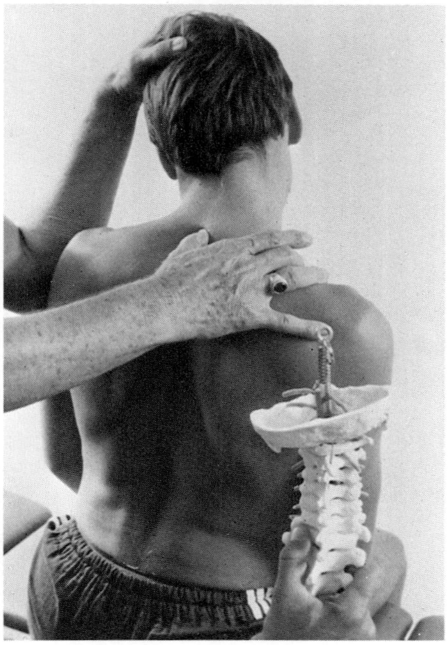

**Abb. 93.** (Text s. S. 54)

Segment, Wirbelsäulenabschnitt: C 4/C 5 – Th 4/Th 5

Bezeichnung: Prüfung der translatorischen Bewegung bzw. des gekoppelten Bewegungsmusters (coupling patterns) der Halswirbelsäulensegmente sowie des zervikothorakalen Übergangs.

Wertigkeit: groß: USA

Beschreibung: Der Patient sitzt in aufrechter Haltung, der Untersucher faßt klammerartig zwischen dem Daumen und Zeigefinger der rechten Hand die Intervertebralgelenke eines Bewegungssegments. Die linke Hand des Untersuchers umfaßt den Kopf des Patienten, der Ellbogen ruht auf der Schulter des Patienten (Abb. 93).
Der Patient wird zur vollständigen Entspannung aufgefordert, und die rechte Hand forciert und bewertet die translatorischen Bewegungen des einzelnen Segments. Die gleiche Testung wird in maximaler Flexion sowie Extension der Halswirbelsäule durchgeführt.

Segment, Wirbelsäulenabschnitt: C 3/C 4 – C 7/Th 1

Bezeichnung: Untersuchung der gekoppelten Bewegungen der unteren Halswirbelsäule

Wertigkeit: groß: DK
mittel: BRD

Beschreibung: Der palpierende Zeigefinger des Untersuchers wird auf das Intervertebralgelenk, der Daumen auf den Dornfortsatz des gleichen Wirbels gelegt. Der darüber liegende Wirbelbogen wird mit dem ulnaren Handrand der führenden Hand geschient. Die darüber liegenden Segmente werden dadurch weitgehend ruhig gestellt (Abb. 94 u. 95). Nun erfolgt eine Kombinationsbewegung in den obengenannten Richtungen (Flexion, Seitneigung und Rotation in die gleiche Richtung), wobei die Divergenzstellung der betroffenen Gelenkflächen geprüft wird.

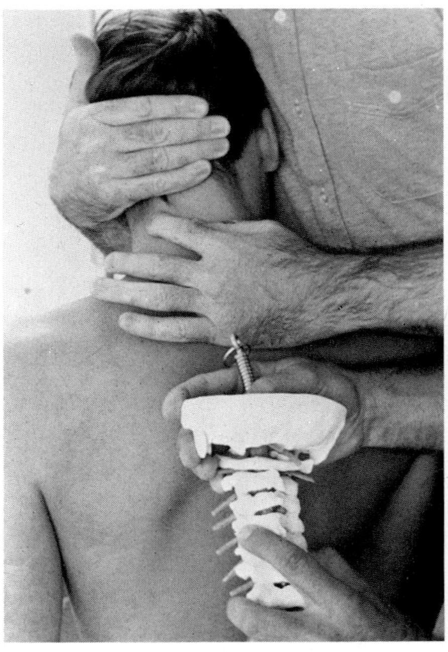

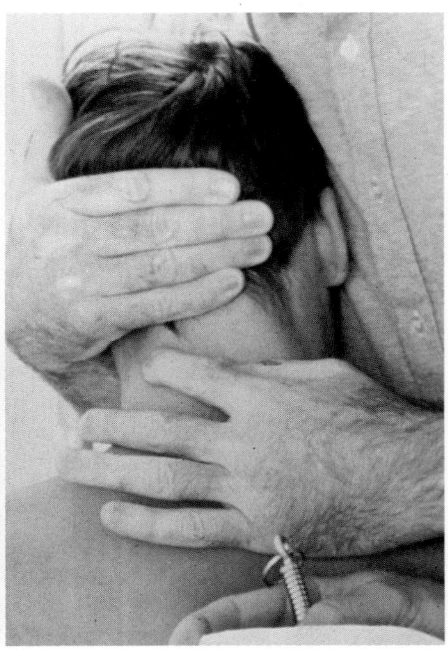

**Abb. 94** **Abb. 95**

| | |
|---|---|
| Segment, Wirbelsäulen-abschnitt: | Th 1/Th 2 – Th 4/Th 5 |
| Bezeichnung: | Untersuchung der Gesamtbeweglichkeit |
| Wertigkeit: | groß: USA, DK, CSSR<br>keine: CH |
| Beschreibung: | Der Patient sitzt in aufrechter Haltung. Der Untersucher legt seine Hände auf die Schulter und führt eine maximale passive Rotation des Oberkörpers durch (Abb. 96 u. 97).<br>Beurteilt werden Bewegungsausmaß sowie die Qualität des Bewegungsstops. |

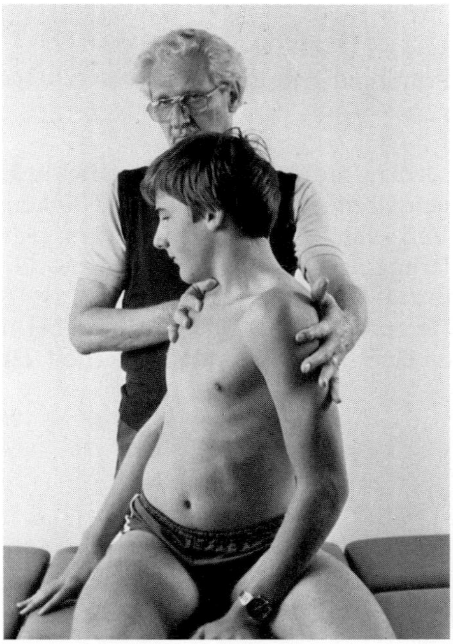
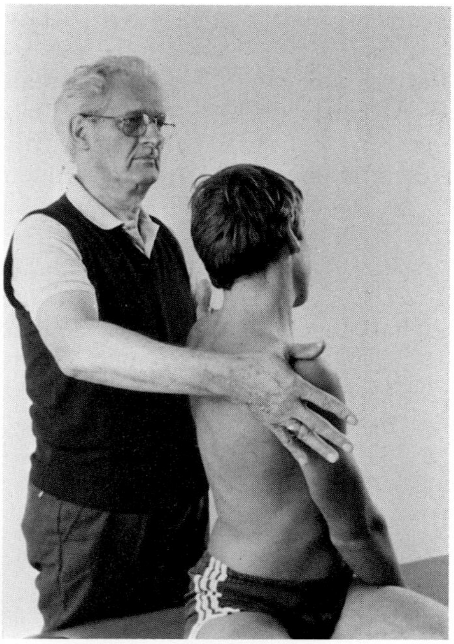

**Abb. 96** **Abb. 97**

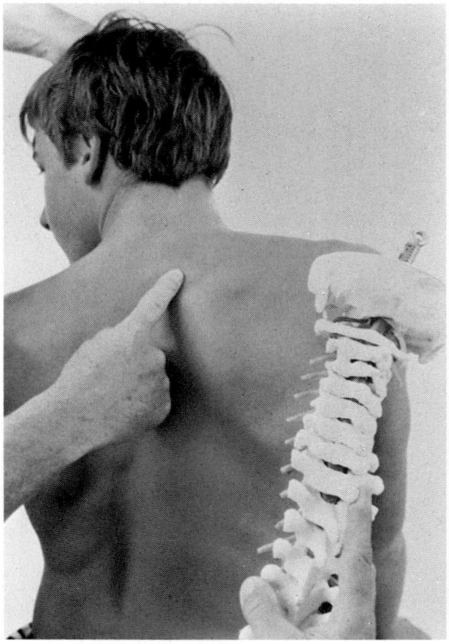
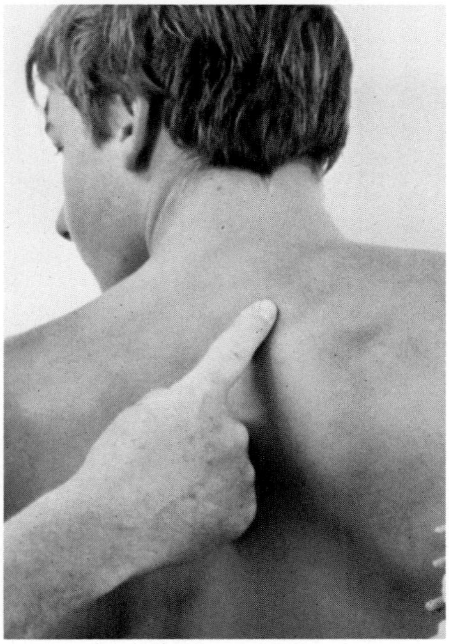

**Abb. 98** **Abb. 99**

| | |
|---|---|
| Segment, Wirbelsäulen-abschnitt: | C 7/Th 1 – Th 4/Th 5 |
| Bezeichnung: | Segmentale Rotationsprüfung über die Dornfortsätze |
| Wertigkeit: | groß: DK, CSSR, CH, BRD, GB |
| Beschreibung: | Der Untersucher steht hinter dem sitzenden Patienten. Mit der einen Hand wird eine passive maximale Rotation des Kopfes ausgeführt, der palpierende Finger wird auf den Dornfortsatz gelegt (Abb. 98 u. 99). Während der Rotation wird das Ausweichen der Dornfortsätze gegenüber benachbarten Segmenten beurteilt. |

| | |
|---|---|
| Segment, Wirbelsäulen-abschnitt: | Th 1/Th 2 – Th 4/Th 5 |
| Bezeichnung: | Segmentale Prüfung der Rotation |
| Wertigkeit: | groß: USA<br>mittel: BRD |
| Beschreibung: | Der Patient sitzt in aufrechter Haltung. Beide Daumen des Untersuchers palpieren wechselseitig den rechten und linken Querfortsatz der oberen Brustwirbel und schieben diese ventralwärts (Abb. 100). Bewertet wird die Stellungsänderung der einzelnen Wirbel bzw. die Verschieblichkeit der einzelnen Querfortsätze nach ventral. |
| Bemerkungen: | Bei Seitendifferenz wird die Untersuchung bei maximaler aktiver Flexion und Extension der Halswirbelsäule wiederholt. Hierbei wird die Seitendifferenz betont. |

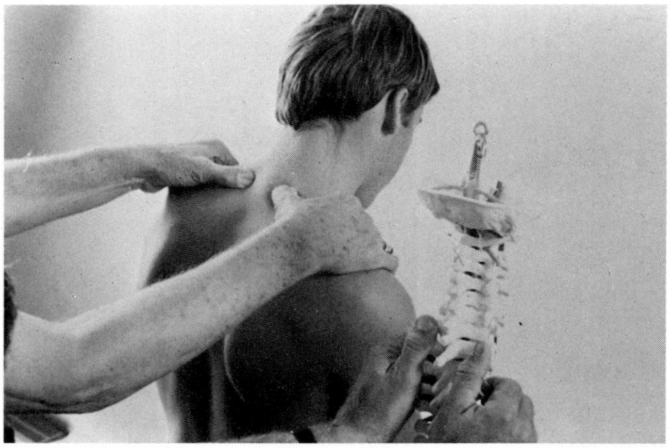

**Abb. 100**

| | |
|---|---|
| Segment, Wirbelsäulen-abschnitt: | Akromioklavikulargelenk |
| Bezeichnung: | Bewegungsprüfung des Gelenkes, passives Klaffen |
| Wertigkeit: | mittel: USA |
| Beschreibung: | Der Untersucher steht hinter dem aufrecht sitzenden Patienten. Der Zeigefinger der untersuchenden Hand palpiert den Gelenkspalt des Akromioklavikulargelenkes. Der Ellbogen der gleichen Seite wird bei gleichzeitiger leichter Rotation im Schultergelenk dicht vor dem Thorax passiv nach ventral und medial geführt, der Arm dabei abduziert (Abb. 101). Durch dieses Manöver wird ein Klaffen des Akromioklavikulargelenkes induziert. Beurteilt wird das Ausmaß der Bewegung sowie das Gelenkspiel. |

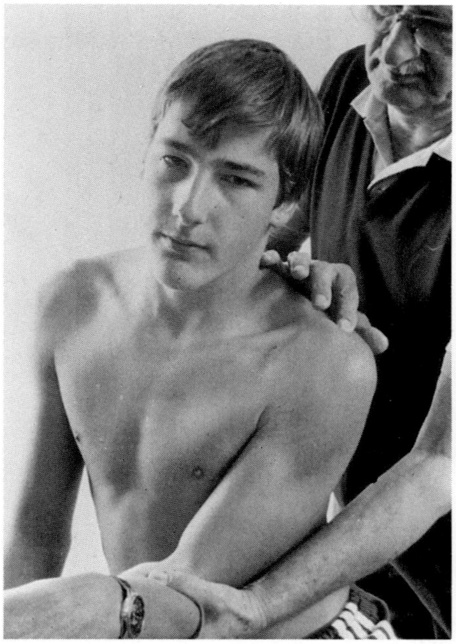

**Abb. 101**

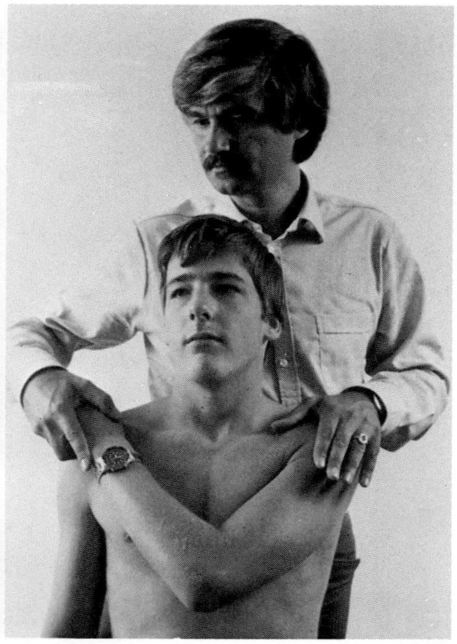

**Abb. 102**

| | |
|---|---|
| Segment, Wirbelsäulen-abschnitt: | Akromioklavikulargelenk |
| Bezeichnung: | Testung der Beweglichkeit des Gelenkes |
| Wertigkeit: | groß: A<br>mittel: CSSR, CH |
| Beschreibung: | Der Untersucher steht hinter dem aufrecht sitzenden Patienten. Die eine Hand des Untersuchers fixiert die Schulter, mit der anderen Hand wird der Arm des Patienten passiv über die andere Schulter gezogen (Abb. 102). Beurteilt wird das Bewegungsausmaß des Armes und das Gelenkspiel im Akromioklavikulargelenk. |

Segment, Wirbelsäulenabschnitt: 1. Rippe

Bezeichnung: Testung der Beweglichkeit der ersten Rippe

Wertigkeit: groß: A, CSSR, CH, BRD

Beschreibung: Der Untersucher steht hinter dem aufrecht sitzenden Patienten. Die Halswirbelsäule wird passiv flexiert, zur Gegenseite rotiert und zur gleichen Seite geneigt (Modifikation der Schweiz und der BRD: Halswirbelsäule wird passiv zur gleichen Seite rotiert und seitgeneigt). Die palpierende Hand bzw. der Zeigefinger liegt möglichst flächig an der Oberseite der ersten Rippe bei gleichzeitiger Rückwärtsschiebung des M. trapezius descendens (Abb. 103). Bei möglichst gutem Knochenkontakt erfolgt ein federnder Schub in Richtung des gegenseitigen Oberschenkels. Bewertet wird die Nachgiebigkeit bzw. das Bewegungsausmaß der ersten Rippe.

Bemerkungen: Diese Untersuchung ist wegen den Myotendinosen des M. scalenus anterior häufig schmerzhaft.

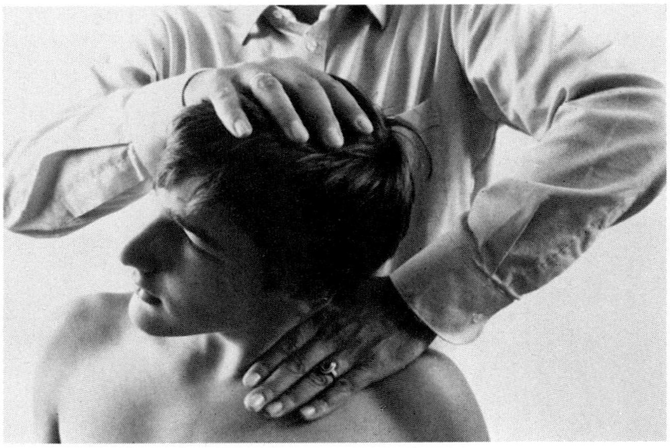

**Abb. 103**

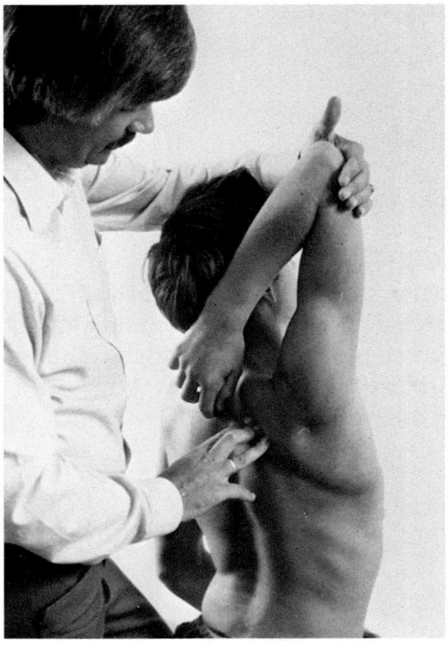

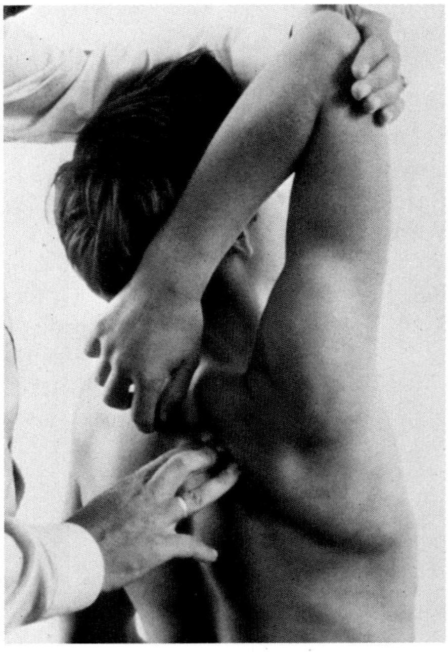

**Abb. 104** **Abb. 105**

Segment, Wirbelsäulenabschnitt: Obere Thoraxapertur

Bezeichnung: Bewegungstest für die oberen Rippen

Wertigkeit: groß: A
mittel: CSSR

Beschreibung: Der Untersucher steht seitwärts hinter dem aufrecht sitzenden Patienten, der Arm des Patienten wird im Schultergelenk eleviert, außenrotiert und adduziert, die Hand des Patienten greift gleichzeitig um den Nacken. Der Ellbogen des Patienten wird im Sinne der beschriebenen Bewegung passiv nach oben gezogen, die Finger des Untersuchers palpieren dabei die oberen Rippen in ihrem vertebralen Anteil (Abb. 104 u. 105). Während dieses Manövers wird der Patient zu Inspiration und Exspiration aufgefordert. Bewertet wird die Beweglichkeit der einzelnen Rippen.

### 4.2.4 Neuromuskuläre Untersuchung

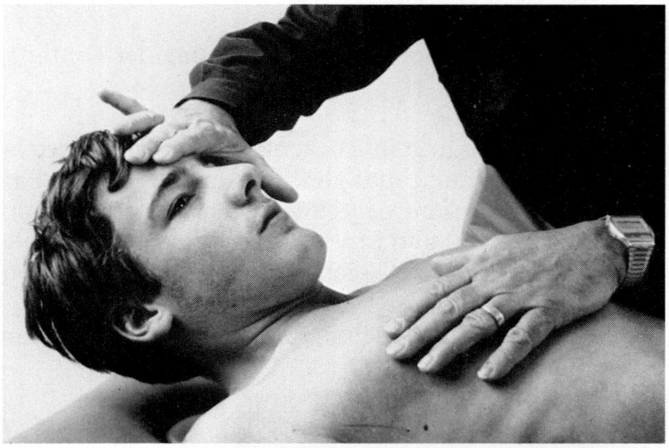

Abb. 106

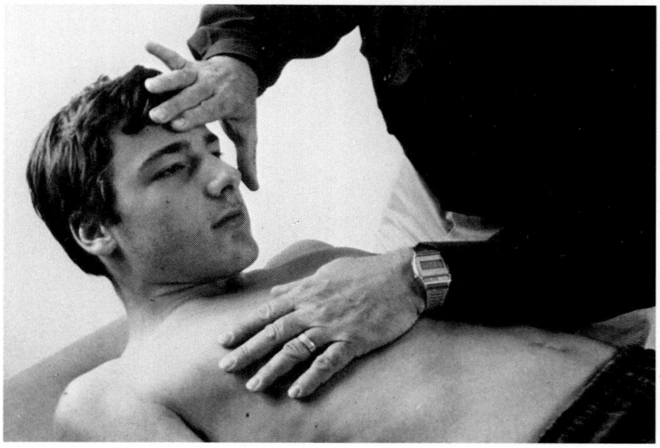

Abb. 107

Segment, Wirbelsäulenabschnitt: C 4 – Th 4

Bezeichnung: Untersuchung der tiefen Halswirbelflexoren (M. longus colli, M. longus capitis)

Wertigkeit: groß: CSSR, CH, DK
mittel: BRD

Beschreibung: Der Patient liegt in Rückenlage, der Untersucher fixiert mit der rechten Hand den Thorax, mit der linken Hand wird ein leichter Widerstand an der Stirn geleistet (Abb. 106). Der Patient wird aufgefordert, den Kopf zu flektieren, wobei v. a. die erste Phase der Bewegung analysiert und bewertet wird (Abb. 107).

Pathologie: Sind die tiefen Flexoren abgeschwächt, kann der Patient den Kopf nicht heben und schiebt statt dessen das Kinn nach vorne durch Aktivierung des M. sternocleidomastoideus. Hierbei kommt es zu einer Reklination des Okziput-Atlas.

Segment, Wirbelsäulenabschnitt: Zervikothorakaler Übergang

Bezeichnung: M. sternocleidomastoideus: Testung der Kraft

Wertigkeit: groß: DK, CH
mittel: CSSR

Beschreibung: Der Patient liegt in Rückenlage. Der Kopf wird außerhalb des Liegenrandes maximal rotiert und gleichseitig geneigt. Der Patient wird aufgefordert, gegen Widerstand des Untersuchers den Kopf anzuheben. Beurteilt werden hierbei Kraft und Muskelrelief des M. sternocleidomastoideus (Abb. 108).
*Variante CSSR:* Gleiche Ausgangshaltung wie oben, der Kopf wird mit Unterstützung in weitere Seitneigung fallengelassen, wobei die Dehnbarkeit des Muskels und die Schmerzhaftigkeit am Muskelansatz beurteilt werden.

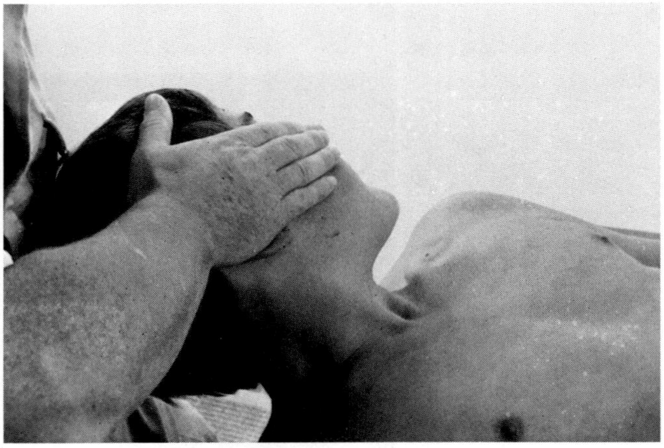

**Abb. 108**

| | |
|---|---|
| Segment, Wirbelsäulenabschnitt: | Zervikothorakaler Übergang |
| Bezeichnung: | Palpation des M. trapezius |
| Wertigkeit: | groß: CH, BRD, CSSR, DK |
| Beschreibung: | Wegen der subkutanen Lokalisation ist der M. trapezius – insbesondere sein Pars descendens – für die Palpation, auch für den Anfänger, gut erreichbar. Sämtliche Strukturen sind anatomisch genau lokalisiert. Zuerst wird der Muskelbauch, der Pars descendens, halbwegs zwischen Schulter und Nakken zwischen Daumen und Zeigefinger gefaßt und quer zum Faserverlauf ausgestrichen (Abb. 109). Im zweiten Schritt werden die Muskelansätze palpiert. Sowohl über den Processus spinosi wie an der Spina scapulae und Clavicula müssen die Tendinosen streng in Richtung der einstrahlenden Fasern palpiert werden (Abb. 110). |
| Bemerkungen: | Der M. trapezius ist für die Routinediagnostik der spondylogenen Reflexsyndrome besonders wichtig. Häufig reagieren die einzelnen Muskelbündel mit schmerzhaften pathologischen Veränderungen (Myotendinose) auf ursächliche funktionelle Störungen im Bereich der Brustwirbelsäule. |

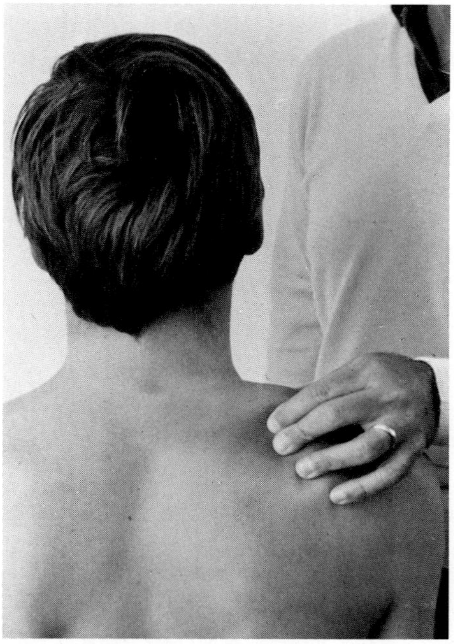

**Abb. 109**

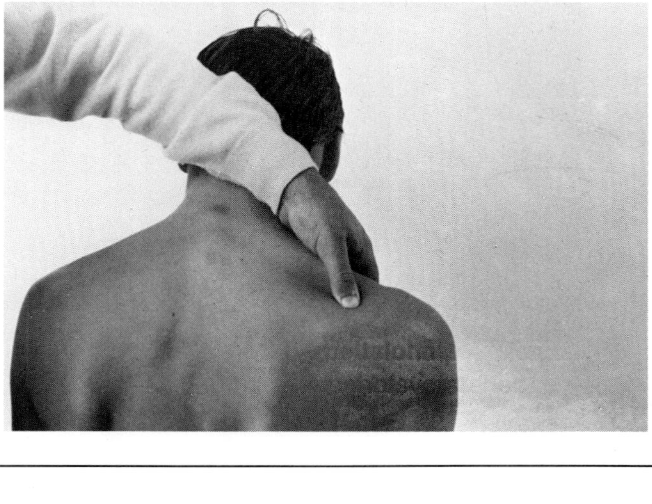

**Abb. 110**

Segment, Wirbelsäulenabschnitt: Zervikothorakaler Übergang
Bezeichnung: Längentestung des M. levator scapulae
Wertigkeit: groß: CSSR, CH, BRD
mittel: DK
Beschreibung: Der Patient liegt in Rückenlage, der Therapeut umfaßt mit einer Hand den Nacken und läßt den Kopf des Patienten auf seinem Vorderarm ruhen. Die Halswirbelsäule wird passiv flektiert, rotiert und zur Gegenseite geneigt. In dieser Position wird der Kopf fixiert.
Die Schulter, einschl. der Scapula, wird durch den Untersucher nach kaudal geschoben oder der Arm passiv eleviert, außenrotiert, die Hand unter den Kopf gelegt. Hierdurch wird eine Rotation der Scapula um eine sagitale Achse erreicht (Abb. 111).
Beurteilt wird die Elastizität bzw. die Länge des M. levator scapulae.
Zugleich palpiert der Untersucher mit dem Daumen in Verlaufsrichtung der einstrahlenden Sehnenfaser den Ansatzpunkt des M. levator scapulae am medialen oberen Rand der Scapula (Abb. 112). Dabei sucht er nach schmerzhaften Ansatztendinosen; bei Querpalpation der Muskelfasern, etwa auf Höhe von C 7, wird nach schmerzhaften Myosen gesucht.
Bemerkungen: Häufige Verkürzung des Muskels.

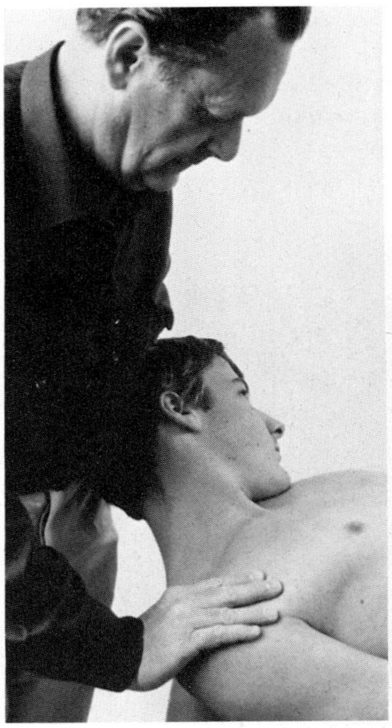

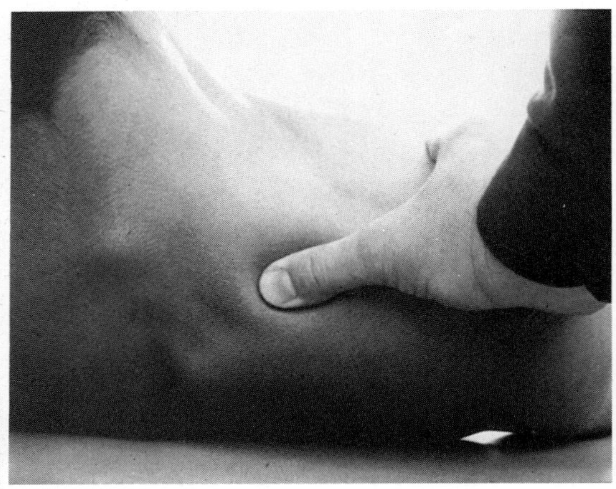

**Abb. 111** **Abb. 112**

Segment, Wirbelsäulenabschnitt: Zervikothorakaler Übergang
Bezeichnung: M. trapezius, pars descendens: Längentestung
Wertigkeit: mittel: CSSR, CH, DK
Beschreibung: Der Patient liegt in Rückenlage. Die Halswirbelsäule wird flektiert, der Kopf wird zur Gegenseite geneigt und zur homolateralen Seite leicht rotiert. Der Untersucher schiebt die Schulter nach kaudal (Abb. 113).
Beurteilt wird die Elastizität des M. trapezius, die Konturen des Muskels werden im Seitenvergleich untersucht.

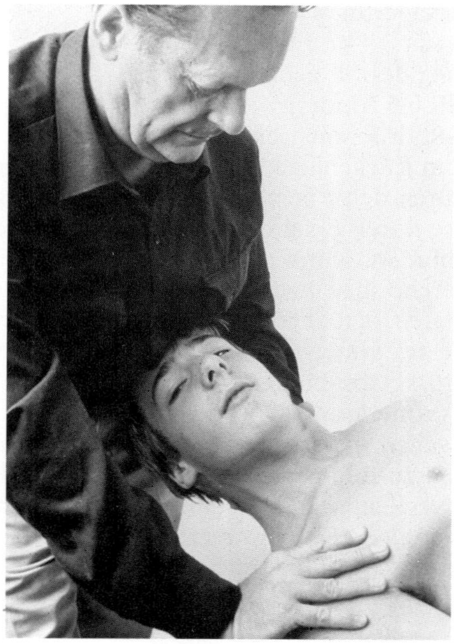

Abb. 113

| | |
|---|---|
| Segment, Wirbelsäulen-abschnitt: | Obere, mittlere Brustwirbelsäule |
| Bezeichnung: | Testung der Schulterblattfixatoren (Mm. rhomboidei, M. trapezius pars horizontalis und ascendens, M. serratus anterior) |
| Wertigkeit: | mittel: CSSR, CH |
| Beschreibung: | Der Patient liegt in der Bauchlage, mit den Händen unter dem Bauch, so daß die Scapulae etwas nach lateral und ventral wandern. Der Untersucher greift mit einer Gabel, gebildet aus Daumen, der Fingerkommissur I–II und dem radialen Rand des Zeigefingers, von medial unter den Angulus inferior scapulae. Die Hände des Untersuchers sind auf dem Rücken des Patienten gekreuzt und fixieren zugleich beide Scapulae (Abb. 114). Der Patient wird nun aufgefordert, die Scapula nach medial und kaudal zu ziehen. Verglichen wird die Muskelkraft der beiden Seiten. |
| Bemerkungen: | Häufig wird eine Abschwächung der Schulterblattfixatoren angetroffen. |

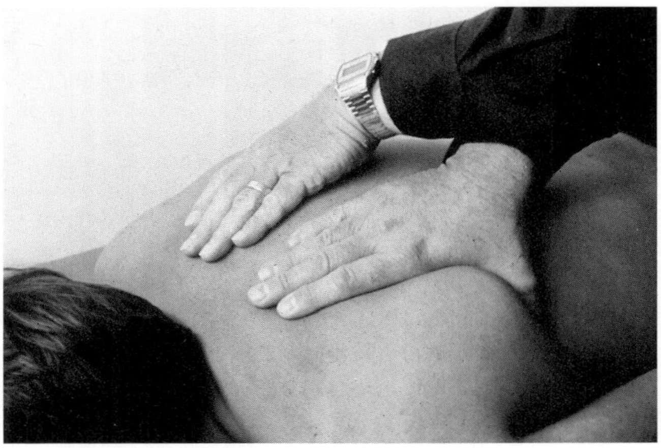

Abb. 114

| | |
|---|---|
| Segment, Wirbelsäulenabschnitt: | Obere Thoraxapertur |
| Bezeichnung: | Längentestung des M. pectoralis major |
| Wertigkeit: | groß: CSSR bei Kindern<br>mittel: CSSR für Erwachsene; DK, CH |
| Beschreibung: | Patient liegt in Rückenlage, der Arm wird in Abduktion, Außenrotation und Elevation durch den Therapeuten geführt. Eine Rotation des Oberkörpers zur Seite wird durch Fixation am Sternum durch den Vorderarm des Untersuchers verhindert. Mit der gleichen Hand palpiert der Untersucher quer zum Faserverlauf die einzelnen Abschnitte des M. pectoralis major, nämlich den klavikulären, den oberen sternalen und den unteren sternalen Abschnitt. Dabei sucht der Untersucher nach schmerzhaften Myotendinosen in den einzelnen Muskelabschnitten (Abb. 115).<br>Besondere Aufmerksamkeit ist dem mittleren sternalen Anteil zu widmen, in Höhe des zweiten Interkostalraumes, da in diesem Abschnitt am häufigsten Verkürzungen zu finden sind. Normalerweise soll der Arm schmerzlos die Horizontale erreichen. Zum Schluß der Untersuchung wird über dem abduzierten, elevierten und außenrotierten Arm eine leichte Dehnung des M. pectoralis major durchgeführt. |

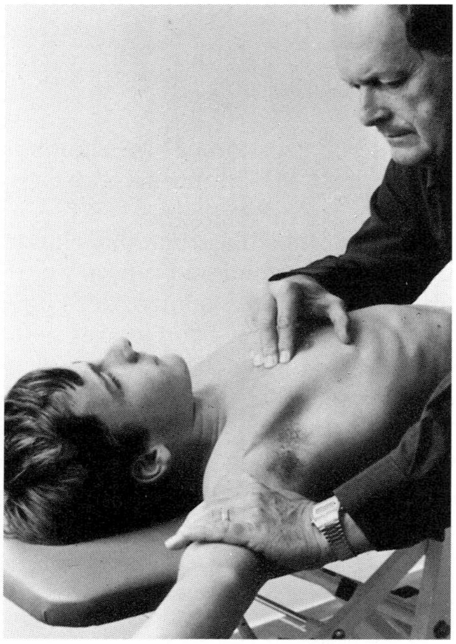

**Abb. 115**

| | |
|---|---|
| Segment, Wirbelsäulenabschnitt: | Testung der Schulterblattfixatoren, (besonders M. serratus anterior) |
| Bezeichnung: | |
| Wertigkeit: | groß: CSSR<br>mittel: CH |
| Beschreibung: | Der Patient liegt in Bauchlage, die Hände werden seitlich am Liegenrand aufgestützt. Dann hebt er sich in einen Liegestütz (Abb. 116), wobei auf gestreckte Körperhaltung zu achten ist (bei körperlich schwachen Patienten kann die Ausführung aus Knieabstützlage erfolgen).<br>Bei diesem Test wird die Stellung der beiden Scapulae verglichen, bei einer Abschwächung bildet sich auf der schwachen Seite am medialen Scapularand eine Stufe. Dieser Unterschied kommt deutlicher heraus, wenn der abgehobene Körper wieder zur Unterlage zurückgeführt wird. |

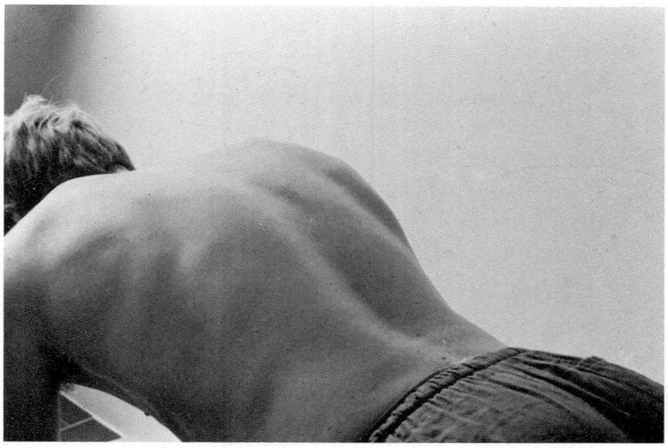

**Abb. 116**

## 4.3 Therapie

### 4.3.1 Allgemeine Behandlungsprinzipien

Auf Grund der Gruppendiskussion konnte eine Übereinstimmung in den Hauptprinzipien der manualmedizinischen Behandlungsmethoden erreicht werden, auch wenn im Hinblick auf die Frequenz der einzelnen Methoden bzw. in den Einzelheiten der Durchführung Unterschiede bestanden.
Gerade diese Unterschiede oder Schwerpunkte der einzelnen Schulen werden nachfolgend stichwortartig dargelegt.
Grundsätzlich war man sich einig, daß die Behandlungsmethoden in 2 wichtige Untergruppen eingeteilt werden können, nämlich die der mobilisierenden Techniken ohne Impuls und die der mobilisierenden Techniken mit Impuls.

#### *4.3.1.1 Mobilisierende Techniken ohne Impuls*

*1. Muskelinhibitionstechniken*

- Ein Gelenk wird um alle 3 Bewegungsachsen an die Grenze der Bewegungseinschränkung herangeführt.

- Es wird ein punktueller Widerstand (Barriere) gegeben.
- Der Patient wird aufgefordert, eine isometrische geringgradige Kontraktion gegen Widerstand des Therapeuten durchzuführen.
- Der vom Patient aufgewandte Kraftaufwand hängt ab von:
  - lokalisierter Hyperirritabilität eines Teiles des Muskels (minimale Kraft),
  - Hyperirritabilität des ganzen Muskels (mittlerer bis starker Kraftaufwand),
  - Hyperirritabilität des ganzen Muskels einschl. palpatorisch verifizierbaren Weichteilveränderungen (chronische Schmerzzustände) maximale isometrische Muskelkontraktion.

Nach der isometrischen Kontraktionsphase, welche 7–12 s angehalten wird, wird die Muskulatur, bzw. das betroffene, in seiner Funktion gestörte Gelenk, gedehnt oder in die Richtung des physiologischen Bewegungsausschlages mobilisiert.

*2. Gelenkmobilisierende Techniken*

Die gelenkmobilisierenden Techniken werden v.a. bei Patienten mit akuten Funktionsstörungen des Achsenorganes angewandt. Ein in seiner Funktion hypomobiles Gelenk bzw. Bewegungssegment wird rhythmisch wiederum gemäß der 3 Bewegungsachsen mobilisiert, wobei bei jeder Sequenz der Bewegungsausschlag der benachbarten Knochenteile in Richtung des physiologischen Bewegungsausschlages vergrößert wird. Diese weiche, mobilisierende Technik soll ohne Schmerzakzentuierung beim Patienten vorgenommen werden.

Neurophysiologisch stellt man sich vor, daß durch diese Maßnahmen die Mechanorezeptoren der Gelenkkapsel (v.a. die rasch adaptierenden) stimuliert werden und es dadurch zu einer präsynaptischen Hemmung der nozizeptiven Reize im Bereich der Hinterhörner kommen kann. Neben dieser präsynaptischen Hemmung der nozizeptiven Afferenzen ist es vorstellbar, daß die paravertebrale Muskulatur reflektorisch beeinflußt werden kann.

### *4.3.1.2 Mobilisierende Techniken mit Impuls*

- Das in seiner Funktion gestörte Gelenk wird wiederum in 3 Ebenen an die Grenze der Bewegungseinschränkung herangeführt.
- Der Therapeut fixiert die distal und proximal liegenden Bewegungssegmente (Verriegelung).
- Der Patient wird zur vollkommenen Entspannung aufgefordert und am Ende der Exspirationsphase wird durch den Therapeuten ein Impuls in die schmerzfreie Richtung durchgeführt. Der Impuls soll eine hohe Geschwindigkeit und geringe Amplitude (Kraft) aufweisen (high velocity low amplitude thrust).
- 4 Faktoren beim Durchführen der mobilisierenden Technik mit Impuls sind von entscheidender Bedeutung: korrekte Gelenkeinstellung, Verriegelung der proximal und distal liegenden Segmente, Entspannung des Patienten, Manipulation in die schmerzfreie Richtung der Bewegungseinschränkung.

#### *4.3.1.3 Aufstellung der therapeutischen Richtlinien und ihrer Sequenz gemäß einzelner Schulen*

*USA, CSSR, CH und BRD:*
- Normalisierung der Gelenkfunktion mittels mobilisierender Techniken ohne Impuls bei Patienten mit chronischen Störungen, mit mobilisierenden Techniken mit Impuls bei Patienten mit akuten Störungen
- Dehnung verkürzter Muskelgruppen
- Kräftigung abgeschwächter Muskelgruppen
- Korrektur der Bewegungsstereotypen (Koordination, Aktivitäten des täglichen Lebens), Heimtraining

*DK:*
- Passive Weichteilbehandlung im schmerzhaften Bereich (rhythmische Muskelmassage, Infiltration der Muskelansätze, Bänder)
- Traktionsbehandlung des betroffenen Wirbelsäulenabschnittes, spezifisch: d.h. möglichst achsengerecht
- Gelenkmobilisation ohne Impuls
- Gelenkmobilisation (Manipulation) mit Impuls
- Behandlung der muskulären Dysbalance (Dehnung verkürzter und Kräftigung abgeschwächter Muskeln)
- Übungen und Schulungen der Bewegungen und Stereotypen im täglichen Leben (Rückenschule)

*GB:*
- Entspannung des Patienten, einschließlich der psychischen Entspannung
- Mobilisierende Techniken mit Impuls (Manipulation)
- Muskeldehnungstechniken (meist unspezifisch)
- Praktische Einweisung des Patienten zur Verbesserung der Haltung sowie Bewegungsstereotypien (initial mit Physiotherapie, später als Heimtraining instruiert)
- Rückenschule (zusammen mit Physiotherapeut in einer Gruppe)

### 4.3.2 Mobilisierende Techniken ohne Impuls

| | |
|---|---|
| Therapieart: | Mobilisation ohne Impuls |
| Ziel: | Unspezifische Bewegungsverbesserung in den Segmenten C3/C4 bis Th4/Th5 |
| Bezeichnung: | Traktion |
| Wertigkeit: | groß: DK<br>mittel: CH, GB<br>kleine: BRD |
| Beschreibung: | Sitzender Patient. Der Thenar beider Hände wird unter den Processus mastoideus plaziert und die Traktion in leichter Flexion der Halswirbelsäule rhythmisch durchgeführt. Die Ellbogen werden frei gehalten und belasten nicht die Schultern des Patienten (Abb. 117). Variante im Liegen (Abb. 118). |

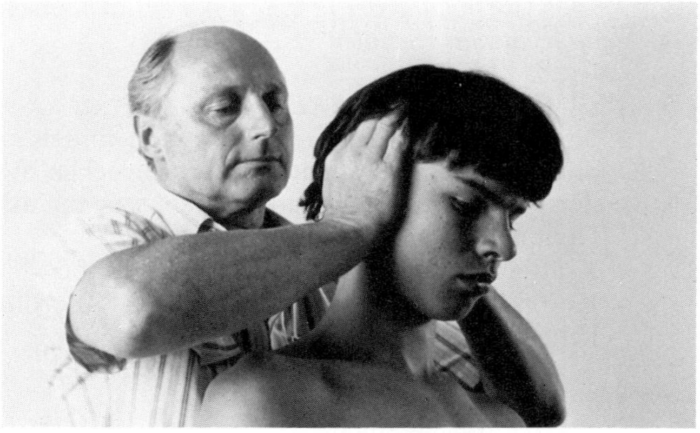

Abb. 117

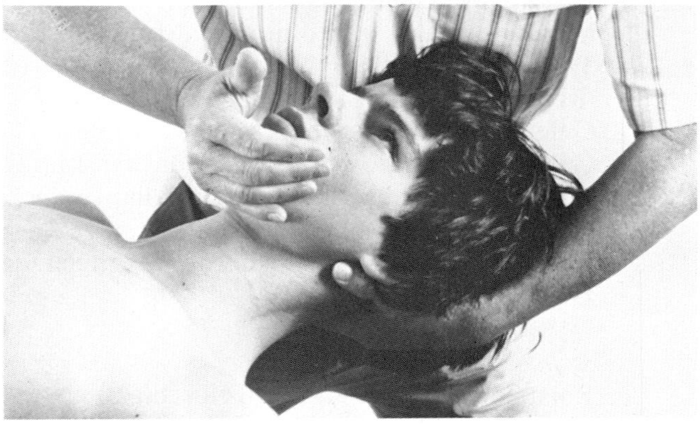

Abb. 118

| | |
|---|---|
| Therapieart: | Mobilisation ohne/mit Impuls |
| Ziel: | Verbesserung der Lateralflexion sowie Flexion der oberen Brustwirbelsäule |
| Bezeichnung: | Rotations-Lateralflexion-Mobilisation-Manipulation |
| Wertigkeit: | groß: USA, DK; mittel: CSSR |
| Beschreibung: | Patient liegt in Seitenlage, z. B. links. Der linke Daumen des Therapeuten liegt auf dem Dornfortsatz, z. B. Th 2. Der Kopf des Patienten ruht auf der Hand und dem Unterarm des Therapeuten (Abb. 119). Aus dieser Stellung sind sowohl Mobilisationsbehandlungen, auch unter Anwendung der postisometrischen Relaxationsphase, als auch Manipulation durchführbar. Der Impuls wird in diesem Falle mit der rechten Hand gegeben. |

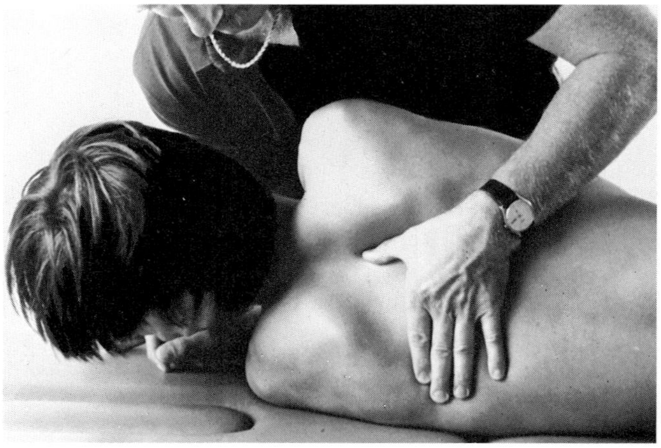

Abb. 119

| | |
|---|---|
| Therapieart: | Mobilisation ohne/mit Impuls |
| Ziel: | Verbesserung der Rotation, Flexion und Lateralflexion der unteren Halswirbelsäule |
| Bezeichnung: | Rotations-Lateralflexions-Manipulation |
| Wertigkeit: | groß: CH, GB, CSSR<br>mittel: BRD, DK |
| Beschreibung: | Der Patient sitzt, der Therapeut steht z. B. auf der rechten Körperseite. Mittels Gabelgriff wird der Wirbel, z. B. C 5, am Dornfortsatz und Wirbelbogen fixiert. Die ulnare Kante des Kleinfingers der (rechten) Hand des Behandlers liegt auf dem Wirbelbogen (C 4) (Abb. 120).<br>Der manipulierende Impuls wird in Richtung Flexion, (rechts) Rotation und (rechts) Lateralflexion gegeben. |
| Bemerkungen: | Diese Technik ist auch in Rückenlage anwendbar (Abb. 121). Eine Mobilisation ohne Impuls ist ohne weiteres möglich, ebenfalls die Ausnützung der postisometrischen Relaxation. |

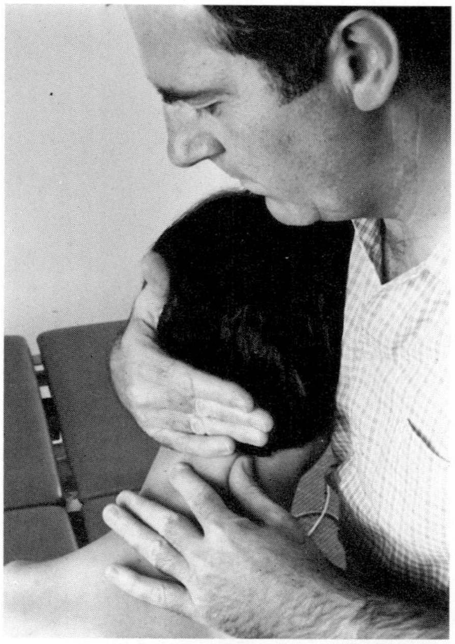

**Abb. 120**

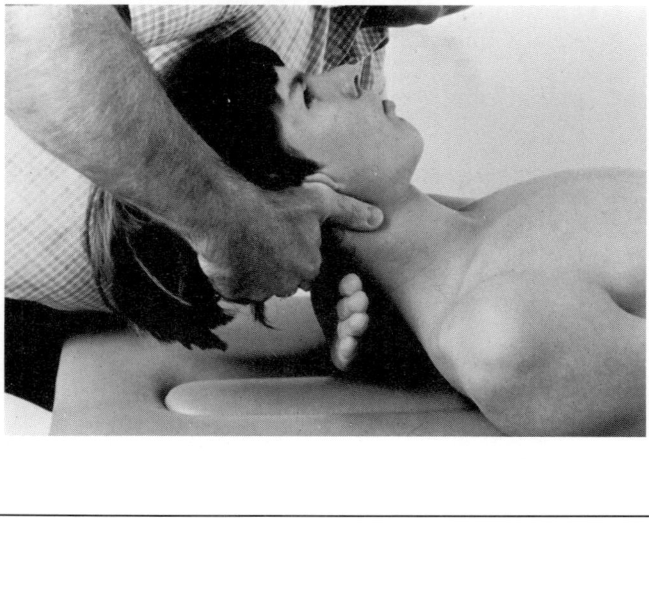

**Abb. 121**

### 4.3.3 Mobilisierende Techniken mit Impuls

| | |
|---|---|
| Therapieart: | Mobilisation mit Impuls |
| Ziel: | Allgemeine Verbesserung der Beweglichkeit der unteren Halswirbelsäule |
| Bezeichnung: | Traktionsmanipulation |
| Wertigkeit: | groß: CH<br>kleine: BRD |
| Beschreibung: | Patient in Rückenlage. Die Halswirbelsäule ist gering extendiert und etwas gegen den Therapeuten lateralflektiert. Das Grundglied des zur Manipulation benutzten Zeigefingers liegt dorsal lateral auf z. B. C 4. Impuls kranialwärts (Abb. 122). |

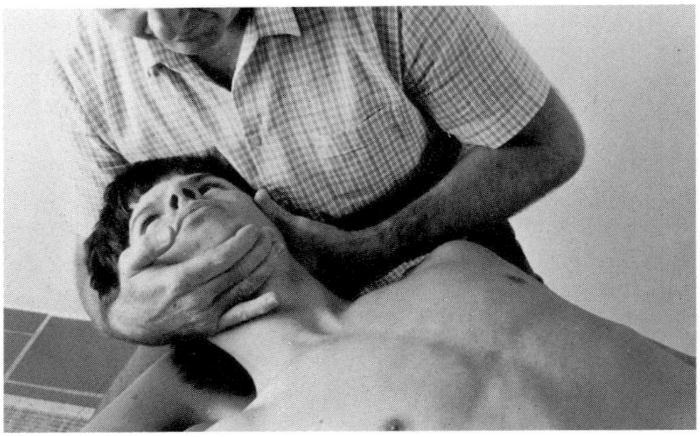

**Abb. 122**

| | |
|---|---|
| Therapieart: | Mobilisation mit Impuls |
| Ziel: | Verbesserung der Flexion des zervikothorakalen Überganges |
| Bezeichnung: | Flexionsmanipulation |
| Wertigkeit: | groß: DK<br>mittel: GB<br>kleine: BRD |
| Beschreibung: | Patient sitzend. Die Hände werden im Nacken gefaltet. Der Arzt umgreift die Oberarme und faltet ebenfalls seine Hände im Nacken und legt seinen Finger auf die proximalen Dornfortsätze der zu manipulierenden Segmente (Abb. 123).<br>Die Manipulation wird durch eine stoßartige Traktion und gleichzeitigen Flexionsimpuls mit den Händen durchgeführt. |
| Bemerkung: | Relativ ungezielte und nicht ungefährliche Technik. |

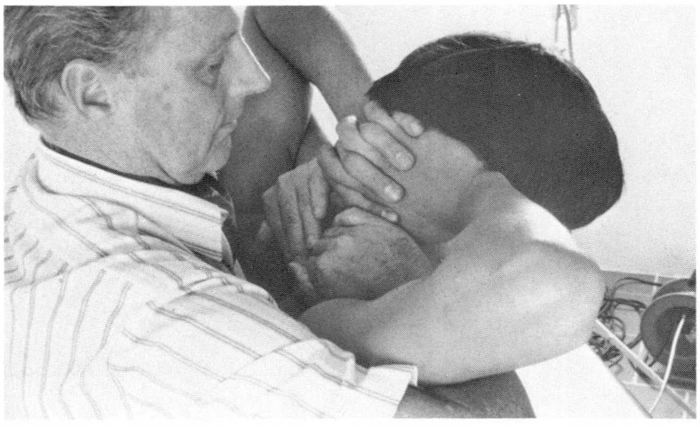

**Abb. 123**

Therapieart: Mobilisation mit Impuls

Ziel: Verbesserung der Rotation, Lateralflexion und Extension der oberen Brustwirbelsäule

Bezeichnung: Extension – Lateralflexions-Manipulation

Wertigkeit: groß: DK, USA, CSSR, GB, BRD

Beschreibung: Patient in Rückenlage. Die Arme sind vor der Brust gekreuzt, der z. B. linke Arm liegt ventral. Der Therapeut rollt den Oberkörper zu sich hin, indem er mit seiner linken Hand die linke Schulter des Patienten anhebt (Abb. 124). Er legt seinen rechten Thenar über den linken Querfortsatz, z. B. Th 1 und C 7, und rollt den Patienten zurück in die Rückenlage. Leichte Flexion der zu manipulierenden Segmente (Abb. 125). Der Therapeut stützt sich mit seinem Körper auf den Ellbogen des Patienten und gibt Spannung in die erreichte Flexion. Er läßt dann den Oberkörper des Patienten langsam zurücksinken, führt eine linke Lateralflexion und Extension kranial thorakal links durch.

Ein leichter Impuls wird in Richtung Th 1 und Th 2 durch Druck des Körpers des Therapeuten auf die Ellbogen des Patienten ausgeübt.

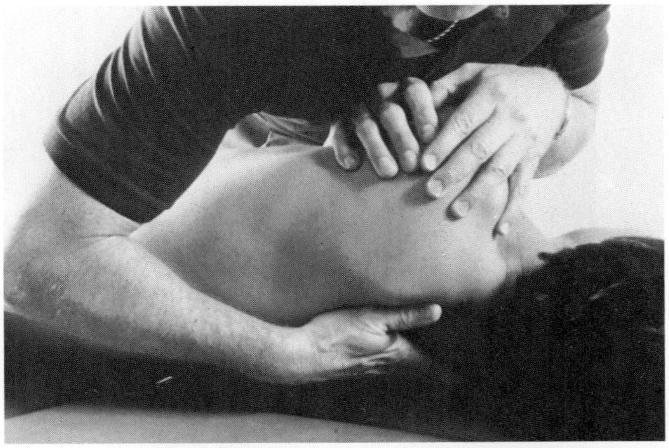

Abb. 124

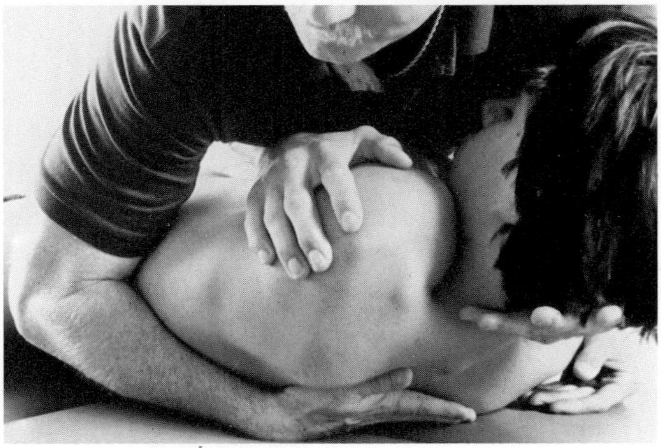

Abb. 125

| | |
|---|---|
| Therapieart: | Mobilisation mit Impuls |
| Ziel: | Verbesserung der Lateralflexion, der Rotation und Extension Th 1/Th 2 |
| Bezeichnung: | Extension-Rotation – Lateralflexions-Manipulation |
| Wertigkeit: | groß: CH, CSSR, USA |
| Beschreibung: | Patient in Bauchlage. Der Therapeut steht z. B. links vom Patienten. Kontaktnahme mit der (rechten) ulnaren Handkante oberhalb des Gelenkfortsatzes, z. B. Th 2. |

Die Halswirbelsäule wird (nach links) rotiert und (nach rechts) lateralflektiert sowie im thorakozervikalen Übergang flektiert gelagert. Fixation mit der linken Therapeutenhand temporookzipital (Abb. 126). Variante CH: Abb. 127; USA: Abb. 128.

Rotationsimpuls auf (Th 2), gleichzeitig Distraktion der gesamten Halswirbelsäule mit der (linken) Hand.

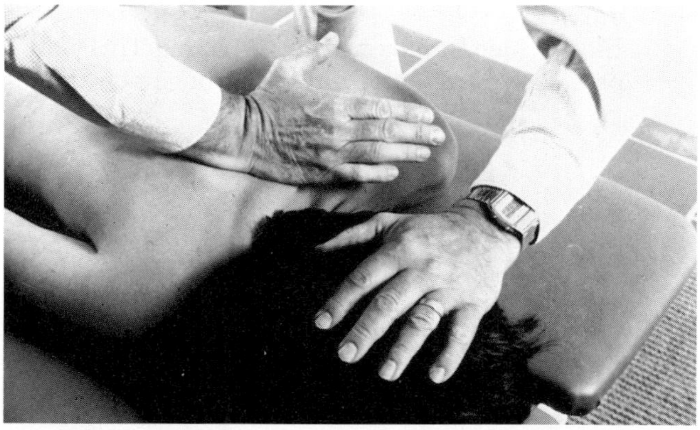
**Abb. 126**

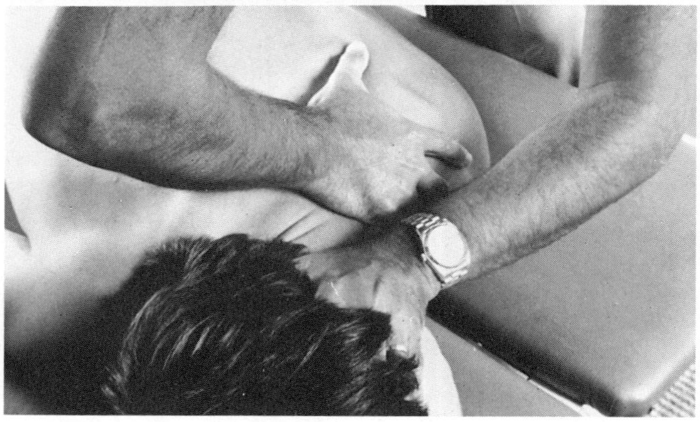
**Abb. 127**

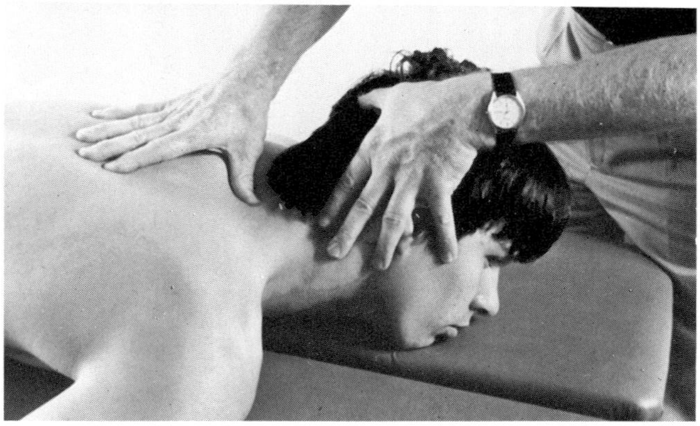
**Abb. 128**

Therapieart: Mobilisation mit Impuls
Ziel: Verbesserung der Rotation der unteren Halswirbelsäule
Bezeichnung: Rotationsmanipulation
Wertigkeit: groß: DK, GB
Beschreibung: Der Patient in Rückenlage. Abstützung des Kopfes, z. B. auf dem rechten Unterarm des Therapeuten, dessen Hand umfaßt das Kinn.
Kontaktaufnahme mit dem MCP-2-Gelenk der rechten Hand auf dem Gelenkfortsatz, z. B. C 4 (Abb. 129).
Impuls mit der linken Hand in Richtung nach rechts.

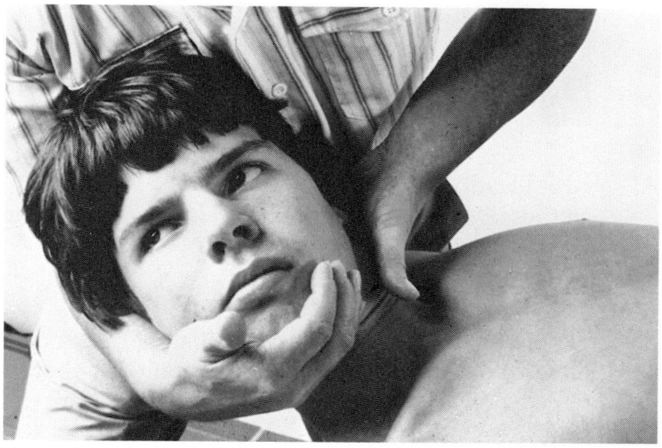

**Abb. 129**

Therapieart: Mobilisation mit Impuls
Ziel: Verbesserung der Rotation der Halswirbelsäule
Bezeichnung: Rotationsmanipulation
Wertigkeit: groß: CH, BRD
mittel: DK, CSSR, GB
Beschreibung: Patient sitzt aufrecht. Der Therapeut in Körperkontakt zum Patienten. Der z. B. linke Mittelfinger nimmt Kontakt mit dem Dornfortsatz, z. B. C 4, auf und die rechte Hand führt die Lateralflexion bis zum Bewegungsstop durch (Abb. 130). Gleichzeitig leichte Rotation in Richtung nach links.
Impuls in Richtung links, Rotation mit dem Mittelfinger auf dem Gelenk (C 4) (Abb. 131).

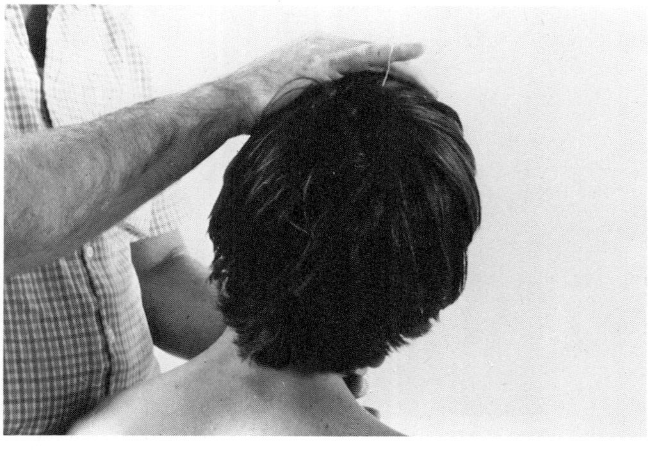

**Abb. 130**

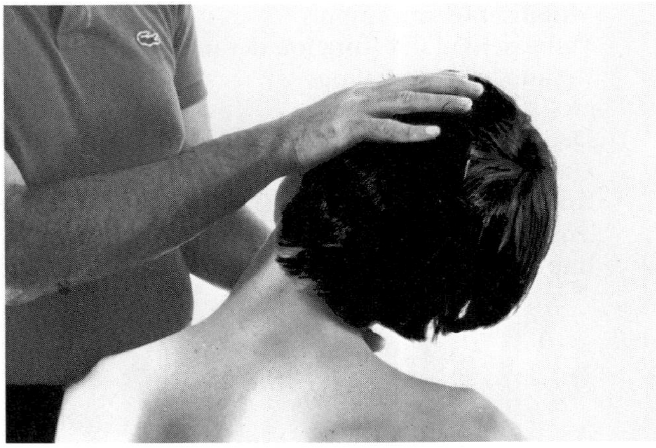

**Abb. 131**

Therapieart: Mobilisation mit Impuls
Ziel: Verbesserung der Rotation der Halswirbelsäule und oberen Brustwirbelsäule
Bezeichnung: Rotationsmanipulation
Wertigkeit: groß: DK, CH
Beschreibung: Sitzender Patient. Der Therapeut steht z. B. rechts schräg hinter dem Patienten und der rechte Arm des Patienten wird über den Oberschenkel gelegt. Fixation des Kopfes in der Temporalgegend mit dem rechten Unterarm. Fixation – z. B. des Gelenk- und Dornfortsatzes C 4 mit der rechten ulnaren Handkante. Gegenfixation (countre force) des distalen Dornfortsatzes C 5 mit dem (linken) Daumen (Abb. 132 u. 133).
Der Impuls erfolgt mit dem linken Daumen, und gleichzeitig wird eine Rotation, leichte Lateralflexion und Traktion des Kopfes mit dem rechten Unterarm und der Hand durchgeführt.

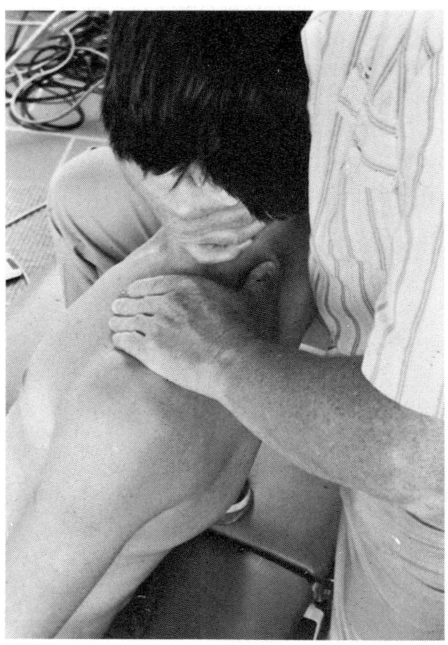

**Abb. 132**

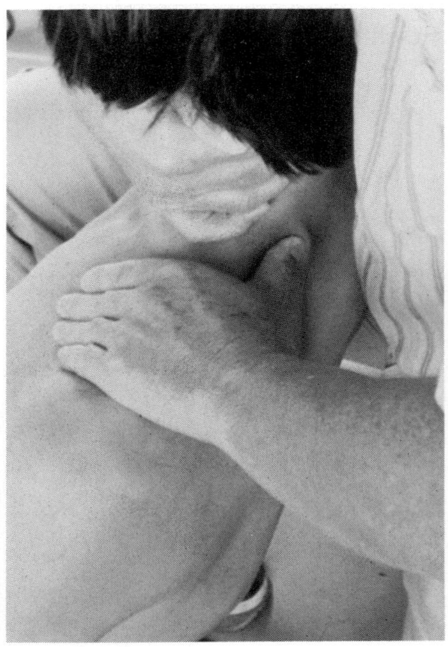

**Abb. 133**

| | |
|---|---|
| Therapieart: | Mobilisation mit Impuls |
| Ziel: | Verbesserung der Rotation der mittleren und unteren Halswirbelsäule |
| Bezeichnung: | Rotationsmanipulation |
| Wertigkeit: | groß: CH, DK<br>mittel: CSSR<br>keine: BRD |
| Beschreibung: | Patient in Rückenlage. Beispiel: Die linke Hand des Therapeuten nimmt tiefen Kontakt mit dem MCP-2-Gelenk am dorsalen Anteil des Gelenkfortsatzes (C 4). Mit der (rechten) Hand Griffassung am Kinn, leichte Traktion (Abb. 134).<br>Der Impuls erfolgt mit der (linken) Therapeutenhand in Richtung (rechts) Rotation (Abb. 135). |
| Bemerkungen: | Diese Manipulation wirkt vorwiegend auf das gleichseitige Gelenk ein. |

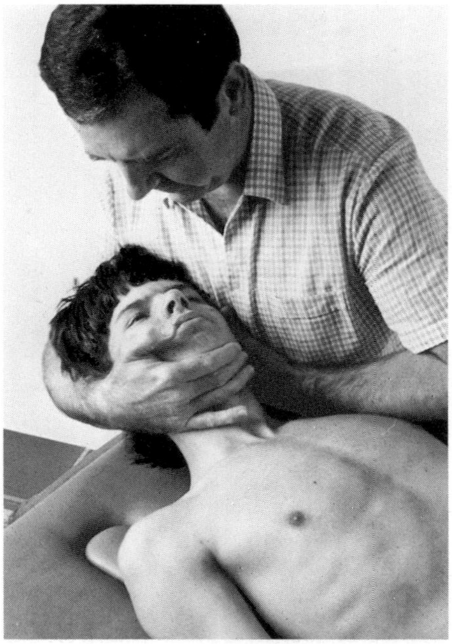

**Abb. 134**

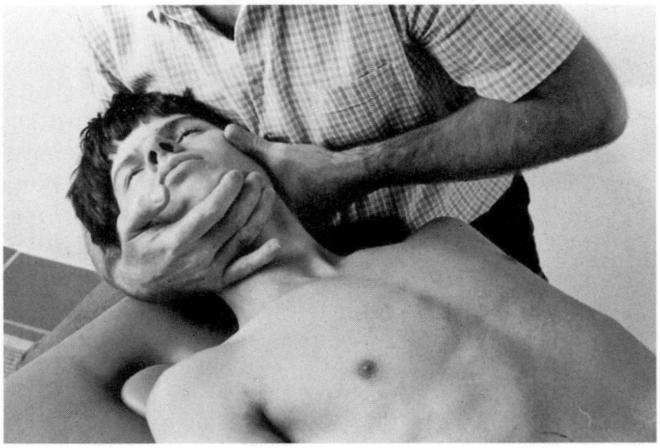

**Abb. 135**

Therapieart: Mobilisation mit Atmung
Ziel: Verbesserung der Beweglichkeit der Rippen in Inspiration
Bezeichnung: Rippenmobilisation
Wertigkeit: groß: USA, BRD
Beschreibung: Patient in Rückenlage. Der Therapeut steht seitlich am Kopfende. Der Daumen des Behandlers liegt kranial auf der blockierten Rippe ventral. Die andere Hand des Therapeuten bringt die Brustwirbelsäule bis zur Höhe der blockierten Rippe in Flexion und leichte Lateralflexion zu der gleichen Seite. Der Patient wird aufgefordert auszuatmen (Abb. 136). Der Finger des Behandlers mit der Rippe folgt der Ausatmung, hält die Rippe in erreichter Stellung. Dann muß der Patient leicht einatmen und wiederum tief ausatmen. Die Hand des Behandlers folgt dieser Bewegung. Dies wird 3- bis 4mal wiederholt. Dann wird die Wirbelsäule des Patienten in Neutralstellung zurückgeführt, während der Daumen die Rippe in Exspirationsstellung hält. Dadurch werden die Weichteile überdies gedehnt.

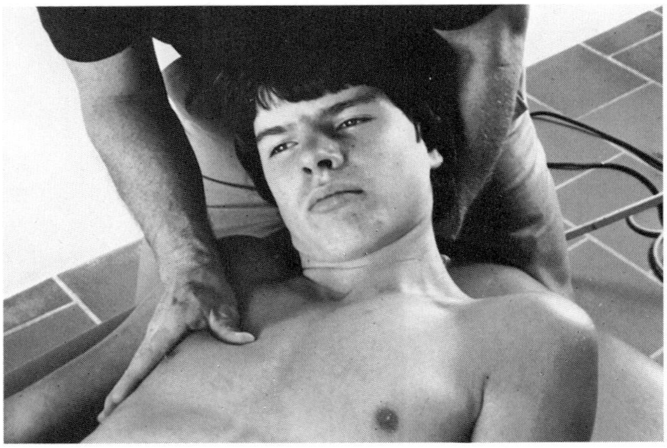

**Abb. 136**

Therapieart: Mobilisation mit Atmung
Ziel: Verbesserung der Beweglichkeit der Rippe bei Blockierung in Exspirationsstellung
Bezeichnung: Rippenmobilisation
Wertigkeit: groß: USA, BRD
Beschreibung: Der Patient liegt in Rückenlage. Der Therapeut steht seitwärts zum Patienten. Der Arm des Patienten ist auf der betroffenen Seite im Schultergelenk maximal eleviert und innenrotiert. Der Unterarm kommt so auf die Stirn zu liegen. Der Mittelfinger der einen Hand des Behandlers faßt die Rippe lateral am Angulus costae und zieht sie bei der folgenden Behandlung in Verlaufsrichtung der Rippe nach lateral/kaudal. Die andere Hand des Therapeuten gibt Widerstand am Ellbogen des elevierten Armes (Abb. 137). Der Patient wird aufgefordert, gegen die Abstützung am Ellbogen anzuspannen und einzuatmen, wodurch über eine Kontraktion des M. pectoralis major und minor eine Anhebung der Rippen erreicht wird.

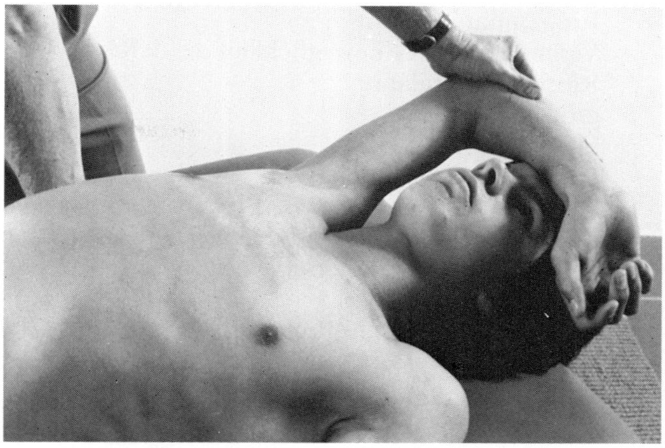

**Abb. 137**

| | |
|---|---|
| Therapieart: | Mobilisation mit Impuls |
| Ziel: | Verbesserung der Beweglichkeit der 1. Rippe |
| Bezeichnung: | Rippenmanipulation |
| Wertigkeit: | mittel: BRD |
| Beschreibung: | Patient in Bauchlage. Der Kopf ruht auf der Kinnspitze, Halswirbelsäule z. B. nach links rotiert. Fixation des Kopfes mit der (rechten) Therapeutenhand. Kontaktaufnahme mit dem Os pisiforme am Angulus costae der (1.) Rippe (Abb. 138). Der Impuls erfolgt über das Os pisiforme der (linken) Hand in Richtung auf das linke Akromioklavikulargelenk. |

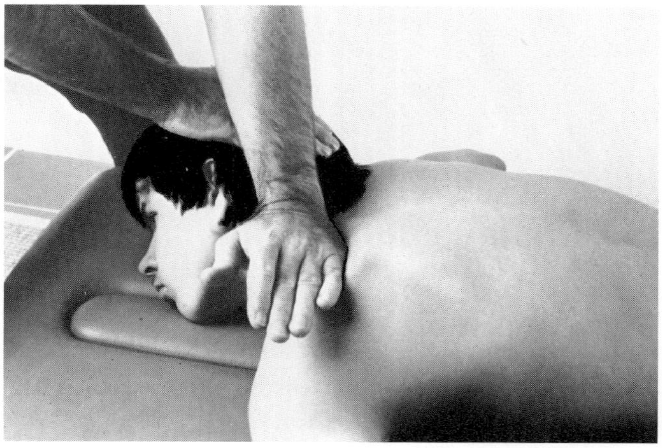

**Abb. 138**

Therapieart: Rippenmanipulation
Ziel: Verbesserung der Beweglichkeit der 1. Rippe
Bezeichnung: Rippenmanipulation
Wertigkeit: groß: CH
kleine: BRD

Beschreibung: Patient sitzt. Das linke Bein des Therapeuten wird flektiert und der (linke) Arm des Patienten über den Oberschenkel gelegt. Lateralflexion der Halswirbelsäule nach rechts und gleichzeitige Rotation (rechts). Der (rechte) Zeigefinger des Behandlers liegt auf der 1. Rippe (Abb. 139). (Variante BRD: Abb. 140).
Der Impuls erfolgt in Richtung (linke) Hüfte des Patienten.

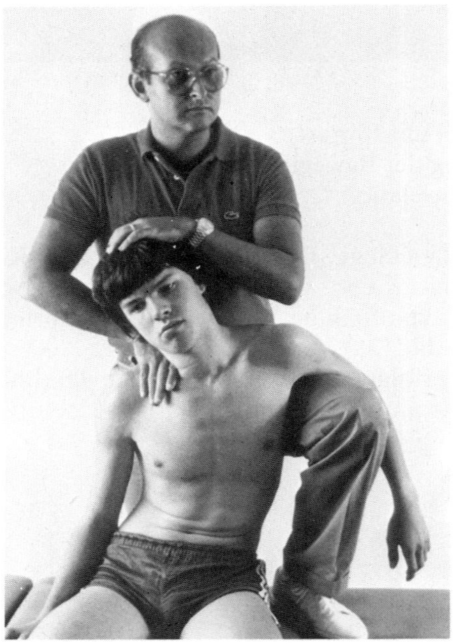

**Abb. 139**

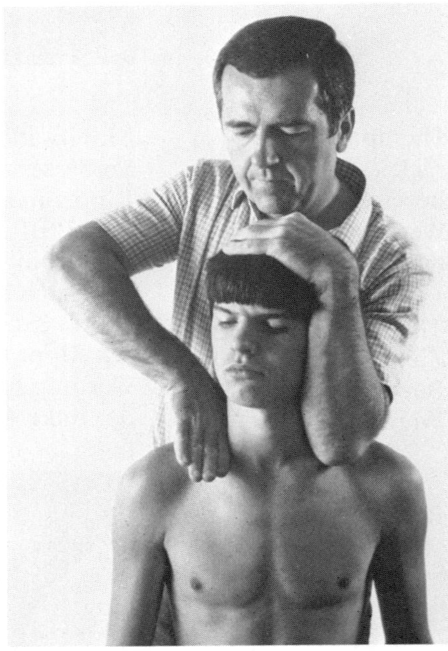

**Abb. 140**

### 4.3.4 Muskuläre Rehabilitation

Therapieart: Muskeldehnung unter Ausnützung der postisometrischen Relaxation
Ziel: Verbesserung der Rotation C 4–5
Bezeichnung: Muskeldehnung
Wertigkeit: groß: BRD, USA, CH, GB, CSSR
Beschreibung: Der Patient sitzt. Der Behandler steht z. B. auf der (rechten) Seite des Patienten. Kontaktaufnahme mit dem Mittelfinger der rechten Hand auf dem Gelenkfortsatz C 5. Isometrischer Widerstand an der Stirnmitte mit der linken Hand. Einstellung der Wirbelsäule in maximaler (links) Rotation und (links) Lateralflexion (Abb. 141).
Isometrische Anspannung gegen den Widerstand an der Stirn im Sinne der (rechts) Rotation und (rechts) Lateralflexion.

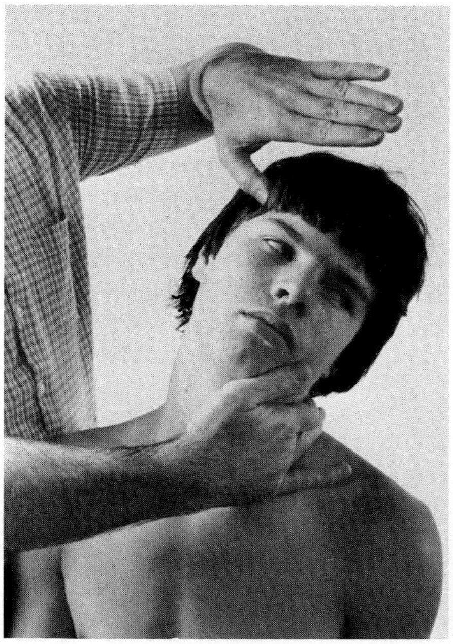

Abb. 141

Therapieart: Muskeldehnung unter Ausnützung der postisometrischen Relaxationsphase
Ziel: Verlängerung des M. levator scapulae rechts
Bezeichnung: Muskeldehnung
Wertigkeit: groß: CH, BRD, CSSR
mittel: DK
kleine: USA

Beschreibung: Der Patient liegt in Rückenlage. Die Halswirbelsäule ist flektiert, z. B. nach links rotiert und leicht nach links lateralflektiert. Der (rechte) Arm des Patienten ist im Schultergelenk maximal eleviert und außenrotiert. Die Hand des Patienten liegt unter dem Kopf. Der (rechte) Ellbogen des Patienten wird am Körper des Behandlers abgestützt. Der Patient führt eine isometrische Bewegung mit dem (rechten) Arm in Richtung Körper des Therapeuten durch (Abb. 142).

In der Relaxationsphase schiebt der Behandler den Oberarm des Patienten nach kaudal. Über das verriegelte Humeroseapulargelenk wird die Scapula mit nach kaudal verlagert.

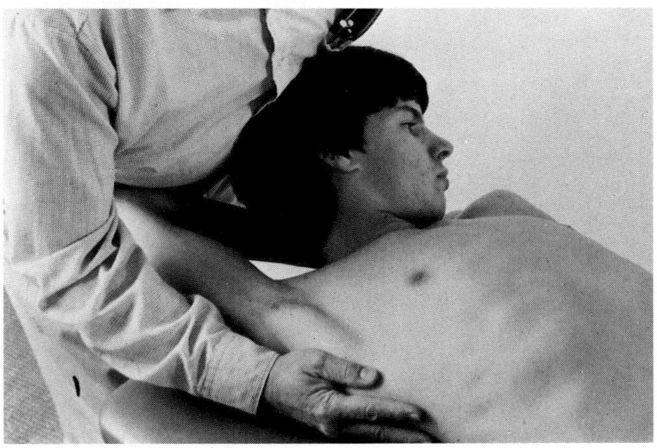

Abb. 142

| | |
|---|---|
| Therapieart: | Muskeldehnung unter Ausnützung der postisometrischen Relaxationsphase |
| Ziel: | Entspannung und Dehnung der Mm. scaleni |
| Bezeichnung: | Muskeldehnung |
| Wertigkeit: | groß: CSSR<br>mittel: DK |
| Beschreibung: | Liegender Patient, die Halswirbelsäule z. B. nach rechts rotiert und lateral flektiert sowie etwas extendiert. Der zervikothorakale Übergang wird mit der (linken) Hand des Therapeuten fixiert. Isometrische (links) Rotation und (links) Lateralflexion. Steuerung dieser Bewegung durch Blick nach links (Abb. 143). In der postisometrischen Relaxationsphase Blick geradeaus, Dehnung (Abb. 144). |

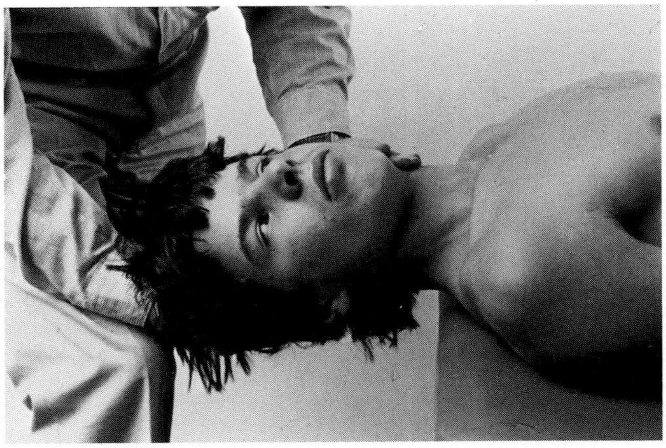

**Abb. 143**

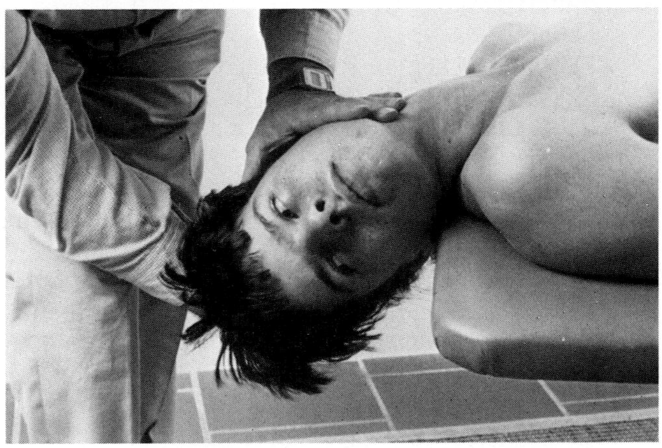

**Abb. 144**

| | |
|---|---|
| Therapieart: | Muskeldehnung unter Ausnützung der postisometrischen Relaxationsphase |
| Ziel: | Verlängerung des M. trapezius, pars descendens |
| Bezeichnung: | Muskeldehnung |
| Wertigkeit: | mittel: CSSR, CH, DK; kleine: USA, BRD |
| Beschreibung: | Liegender Patient, die Halswirbelsäule ist flektiert und z.B. etwas nach rechts rotiert und nach links lateralflexiert. Gute Abschützung des Kopfes mit der (linken) Hand des Therapeuten und dessen Körper. Die (rechte) Hand des Therapeuten gibt Widerstand auf der (rechten) Schulter (Abb. 145). Isometrische Anspannung der Schulter gegen den Widerstand des Behandlers mit der (rechten) Hand. In der Relaxationsphase schiebt der Behandler die Schulter des Patienten nach kaudal. |

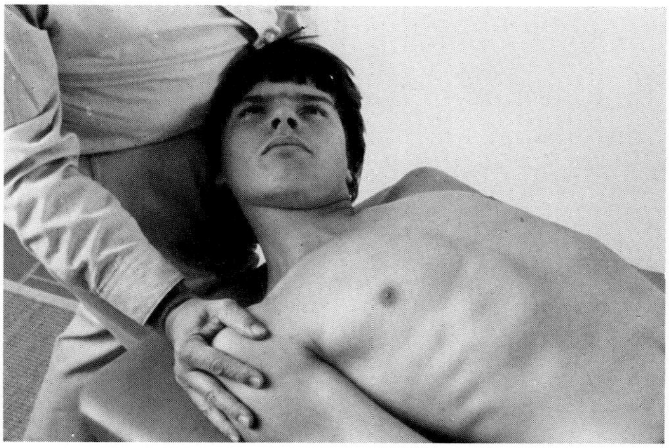

**Abb. 145**

| | |
|---|---|
| Therapieart: | Muskeldehnung unter Ausnützung der postisometrischen Relaxation |
| Ziel: | Dehnung des M. sternocleidomastoideus |
| Bezeichnung: | Muskeldehnung |
| Wertigkeit: | mittel: CSSR; kleine: USA, BRD, CH, DK |
| Beschreibung: | Der Patient liegt, die Halswirbelsäule ist ca. 45° z.B. nach links rotiert und nach links lateralflektiert. Abstützung des Kopfes mit der (linken) Hand. Widerstand mit der (rechten) Hand auf der (rechten) Seite des Schädels (Abb. 146).<br>Isometrische Anspannung des Sternocleidomastoideus während 10 s. In der postisometrischen Relaxationsphase wird die Dehnung durchgeführt. |

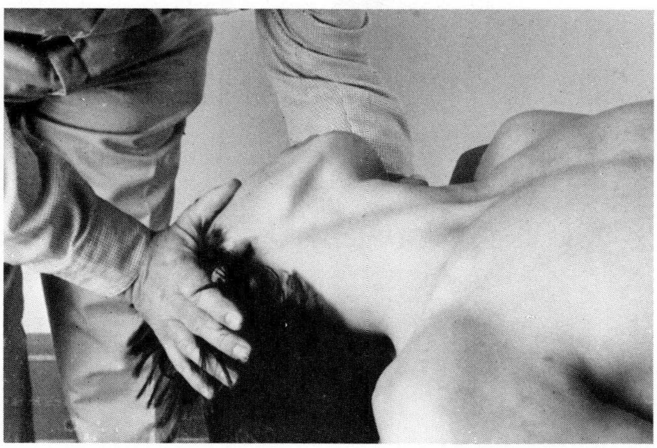

**Abb. 146**

Therapieart: Isometrische Muskelkräftigung
Ziel: Kräftigung der tiefen Halswirbelsäulenbeuger
Bezeichnung: Isometrische Muskelkräftigung
Wertigkeit: groß: CSSR, BRD, CH
Beschreibung: Der Therapeut gibt Widerstand am Kinn, der Patient spannt isometrisch in Richtung Flexion und Inklination (Abb. 147).

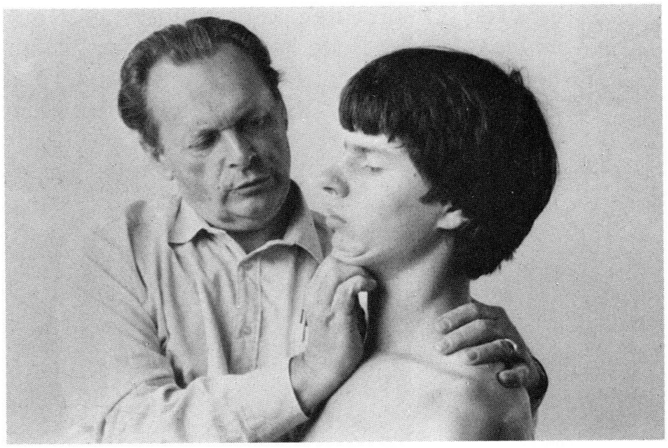

**Abb. 147**

Therapieart: Isometrische Muskelkräftigung
Ziel: Kräftigung der unteren Schulterblattfixatoren
Bezeichnung: Isometrische Muskelkräftigung
Wertigkeit: groß: CSSR, CH
Beschreibung: Der Patient sitzt auf einem Stuhl mit mittelhoher Lehne. Er schiebt seine Schulterblätter über den Oberrand der Lehne und wird nun aufgefordert, die Schulterblätter nach kaudal-medial zu ziehen, wobei die Stuhllehne einen unnachgiebigen Widerstand gibt (Abb. 148).

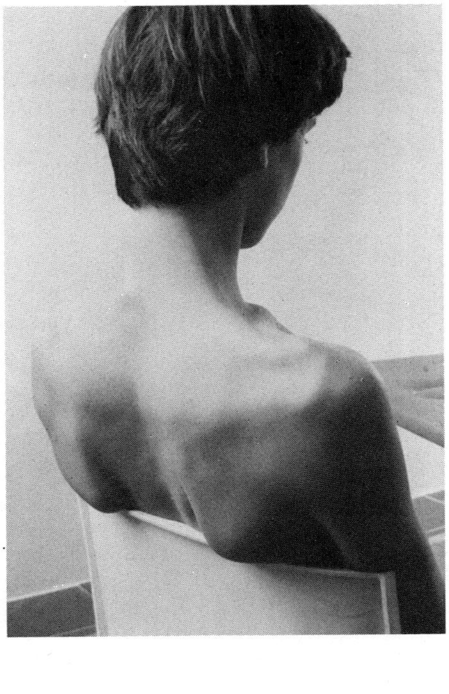

**Abb. 148**

## 4.4 Zusammenfassung

Die Gruppe war während der ganzen Zeit bemüht, spezifische Charakteristika des zervikothorakalen Übergangs zu erarbeiten:
- Beeinflussung der Funktion des zervikothorakalen Übergangs durch muskuläre Einflüsse. Dies resultiert aus der funktionellen Beziehung des zervikothorakalen Übergangs zum Kopf und zum Schultergürtel, aber auch zum Becken. Hier muß ganz besonders auch an die Funktion des M. longissimus cervicis und capitis, sowie M. iliocostalis und M. semispinalis capitis gedacht werden.
- Beeinflussung des zervikothorakalen Übergangs durch die Thoraxfunktion, die Atmung sowie die Funktion der oberen Extremitäten.
- Besonderheiten der Einwirkung des vegetativen Nervensystems auf diese Region.
- Beeinflussung der Funktion des zervikothorakalen Übergangs durch psychogene Faktoren sowie große Belastung dieser Region durch Aktivitäten des täglichen Lebens.
- Beeinflussung der Region durch Fehlhaltung des vorwiegend sitzenden Menschen.

Die schwierige Differentialdiagnose in pathogenetischer Hinsicht des zervikothorakalen Übergangs erfordert in besonderem Maße gründliches Vorgehen:
- Das Einzelsymptom läßt keinen Rückschluß auf die Ursache zu.
- Besonders sorgfältige Erhebung der Anamnese und eine Gesamtuntersuchung des Patienten fördern die Erkenntnis pathogenetischer Zusammenhänge.
- Auch das Muster erhobener pathologischer Befunde läßt entsprechende Rückschlüsse nicht zu (cave: viszerosomatische Reflexe).

3 Befundkomplexe sollen im Hinblick auf die Diagnose einer segmentalen Dysfunktion berücksichtigt werden:
- Weichteilveränderungen,
- Störungen der Gelenkfunktion,
- Störungen des neuromuskulären Wechselspiels.

Es darf somit nicht nur funktionell im Sinne des Gelenkes gedacht werden, sondern es sind auch die muskuläre Balance sowie andere Einflüsse (z. B. die reflektorischen) auf die Muskulatur, die durch übermäßige Reizung der Mechano- und Nozizeptoren verursacht sind, zu berücksichtigen.

Ganz besonders sollen mögliche Probleme seitens der A. vertebralis im Bereich der Halswirbelsäule bedacht werden. Es sollten hiermit die Provokationstests für die A. vertebralis immer vor einer manuellen Behandlung der Halswirbelsäule durchgeführt werden (de Kleijn-Test, Rotations-Reklinationsprobe, Unterberger-Tretversuch bei verschiedenen Kopfstellungen). Die Doppler-Sonographie der A. vertebralis mag ebenfalls wertvolle Hinweise für Funktionsstörungen der A. vertebralis liefern.

### 4.4.1 Diagnostik

Generelle Übereinstimmung in der Gruppe bestand in folgenden Punkten:
- Die Bedeutung einer sorgfältigen Erhebung der Systemanamnese.
- Die Beurteilung der Haltung und Durchführung einer orientierenden Allgemeinuntersuchung des Patienten.
- Spezifische Untersuchung der Wirbelbogengelenke und der Gelenke der oberen Extremitäten, wobei die Bewegungsausschläge um alle 3 Achsen

(X-Achse: Flexion/Extension, Y-Achse: axiale Rotation und Z-Achse: Seitneigung) berücksichtigt werden sollen.
- Bewertung von Strukturveränderungen der Weichteile, Veränderungen des muskulären Musters oder einer muskulären Dysbalance, einschließlich der oberen Extremitäten.
- Beachtung der Funktion der oberen Thoraxapertur sowie der Atemmuskulatur.

Meinungsverschiedenheiten bestanden nur in der Bewertung von einzelnen Befunden, weniger in der technischen Durchführung der Befunderhebung. So legt z. B. die deutsche Schule mehr Wert auf die gestörte Gelenkfunktion und beachtet in geringerem Maße die Weichteil- oder muskulären Veränderungen. Die schweizerische Schule hingegen bewertet in höherem Maße das Vorliegen segmentaler Irritationszonen und der systematischen Myotendinosen, welche als reflektorische Folge einer ursächlichen Störung im Bewegungssegment angesehen werden, hingegen in geringerem Maße die gestörte segmentale Gelenkfunktion in 3 Ebenen. Die Vertreter aus der Tschechoslowakei und Österreich bewerten in erster Linie die Veränderungen der muskulären Balance bzw. der Bewegungsstereotypen. Die amerikanischen Osteopathen legen ganz besonderen Wert auf die palpatorische Untersuchung der Gelenkfunktion, das translatorische Bewegungsmuster in einzelnen Segmentabschnitten wird gesondert bewertet. Die vorhandene Muskeldysbalance wird durch die Amerikaner nicht routinemäßig analysiert.

### 4.4.2 Behandlungstechniken/Therapie

Übereinstimmung bestand in folgenden Punkten:
- Die physiologische Funktion der Gelenke soll mittels geeigneter Behandlungsmethode wieder erreicht werden.
- Die verkürzten Muskelgruppen sollen gedehnt und die abgeschwächten Muskelgruppen mittels geeigneter Übungen gekräftigt werden.
- Es wird nicht nur eine Behandlung des aktuellen Beschwerdebildes durchgeführt, ganz besonderer Wert wird auf Maßnahmen gelegt, welche die Grundprobleme behandeln und auf längere Sicht präventiv wirken.
- Gerade im Hinblick auf präventive Maßnahmen wird die Schulung des Patienten und seines Bewegungsstereotyps für die Erfordernisse des täglichen Lebens besonders hoch bewertet.

### 4.4.3 Meinungsverschiedenheiten

Meinungsverschiedenheiten gab es nur in der Bewertung und Auswahl der Behandlungstechnik der ersten Wahl, z. B. bei der Entscheidung für Mobilisation ohne Impuls, Manipulation oder Weichteiltechnik.

Die Amerikaner, Tschechen, Schweizer und die Deutschen beginnen eher mit der Weichteilbehandlung sowie mit der Mobilisation ohne Impuls, die Engländer versuchen zuerst eine klassische Manipulation (Mobilisation mit Impuls) durchzuführen.

Weitgehende Übereinstimmung gab es in bezug auf Technik und Durchführung der einzelnen Behandlungsmethoden.

Ein Novum für einige Vertreter der europäischen Schulen waren die wenig bekannten Behandlungsmethoden, v. a. die durch die Amerikaner routinemäßig angewandte Muskelenergietechnik.

Kapitel 5

# Brustwirbelsäule, thorakolumbaler Übergang, Rippen

***Teilnehmer:***
*BRD: R. Geiger*
*Finnland: K. Rekola*
*Frankreich: A. Gourjon*
*Schweden: F. Mildenberger*
*Schweiz: E. Schwarz und H. Alder*
*Tschechoslowakei: K. Lewit*
*USA: M. Beal*

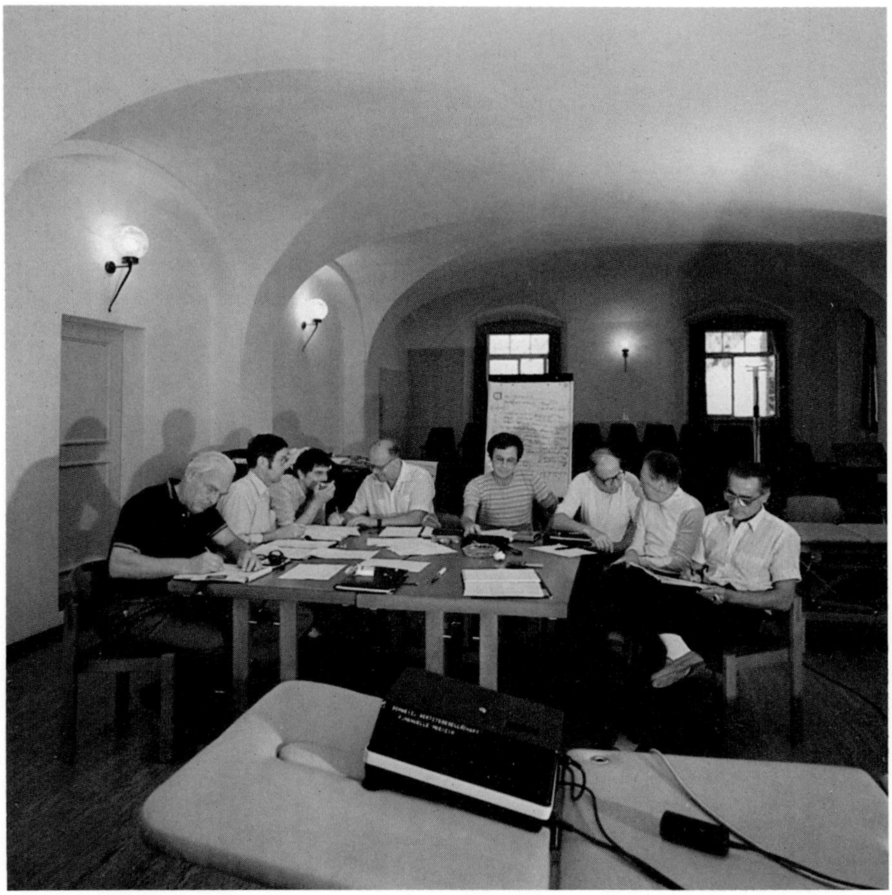

## 5.1 Biomechanische Überlegungen

Die zu bearbeitende Region der mittleren Brustwirbelsäule, einschließlich des thorakolumbalen Übergangs, wird vom 3. Brustwirbel bis zum 2. Lendenwirbel eingeschränkt. Diese Region liegt zwischen der Lendenlordose und der nach oben anschließenden Brustkyphose.
Die Ausprägung der dazwischen liegenden Schwingung der Brustwirbelsäule bestimmt die Biomechanik bzw. die Bewegungsausschläge des gesamten Abschnittes, aber auch der einzelnen Bewegungssegmente.
Die Gelenkflächen der einzelnen Brustwirbel weisen eine doppelte Neigung auf, nämlich eine Neigung um die X-Achse (60°) und eine Neigung von 20° um die Y-Achse (s. Abb. 79).
Dennoch erlauben die doppelt geneigten Gelenkflächen eine Rotation um alle 3 Achsen (Flexion-Extension, Seitneigung, axiale Rotation).
Die Seitneigung der Brustwirbelsäule wird, ähnlich wie im Bereich der Halswirbelsäule, von einer axialen Rotation begleitet (gekoppeltes Bewegungsmuster) (Abb. 149).

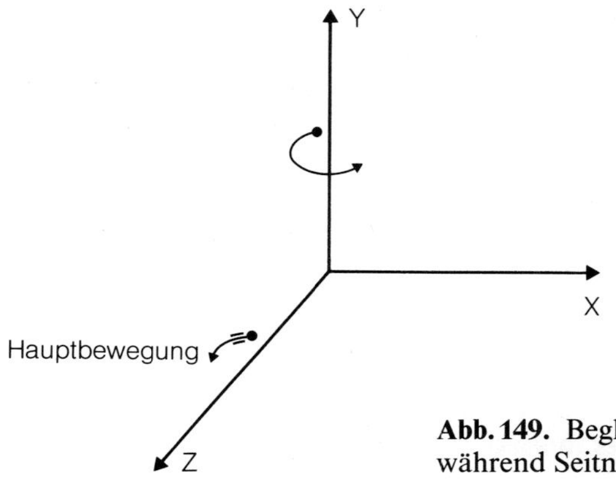


**Abb. 149.** Begleitbewegungen (Coupling patterns) während Seitneigung des BWS

Die axiale Rotation im Bereich der mittleren Brustwirbelsäule beträgt durchschnittlich 2–8°, begleitet von einer gekoppelten Seitneigung von durchschnittlich 6–8°. Der thorakolumbale Übergang ist von der Brustwirbelsäule am wenigsten beweglich.
Die geringen Bewegungsausschläge zwischen den einzelnen Wirbeln sind auf die limitierende Wirkung des Ligamentum longitudinale, das Anulus fibrosus, der Funktion der Ligamenta inter- und supraspinalia sowie die Stellung der Processus spinosi zurückzuführen.
Die Verbindung der Brustwirbelsäule mit den Rippen, und dadurch auch mit dem Sternum, erhöht wesentlich die Fixation des längsten Wirbelsäulenabschnittes. Der kräftige Bandapparat fixiert die zweiteiligen kostovertebralen und die kostotransversalen Gelenke.
Die relativ starre Verbindung zwischen Brustbein und Brustwirbelsäule durch die Rippen erhöht wesentlich den Widerstand der Wirbelsäule gegenüber rotatorisch wirkenden Traumen.
Gemäß den biomechanischen Berechnungen ist es dennoch möglich, etwa 25° der Rumpfrotation von der unteren Brustwirbelsäule auszuführen, vermutlich deswegen, weil in diesem Abschnitt die freien Rippen die Rotation nicht zu limitieren vermögen.

Eine klinische Bedeutung wird den sog. Übergangswirbeln beigemessen. Der thorakolumbale Übergang spielt sich häufig am zwölften Brustwirbel ab. Oft gleichen die kranialen Gelenkfortsätze den thorakalen, wohingegen die kaudalen Gelenkfortsätze den Lendenwirbeln entsprechen. Es versteht sich, daß die unterschiedliche Orientierung der Gelenkflächen maßgebend die Biomechanik des zwölften Brustwirbels zu beeinflussen vermag.
Die mittlere Brustwirbelsäule sowie der 4. und 5. Brustwirbel stellen ein weiteres Übergangsgebiet dieser Region dar. Auf Grund der kinesiologischen Untersuchungen ist bekannt, daß die Rotation der Halswirbelsäule häufig bis zum 3. und 4. Brustwirbel übertragen wird; von der klinischen Seite her ist diese Region als häufiger Sitz von segmentalen Funktionsstörungen bekannt. Nicht von geringerer Bedeutung mag die Tatsache sein, daß die kräftigsten Fasern des M. longissimus dorsi an den Querfortsätzen des 5. und 4. Brustwirbels inserieren, wohingegen die kräftigsten Fasern des M. semispinalis capitis von den proximalen Anteilen des Querfortsatzes des 5. und 4. Brustwirbels entspringen. Es ist durchaus vorstellbar, daß bereits geringe Funktionsstörungen der obengenannten Muskeln die Biomechanik dieser Übergangsregion beeinflussen können.
Neben diesen 2 Vertretern des M. longissimus und des transversospinalen Systems ist die Funktion folgender Muskeln für die Brustwirbelsäule und den thorakolumbalen Übergang von Bedeutung: M. psoas major, M. quadratus lumborum, M. iliocostalis, die schräge und die gerade Bauchmuskulatur.
Eine ganz besondere und wichtige Bedeutung wird der Atemmechanik sowie der Zwerchfellfunktion zugeschrieben.

## 5.2 Diagnostik

### 5.2.1 Diagnostische Kriterien für die Region der Brustwirbelsäule und des thorakolumbalen Übergangs

*Inspektion*

Thoraxform, Stellung der Scapulae, Form der Talliendreiecke, Atemexkursionen, Armlänge, Beckenkamm sowie Stellung der Rima ani.

*Bewegungsprüfung*

- Generelle Bewegungsprüfung in den 3 Ebenen im Stand.
- Regionale Bewegungsprüfung im Sitzen, aktiv und passiv in den 3 Ebenen.
- Segmentale Bewegungsprüfung der Brustwirbelsäule in den 3 Ebenen im Sitzen (v.a. von den amerikanischen Osteopathen routinemäßig angewandt), die schweizerische und französische Schule führen keine segmentale Bewegungsprüfung durch.

*Weichteiluntersuchung*

Die Amerikaner untersuchen am sitzenden Patienten, die Vertreter der europäischen Schulen am Patienten in Bauchlage.

*1. Palpation (schichtweise Gewebepalpation)*

- „Skin drag"
- Kibler-Falte
- Segmentaler muskulärer Hartspann (Myotendinosen)
- Periostschmerzpunkte an den Dornfortsätzen und Angulus costae
- Segmentale Irritationszonen der Schweizer, "point articulaire postérieur" der Franzosen. Die durch die schweizerische Schule geprägten segmentalen Irritationszonen werden im Bereich der Brustwirbelsäule an 3 Orten gesucht, nämlich im Bereich der Gelenkfortsätze, am Kostotransversalgelenk und am Angulus costae. Von praktischer Bedeutung ist die am Querfortsatz liegende Irritationszone, welche am einfachsten zu erreichen ist. Auch in dieser Region kann eine Provokationsprüfung der Irritationszone durchgeführt werden.

*2. Vegetative Hautreaktionen*

- Als möglicher Ausdruck viszerosomatischer Reflexbeziehungen

*3. Schmerzprovokation*

- Federungstests
- „Préssion latéral contraire" der französischen Schule

*4. Rippenpalpation*

- Kostotransversalgelenke
- Atemsynchrone Rippenpalpation und deren Exkursionen

*5. Neuromuskuläre Beziehungen*

- Palpation der zuzuordnenden Muskeln (in dieser Region M. psoas major, M. longissimus dorsi, M. semispinalis capitis usw.
- Funktionelle Untersuchung der vorwiegend posturalen Muskeln (M. pectoralis major, M. quadratus lumborum, M. psoas major usw.
- Funktionelle Untersuchung der vorwiegend phasischen, in der Regel abgeschwächten Muskelgruppen (untere Scapulafixatoren, Bauchmuskulatur)

In der diagnostischen Wertigkeit bevorzugen die osteopathischen Schulen die segmentale Bewegungsprüfung, die schweizerischen und französischen Schulen bewerten die palpatorische Untersuchung der schmerzhaften systematisierten Myotendinosen und der segmentalen Irritationspunkte hoch („point articulaire postérieur").

### 5.2.2 Weichteiluntersuchung

Segment, Wirbelsäulenabschnitt: Mittlere Brustwirbelsäule, lumbosakraler Übergang

Bezeichnung: Oberflächliche Hautpalpation

Wertigkeit:
groß: USA, CSSR
mittel: F, CH, S
keine: BRD

Beschreibung: Der palpierende Finger berührt sanft die Haut im paravertebralen Bereich: beurteilt werden Temperatur, Feuchtigkeit und trophische Veränderungen (Abb. 150).

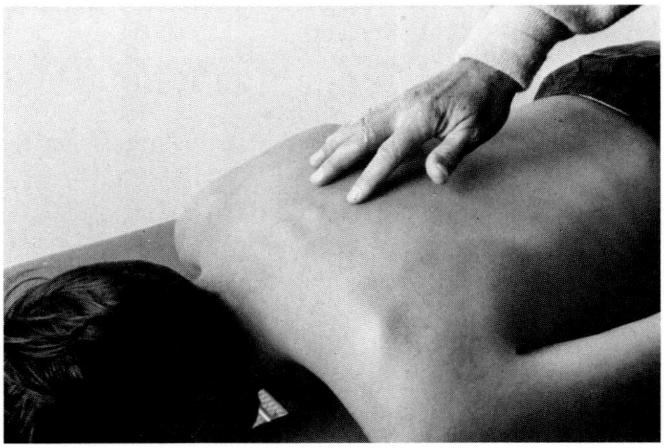

**Abb. 150**

Segment, Wirbelsäulenabschnitt: Gesamter Bereich der Wirbelsäule

Bezeichnung: Untersuchung der Subkutis

Wertigkeit:
groß: F
mittel: S, CH, CSSR, BRD
keine: USA

Beschreibung: Der Untersucher bildet zwischen Daumen und Zeigefinger eine Hautfalte (Kibler-Falte, „skin rolling"). Beurteilt werden die Verschieblichkeit der Subkutis gegenüber der Haut, die Adhärenz und Schmerzmanifestation (Abb. 151).

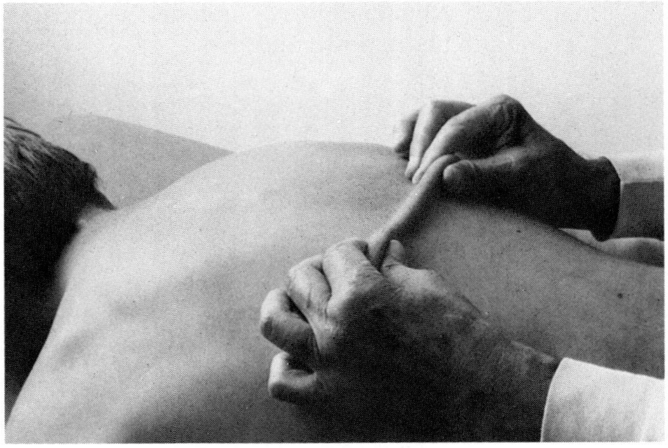

**Abb. 151**

Segment, Wirbelsäulenabschnitt: Gesamter Bereich der Wirbelsäule

Bezeichnung: Übersichtspalpation der paravertebralen Muskulatur

Wertigkeit: groß: CSSR, USA, S, CH, F
mittel: DK, F

Beschreibung: Die palpierenden Finger werden zunächst auf die Dornfortsätze im Bereich der mittleren Brustwirbelsäule gelegt. Danach gleiten sie paravertebral und stellen einen palpatorischen Kontakt mit der paravertebralen Muskulatur her (Abb. 152). Die einzelnen Muskelbündel werden auf Tonus, Konsistenz sowie Plastizität beurteilt, ohne daß die einzelnen Muskelbündel den einzelnen Muskelgruppen zugeordnet werden. Bei dieser Untersuchung wird ebenfalls auf den durch die Untersuchung verursachten Schmerz geachtet.

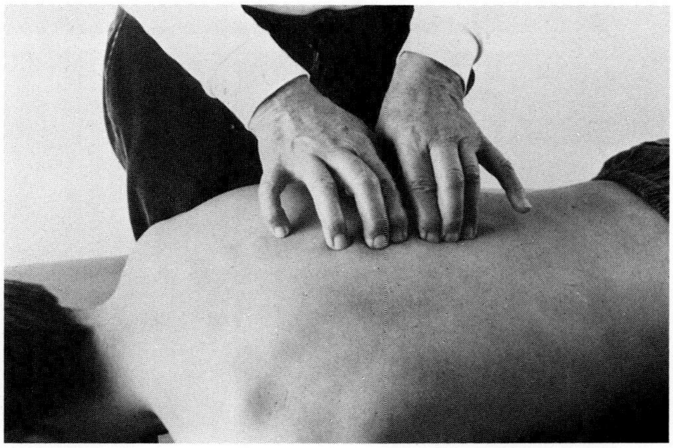

**Abb. 152**

Segment, Wirbelsäulenabschnitt: Gesamter Bereich der Wirbelsäule

Bezeichnung: Identifikation der knöchernen Landmarken, Ligamente sowie Wirbelbogengelenke

Wertigkeit: groß: CH, F
mittel: USA, CSSR, S, B

Beschreibung: Der palpierende Finger identifiziert zunächst den Dornfortsatz und gleitet lateral und kranialwärts auf die Processus transversi und die Anguli costae (Abb. 153).
Im weiteren wird die Palpation der segmentalen Irritationszonen (CH, Abb. 154) bzw. der „point articulaire postérieur“ (F) durchgeführt. Letztere benützen den seitlichen Druck auf die Dornfortsätze im Sinne der „pression latérale contraire“ zur Schmerzprovokation.

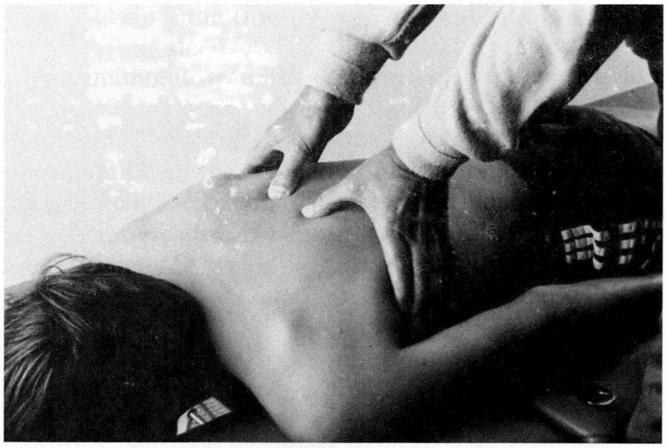

Abb. 153

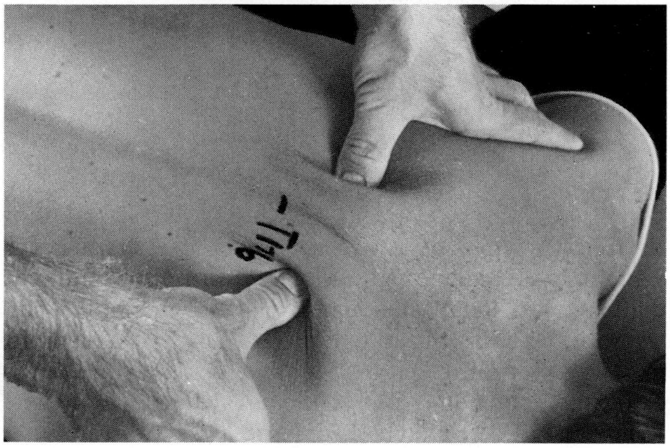

Abb. 154

### 5.2.3 Bewegungstests

Segment, Wirbelsäulenabschnitt: Brustwirbelsäule gesamt

Bezeichnung: Segmentale Flexion, Extension

Wertigkeit: groß: USA, S, CSSR, DK, F

Beschreibung: Der Untersucher steht seitlich vom aufrecht sitzenden Patienten. Variante USA: Der palpierende Daumen und Zeigefinger umfaßt von lateral her den Dornfortsatz und gleitet kaudalwärts in den Interspinalraum. Mit der anderen Hand führt der Untersucher eine passive maximale Flexion und Extension des Kopfes durch (Abb. 155 u. 156).
Variante CSSR: Der Patient umfaßt mit beiden Händen seinen Nacken, der Untersucher umfaßt dabei beide Ellbogen des Patienten und führt über den Hebelarm der Oberarme eine passive Flexion/Extension durch (Abb. 157 u. 158). Bei diesem Manöver wird die segmentale Beweglichkeit der Dornfortsätze beurteilt.

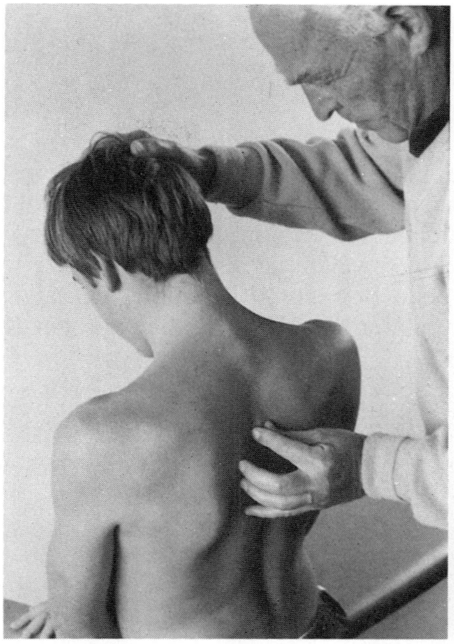

Abb. 155

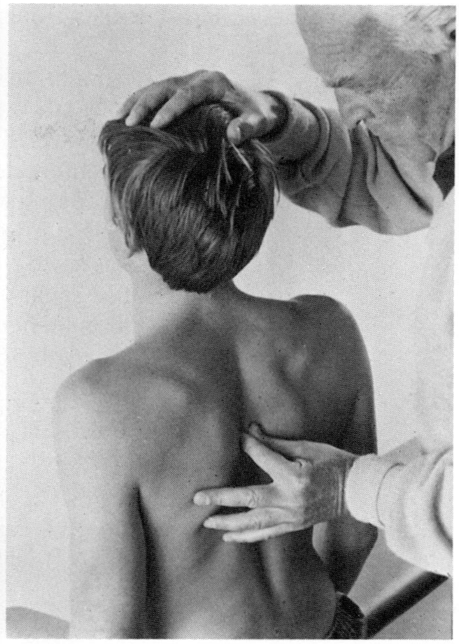

Abb. 156

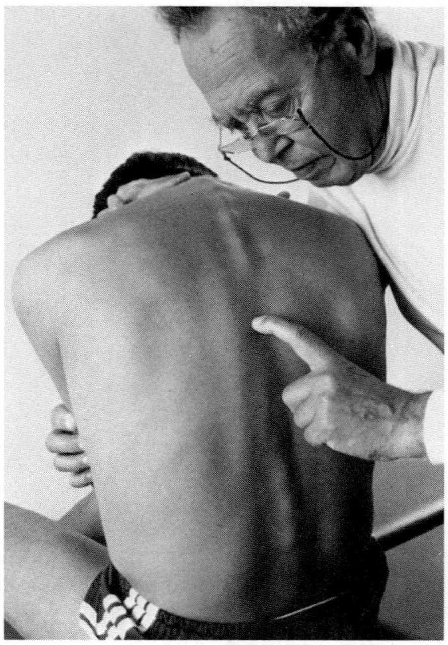

Abb. 157

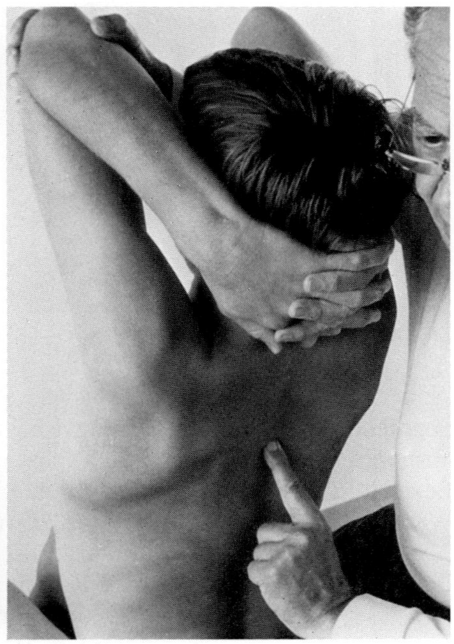

Abb. 158

Segment, Wirbelsäulenabschnitt: Brustwirbelsäule

Bezeichnung: Segmentale Testung der Seitneigung

Wertigkeit: groß: USA, S, CH, DK, F

Beschreibung: Variante USA: Der Untersucher steht seitlich neben dem aufrecht sitzenden Patienten, der palpierende Daumen und der Zeigefinger umfassen klammerartig den Interspinalraum. Mit der anderen Hand führt der Untersucher eine passive maximale Seitneigung des Kopfes durch (Abb. 159) und beurteilt gleichzeitig die Abweichung der Dornfortsätze in die kontralaterale Richtung (gekoppelte Bewegung, Rotation, Seitneigung). Variante CSSR: Der Untersucher palpiert mit dem Daumen von der Konkavseite den Dornfortsatz (Abb. 160).

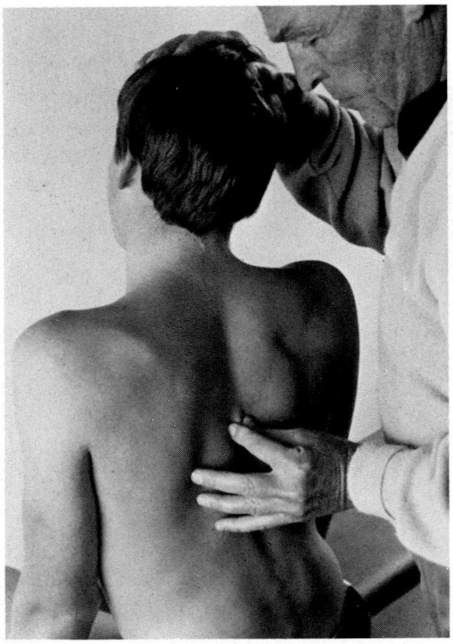

**Abb. 159**

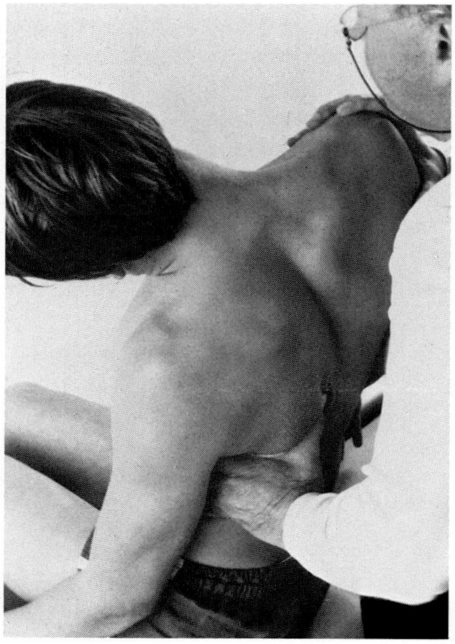

**Abb. 160**

Segment, Wirbelsäulenabschnitt: Brustwirbelsäule

Bezeichnung: Segmentale Testung der Rotation

Wertigkeit: groß: USA, S, CSSR
mittel: DK, F: nur im Sinne der Schmerzprovokation

Beschreibung: Der Patient sitzt in leicht kyphotischer Haltung. Vorerst erfolgt nur die Inspektion der Dornfortsatzreihe, wobei der Patient aktiv eine Oberkörperrotation zu beiden Seiten ausführt (Abb. 161). Anschließend werden 2 übereinanderliegende Dornfortsätze mit dem Zeige- und Mittelfinger lokalisiert und eine passive Rotation nach links und rechts durchgeführt. Bei diesem Manöver wird der Bewegungsausschlag der Dornfortsätze beurteilt (Variante USA: Abb. 162; Variante CSSR: Abb. 163 u. 164).

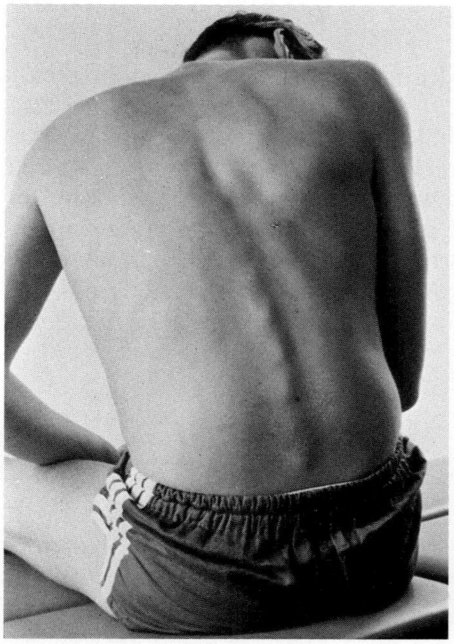

Abb. 161

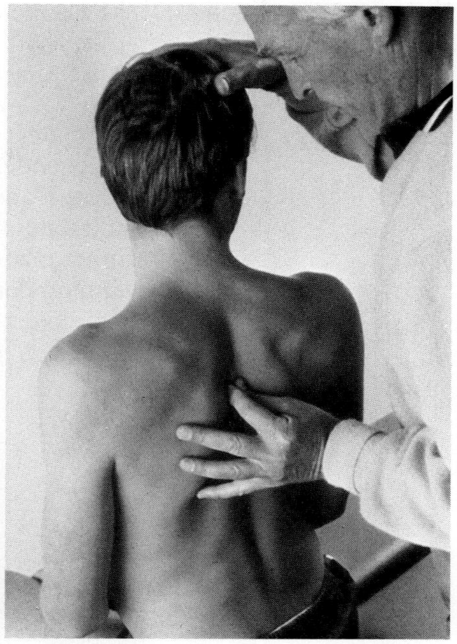

Abb. 162

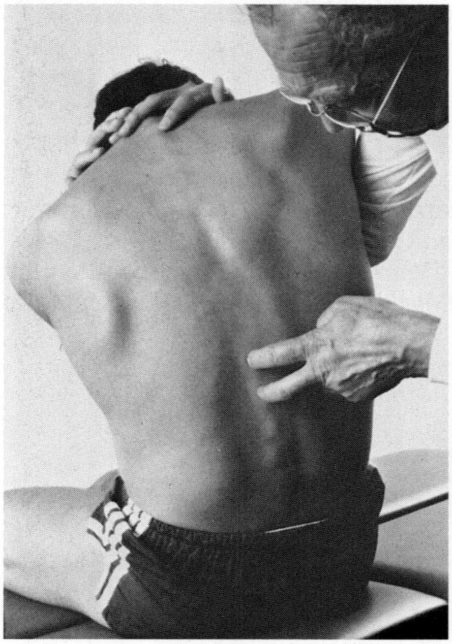

Abb. 163

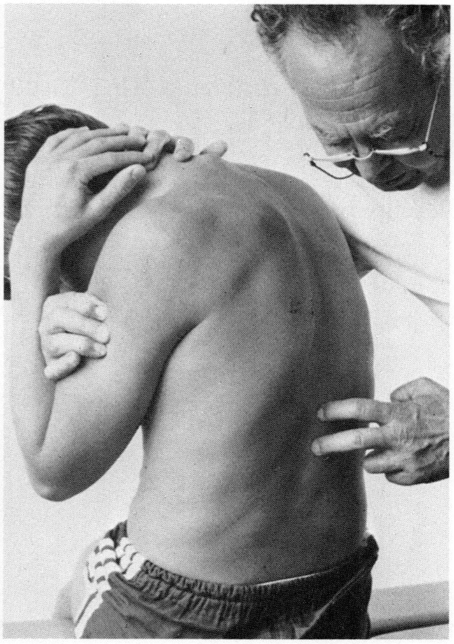

Abb. 164

| | |
|---|---|
| Segment, Wirbelsäulenabschnitt: | Alle Segmente der Brustwirbelsäule |
| Bezeichnung: | Beurteilung der anteroposterioren Gleitfähigkeit im Kostotransversalgelenk |
| Wertigkeit: | groß: S |
| Beschreibung: | Patient liegt in leicht kyphosierter Bauchlage. Der Hypothenar der einen untersuchenden Hand wird auf den Querfortsatz eines Brustwirbels gelegt. Die andere Hand wird mit der ulnaren Handkante auf die entsprechende Rippe kontralateral gelegt, wobei ein möglichst enger Knochenkontakt mit der Rippe anzustreben ist (Abb. 165). Beurteilt wird die Bewegung der Rippe während der Atmung. |

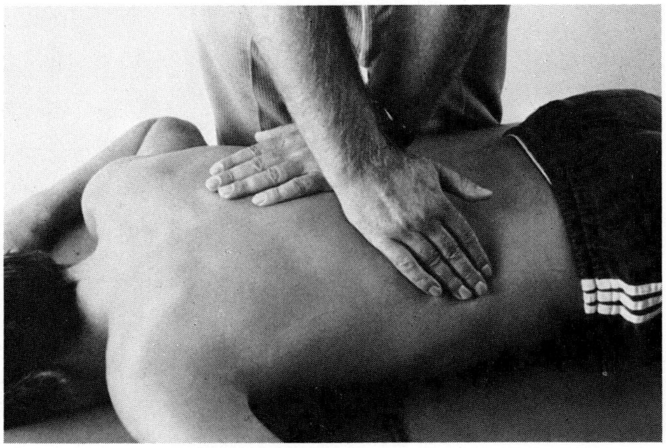

**Abb. 165**

| | |
|---|---|
| Segment, Wirbelsäulenabschnitt: | Th 2–Th 12 |
| Bezeichnung: | Federungstest des Querfortsatzes |
| Wertigkeit: | groß: USA |
| Beschreibung: | Der Patient sitzt in aufrechter Haltung. Der eine Daumen wird möglichst präzise auf den Querfortsatz des Brustwirbels gelegt. Mit dem anderen, darübergelegten Daumen wird eine federnde Bewegung ausgeführt (Abb. 166). Geprüft wird das Bewegungspiel im Segment (joint play). |

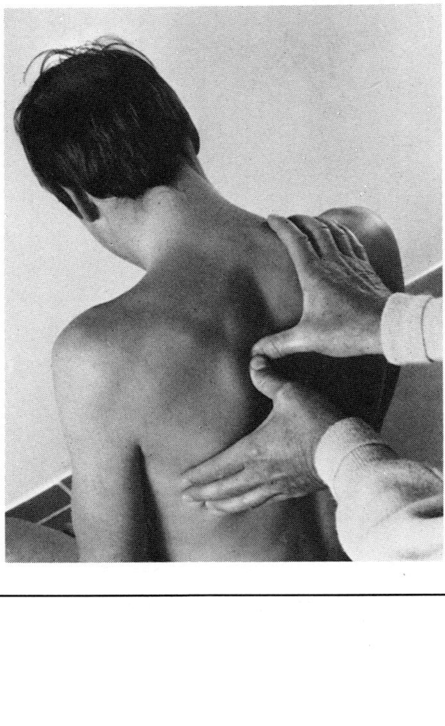

**Abb. 166**

| | |
|---|---|
| Segment, Wirbelsäulen-abschnitt: | Brustwirbelsäule |
| Bezeichnung: | Testung der Rippenbeweglichkeit bei Inspiration und Exspiration |
| Wertigkeit: | mittel: CH |
| Beschreibung: | Der Patient liegt leicht kyphosiert in Bauchlage, der Untersucher legt von kranial her die Vola manus auf die einzelnen Rippen und nimmt möglichst tief Knochenkontakt auf (Abb. 167). Die Beweglichkeit der einzelnen Rippen wird im Halbseitenvergleich bei Inspiration und Exspiration beurteilt. |

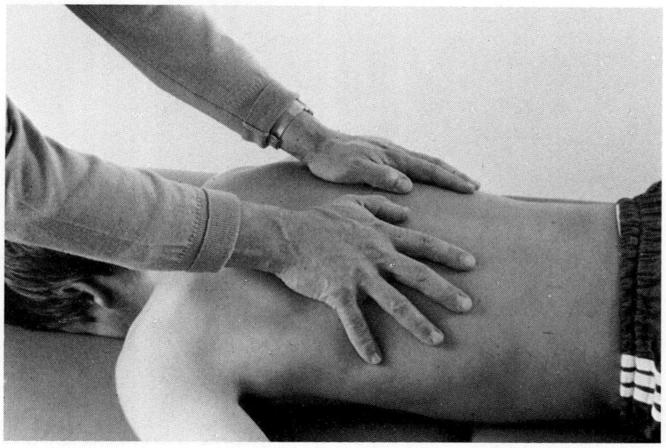

**Abb. 167**

| | |
|---|---|
| Segment, Wirbelsäulen-abschnitt: | Rippen, Thorax |
| Bezeichnung: | Beurteilung der Rippenbewegung während der Atmung im Sitzen |
| Wertigkeit: | groß: F |
| Beschreibung: | Der Patient sitzt in aufrechter Körperhaltung. Mit der Axilla lehnt er auf den Oberschenkel des seitlich stehenden Untersuchers. Die palpierenden Daumen des Untersuchers werden von kranial her auf das laterale Drittel der einzelnen Rippen gelegt und die Beweglichkeit der einzelnen Rippen während Inspiration und Exspiration beurteilt (Abb. 168). Danach legt der Untersucher die palpierenden Zeigefinger (von kaudal her) ebenfalls auf das laterale Drittel der einzelnen Rippen (Abb. 169) und beurteilt die Beweglichkeit wiederum während Inspiration und Exspiration. Von Bedeutung sind während der Untersuchung aufgetretene Schmerzmanifestationen. |

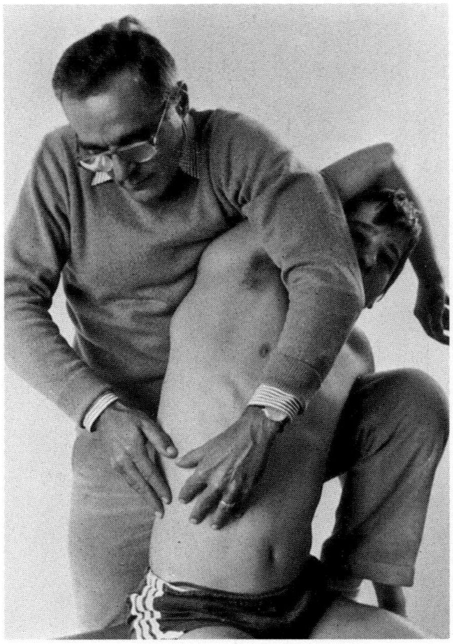

Abb. 168

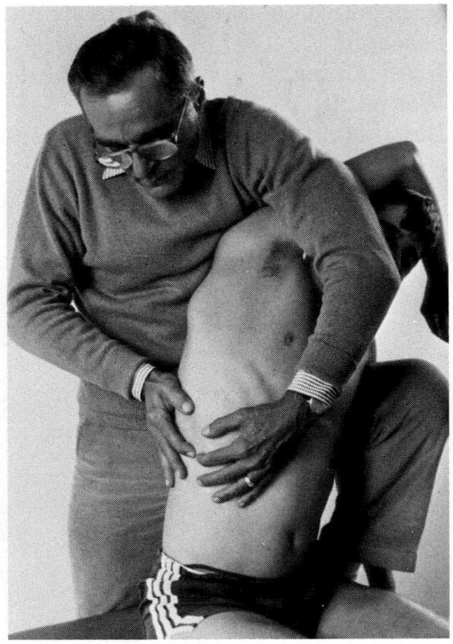

Abb. 169

| | |
|---|---|
| Segment, Wirbelsäulenabschnitt: | Rippen, Thorax |
| Bezeichnung: | Bewegungsprüfung der einzelnen Rippen bei gleichzeitiger passiver Rotation des Oberarmes |
| Wertigkeit: | groß: S |
| Beschreibung: | Die Finger der palpierenden Hand werden interkostal und parasternal auf die einzelnen Interkostalräume des sitzenden Patienten gelegt. Der Patient wird aufgefordert, seinen Oberarm in der Schulter zu elevieren/abduzieren. Gleichzeitig wird der Bewegungsausschlag der einzelnen Rippen beurteilt (Abb. 170). Danach wird der Arm passiv bis zu 90° eleviert, im Ellbogen 90° flektiert sowie innen- und außenrotiert. Während dieses Manövers wird die ventrale/dorsale Beweglichkeit der einzelnen Rippen beurteilt (Abb. 171). |

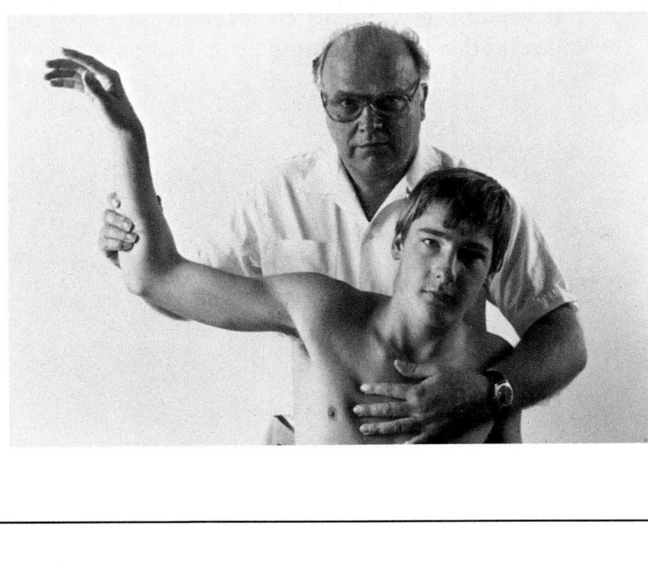

Abb. 170

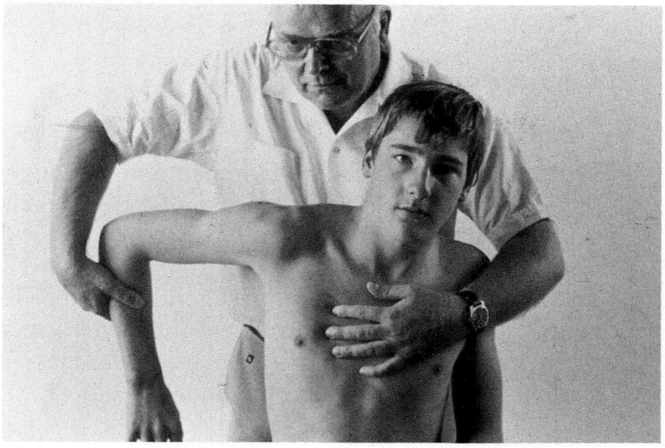

**Abb. 171**

Segment, Wirbelsäulenabschnitt: Rippen, Thorax

Bezeichnung: In- bzw. Exspirationsbewegung der Rippen

Wertigkeit: groß: USA

Beschreibung: Der Patient sitzt in aufrechter Körperhaltung. Der hinter dem Patienten stehende Untersucher legt seine beiden Hände breit auf das laterale Drittel der einzelnen Rippen und vergleicht die einzelnen Rippen (Abb. 172). Danach legt der Untersucher seine palpierenden Finger auf den sternalen Anteil der oberen Rippen (Abb. 173) und beurteilt wiederum die Bewegungsausschläge der einzelnen Rippen bei In- und Exspiration.

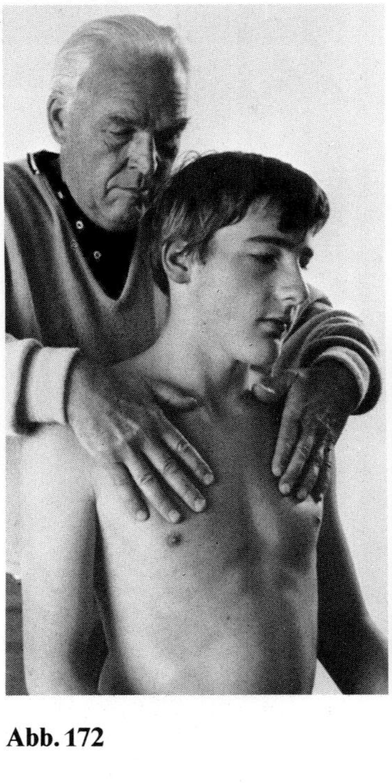

**Abb. 172**

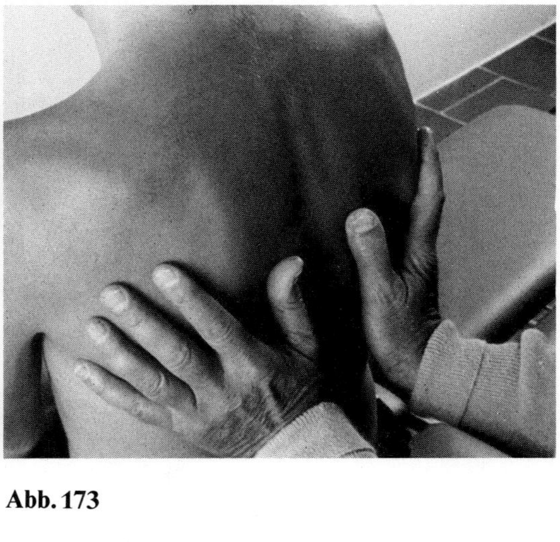

**Abb. 173**

| | |
|---|---|
| Segment, Wirbelsäulenabschnitt: | Rippen, Thorax |
| Bezeichnung: | Rippenbeweglichkeit |
| Wertigkeit: | groß: CSSR |
| Beschreibung: | Der Patient liegt zunächst in Rückenlage, geprüft wird das sog. Vorlaufphänomen. Die palpierenden Daumen nehmen engen Knochenkontakt mit einem Rippenpaar. Beurteilt wird die Beweglichkeit im Seitenvergleich bei In- und Exspiration (Abb. 174 u. 175). Die Beweglichkeitsprüfung der 1.–4. Rippe wird am sitzenden Patienten mit maximal eleviertem Arm durchgeführt. Dabei leistet der Untersucher mit seinem palpierenden Finger den obersten Rippen einen Widerstand, unter gleichzeitiger passiver Dorsalextension des elevierten Armes (Abb. 176). Der Patient wird aufgefordert, maximale In- und Exspiration auszuführen. |

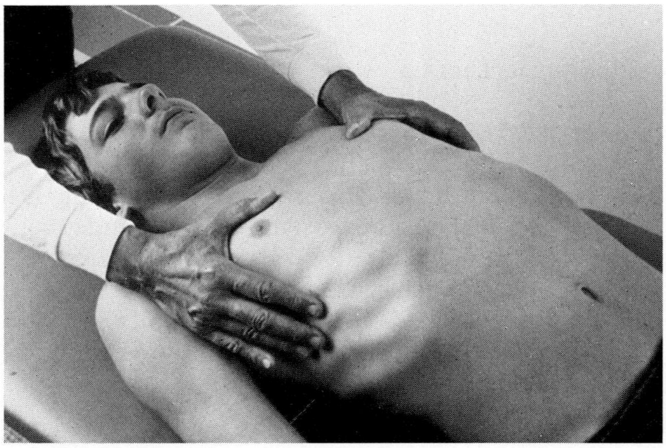

**Abb. 174**

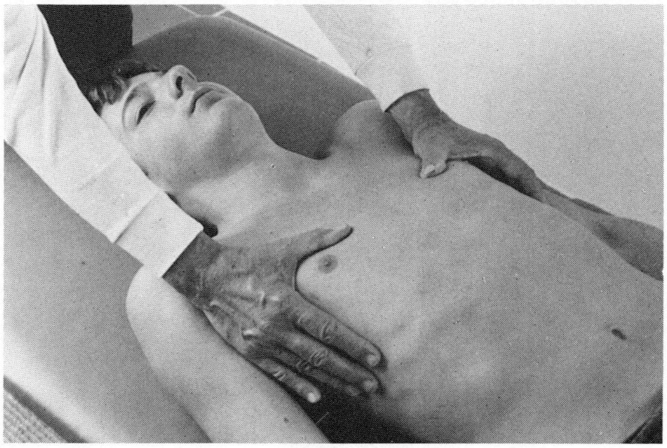

**Abb. 175**

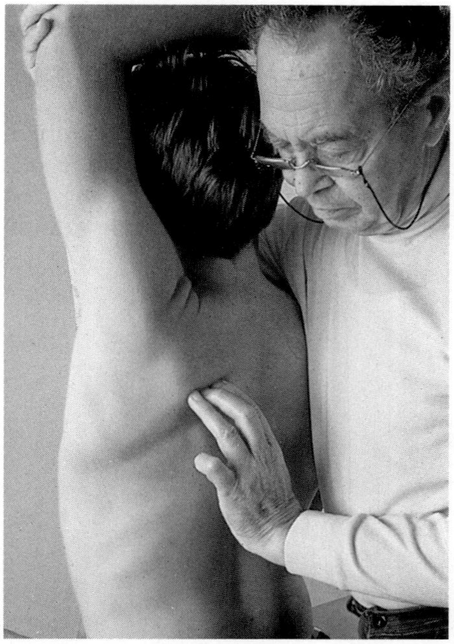

**Abb. 176**

| | |
|---|---|
| Segment, Wirbelsäulen-abschnitt: | Rippen |
| Bezeichnung: | Testung der Rippenbeweglichkeit im Sitzen |
| Wertigkeit: | mittel: BRD |
| Beschreibung: | Der Untersucher steht hinter dem sitzenden Patienten. Der Arm umfaßt den Oberschenkel des Untersuchers, der kontralaterale Arm wird eleviert. Die palpierenden Finger werden auf das laterale Drittel der einzelnen Rippen gelegt, geprüft werden die Rippenabstände bei maximaler Inspiration/Exspiration (Abb. 177). |

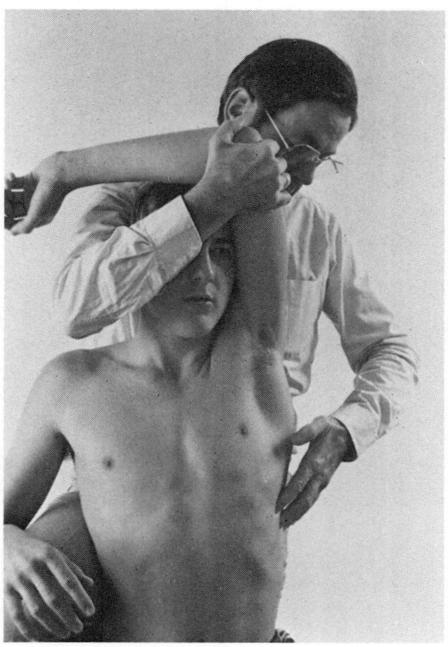

**Abb. 177**

| | |
|---|---|
| Segment, Wirbelsäulenabschnitt: | Rippen |
| Bezeichnung: | Prüfung der Rippenbeweglichkeit im Kostotransversalgelenk |
| Wertigkeit: | groß: BRD, S, USA, CH |
| Beschreibung: | Der Patient liegt in leicht kyphosierter Bauchlage. Die Fingerkuppen der untersuchenden Hände werden von kranial her in die Region des Angulus costae gelegt (Abb. 178). Während der Atmung werden die einzelnen Rippenabstände bzw. deren Veränderung bei der Atmung beurteilt. |

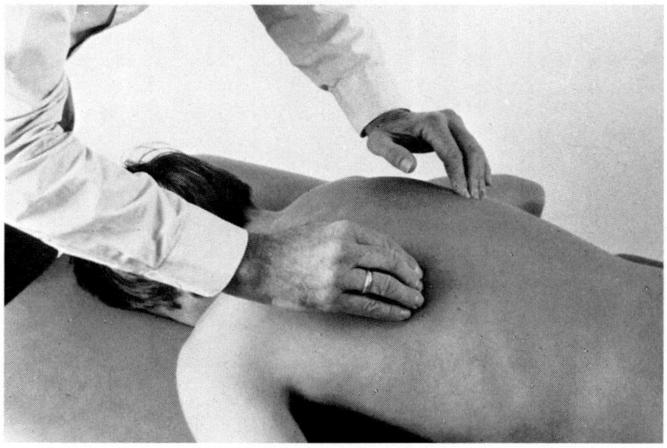

**Abb. 178**

| | |
|---|---|
| Segment, Wirbelsäulenabschnitt: | Rippen |
| Bezeichnung: | Testung der Rippenbeweglichkeit (1–4 ventral, 5–10 seitlich) |
| Wertigkeit: | groß: BRD, S, CSSR |
| Beschreibung: | Der Patient liegt in Rückenlage, die palpierenden Finger werden auf das laterale bzw. das sternale Drittel gelegt (Abb. 179). Getestet werden die Rippenabstände bei Inspiration und Exspiration, ganz besonders wird nach Bewegungshemmung gesucht. |

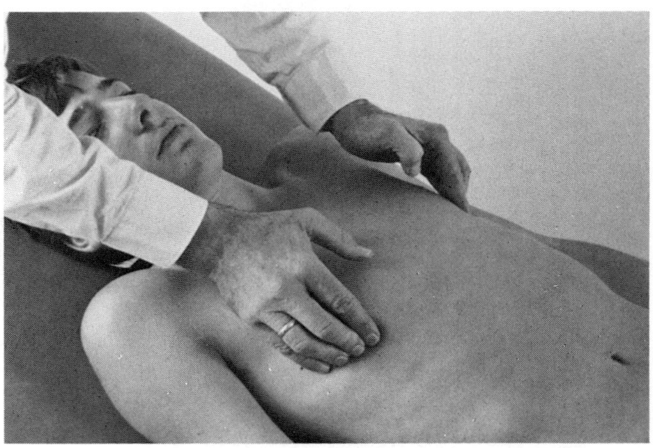

**Abb. 179**

### 5.2.4 Neuromuskuläre Untersuchungen

Segment, Wirbelsäulenabschnitt: Obere Thoraxapertur

Bezeichnung: Längentestung des M. pectoralis major

Wertigkeit: groß: CSSR, S, CH, DK
mittel: F, USA

Beschreibung: Der Patient liegt in Rückenlage, der Untersucher fixiert mit seinem Vorderarm den Thorax des Patienten, mit der anderen Hand wird der Arm des Patienten in Supinationsstellung nach proximal geführt (Abb. 180) in Richtung des Faserverlaufs des M. pectoralis major (USA prüft lediglich die muskuläre Verspannung ohne passive Elevation des Armes). Bei diesem Manöver palpiert der Zeigefinger den mittleren Anteil des M. pectoralis major und sucht nach vermehrter Resistenz bzw. Schmerz (Abb. 181).

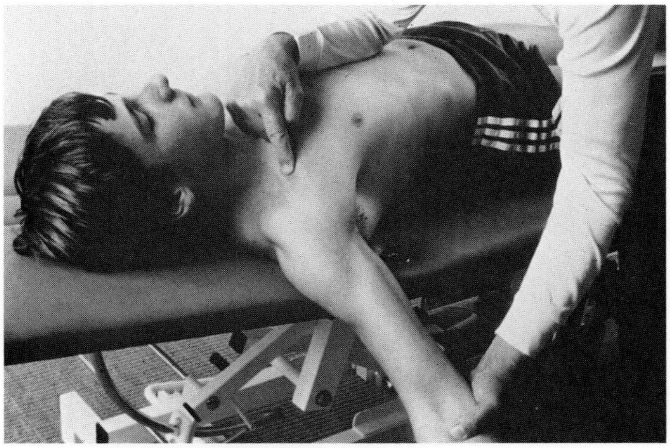

**Abb. 180**

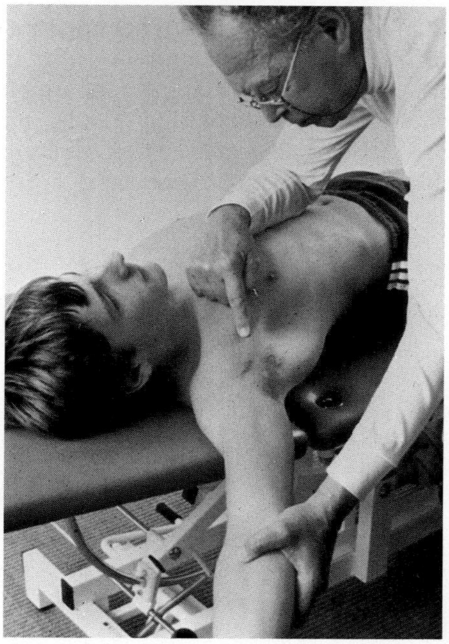

**Abb. 181**

Segment, Wirbelsäulenabschnitt: Obere und mittlere Brustwirbelsäule

Bezeichnung: Testung der Kraft der interskapulären Muskeln sowie des M. serratus anterior

Wertigkeit: groß: CH, CSSR, BRD, USA, S

Beschreibung: Patient im Vierfußstand, die Hände sind nach medial gedreht, das Gewicht des Oberkörpers ruht auf den Armen, die Scapulae sind abduziert. In dieser Stellung verharrt der Patient. Hebt die Scapula einseitig ab, so sind die Interskapularmuskeln (M. rhomboideus minor, M. rhomboideus major, M. trapezius pars horizontalis und pars ascendens sowie der M. serratus anterior) abgeschwächt (Abb. 182).

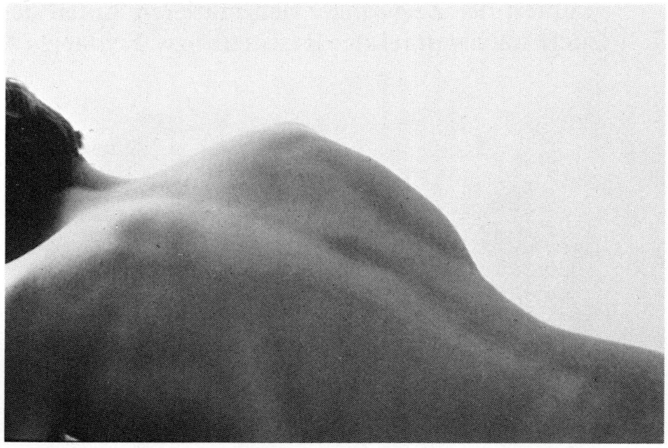

**Abb. 182**

Segment, Wirbelsäulenabschnitt: Mittlere und untere Thoraxhälfte

Bezeichnung: Testung der Kraft des M. trapezius, pars horizontalis und pars ascendens

Wertigkeit: groß: CH, CSSR, BRD, USA, S

Beschreibung: In der Bauchlage mit herunter hängenden Armen bewegt der Patient die zu prüfende Schulter nach kranial und kaudal mehrere Male hin und her (Abb. 183 u. 184). Beim abgeschwächten unteren M. trapezius beginnt sich das Schulterblatt vom Thorax abzuheben.

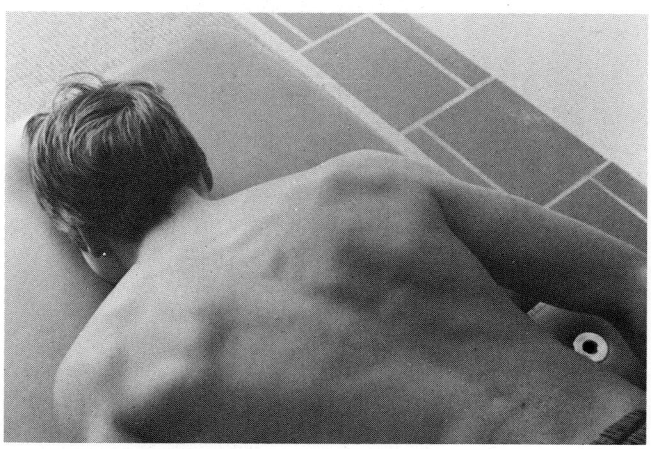

**Abb. 183**

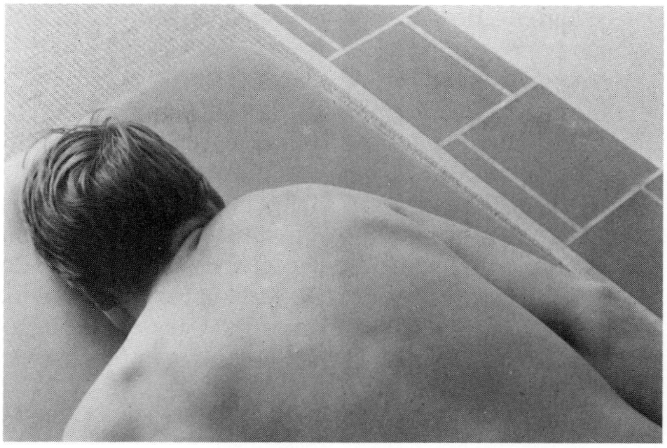

Abb. 184

| | |
|---|---|
| Segment, Wirbelsäulenabschnitt: | Thorakolumbaler Übergang |
| Bezeichnung: | Längentestung des M. quadratus lumborum |
| Wertigkeit: | groß: CSSR, BRD, CH, USA, S |
| Beschreibung: | Screeningtest: der Patient steht in aufrechter Körperhaltung mit aktiver maximaler Seitneigung. Beurteilt wird grob der Bewegungsausschlag (Abb. 185).<br>Zur genaueren Untersuchung wird der Patient aus der Seitenlage langsam aufgestützt auf den unten liegenden Ellbogen, bis der obere (tischferne) Beckenkamm nach kaudal auszuweichen beginnt (Abb. 186). Dieser Test wird im Seitenvergleich durchgeführt. |

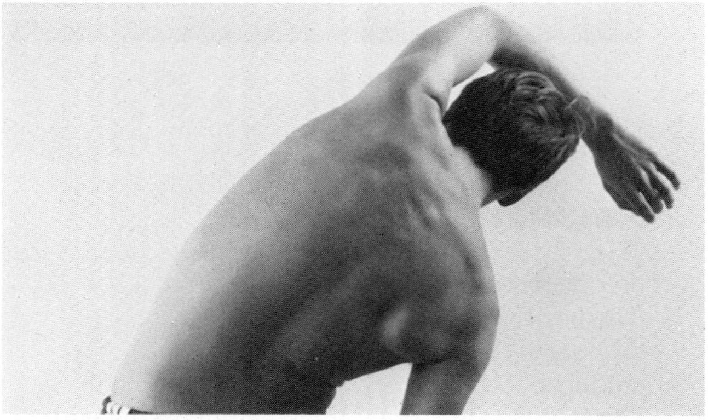

Abb. 185

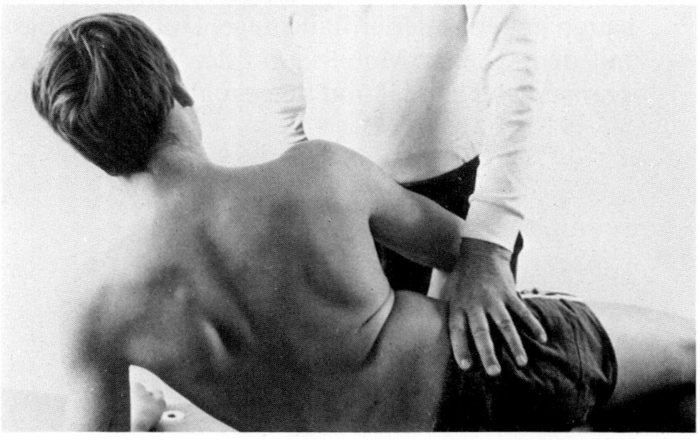

Abb. 186

Segment, Wirbelsäulenabschnitt: Lenden-, Becken-, Hüft-Region

Bezeichnung: Längentestung des M. psoas major
Wertigkeit: groß: CSSR, CH, S, USA, BRD
Beschreibung: Der Patient liegt in Rückenlage, flektiert das nicht zu prüfende Bein vor seinen Thorax und gleicht dadurch die Lendenlordose aus. Das zu prüfende Bein muß waagrecht über den Tischrand hinausragen, der Unterschenkel sollte etwa im rechten Winkel dazu herabhängen (Abb. 187).
In der Bauchlage mit ausgeglichener Lendenlordose (kleines Kissen oder eigene Hände unter dem Unterbauch): Geprüft wird die Dorsalflexion des gestreckten Beines, bei Fixation der gegenüber liegenden Gesäßhälfte.
Bemerkungen: Nicht zu verwechseln mit Schmerzmanifestation beim umgekehrten Lasègue bei $L_3$-, $L_4$-Reiz-Syndrom.

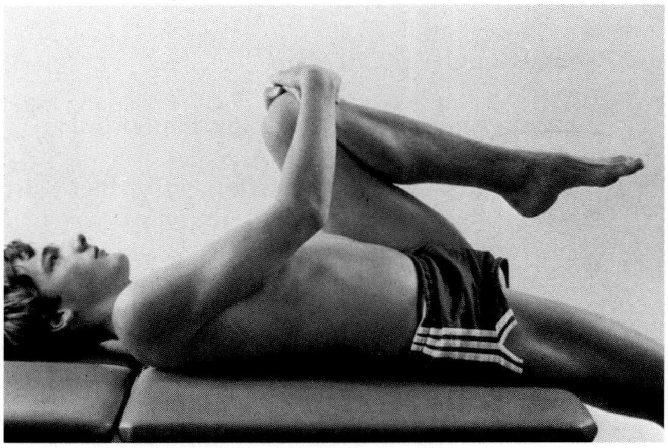

**Abb. 187**

## 5.3 Therapie

### 5.3.1 Weichteilbehandlung

Therapieart: Paravertebrale Kontaktmassage
Ziel: Unspezifische Muskelrelaxation
Bezeichnung: Massage
Wertigkeit: mittel: F
Beschreibung: Paravertebrale Kontaktmassage der Brustwirbelsäulen- und Rippenmobilisation in kyphosierter Bauchlage. Durch tiefe paravertebrale Kontaktnahme mit dem Thenar Mobilisation der Rippen im Kostotransversalgelenk von kranial nach kaudal und umgekehrt (Abb. 188).

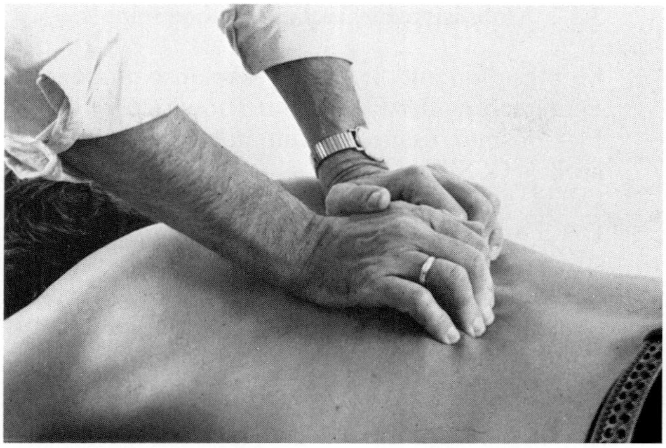

Abb. 188

| | |
|---|---|
| Therapieart: | Tiefe paravertebrale Massage |
| Ziel: | Verminderung des Muskelhartspanns im Erector-spinae-System |
| Bezeichnung: | „Deep pressure inhibition“ |
| Wertigkeit: | groß: USA<br>mittel: BRD, S |
| Beschreibung: | Palpation des paravertebralen Muskelhartspanns mit den Fingerspitzen unter Verstärkung des (Abb. 189) konstanten Druckes, bis der Tonus der Muskulatur nachläßt. Die paravertebrale Muskulatur wird lateralwärts geschoben. |

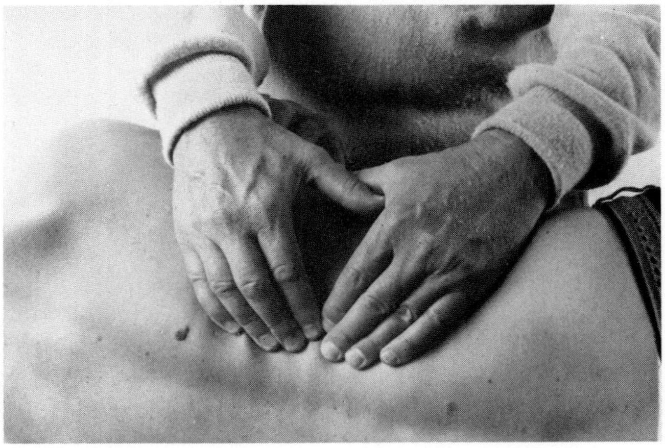

Abb. 189

### 5.3.2 Mobilisierende Techniken ohne Impuls

Therapieart: Mobilisation mit direkter Muskelanspannung
Ziel: Verbesserung der Flexion im Thorakalbereich
Bezeichnung: Flexionsmobilisation – Automobilisation
Wertigkeit: groß: CSSR
klein: BRD

Beschreibung: Der Patient kauert in tiefer Knielage, beide Arme sind nach kaudal gestreckt.
Während der Inspiration wird die Brustwirbelsäulenflexion verstärkt (Abb. 190), Entspannung bzw. Extension der Brustwirbelsäule in der Ausatmungsphase (Abb. 191).

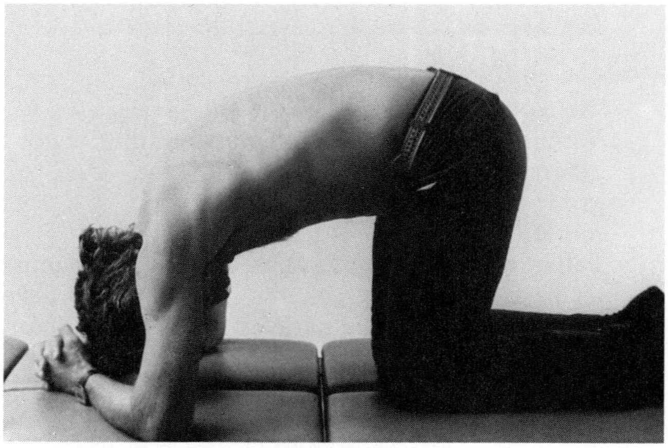

**Abb. 190**

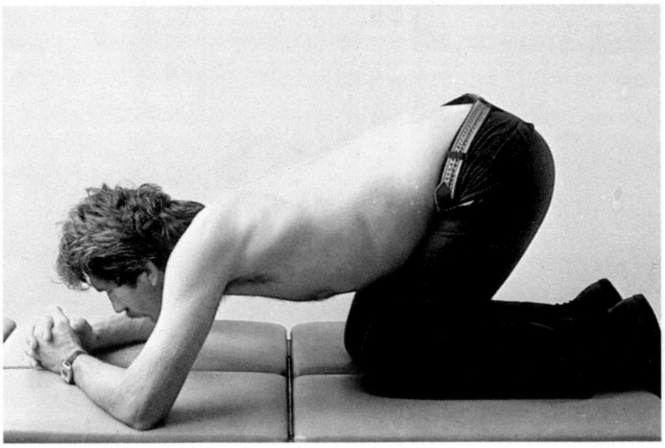

**Abb. 191**

Therapieart: Mobilisation mit direkter Muskelanspannung
Ziel: Verbesserung der Extensionsfähigkeit der Brustwirbelsäule
Bezeichnung: Extensionsmobilisation – Automobilisation
Wertigkeit: groß: S, CSSR, BRD
Beschreibung: Der Patient lehnt mit der Brustwirbelsäule gegen die Stuhllehne. Höhe der Abstützung wird durch das zu mobilisierende Segment bestimmt. Beide Arme ca. 70° abduziert.
Inspiration und gleichzeitige Supination forcieren die Extension der Brustwirbelsäule. Fixierender Widerstand durch die Stuhllehne. Während der Exspiration und Pronation-Innenrotation der Arme Entspannung.

Therapieart: Mobilisation mit direkter Muskelanspannung
Ziel: Verbesserung der Extensionsfähigkeit der Brustwirbelsäule
Bezeichnung: Extensionsmobilisation – Automobilisation
Wertigkeit: groß: CSSR
klein: BRD
keine: USA, F
Beschreibung: Sitzender Patient, Arme ca. 70° abduziert. Einatmung und Supination/Außenrotation beider Arme, wodurch die Extension der Brustwirbelsäule verstärkt wird. Während der Ausatmung und Pronation/Innenrotation der Arme Entspannung des M. erector spinae im Thorakalbereich. Durch dieses Manöver wird die mittlere Brustwirbelsäule mobilisiert (Abb. 192).

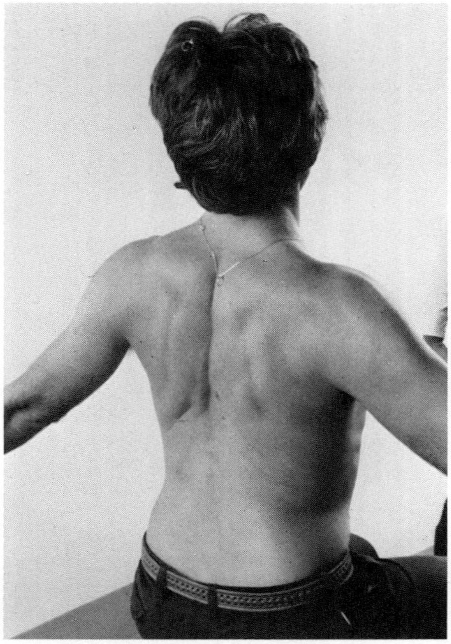

**Abb. 192**

| | |
|---|---|
| Therapieart: | Mobilisation ohne Impuls |
| Ziel: | Verbesserung der Extensionsfähigkeit |
| Bezeichnung: | Extensionsmobilisation |
| Wertigkeit: | groß: F, BRD<br>mittel: USA, S<br>klein: CH, CSSR |
| Beschreibung: | Sitzender Patient, Arme vor der Stirn verschränkt. Kontaktaufnahme mit den Fingern beider Hände (Abb. 193) am Querfortsatz, z. B. des 9. Brustwirbels, oder mehrere Querfortsätze werden breit mit einer Hand (Abb. 194) gefaßt. Gleichzeitige Traktion sowie ventral gerichteter Druck mit beiden Händen. |
| Bemerkungen: | Durch Variation der Wirbelsäuleneinstellung kann gleichzeitig eine Rotationsmobilisation oder Lateroflexionsmobilisation durchgeführt werden.<br>Eine postisometrische Relaxation kann ausgenützt werden, wenn diese Mobilisation in der Exspirationsphase durchgeführt wird (Abb. 195 u. 196). |

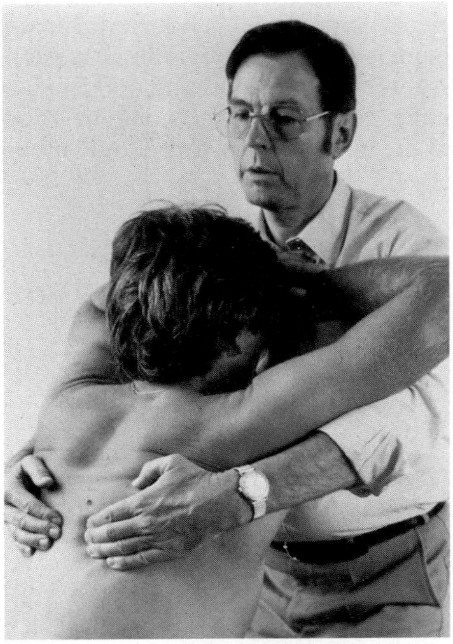

**Abb. 193**

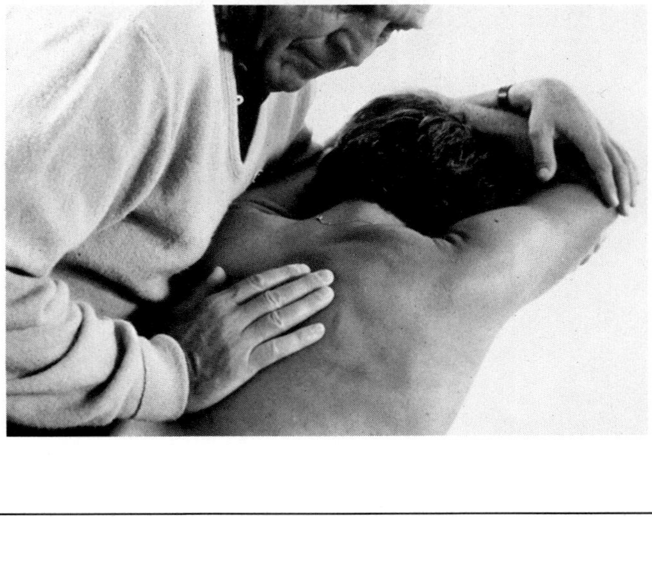

**Abb. 194**

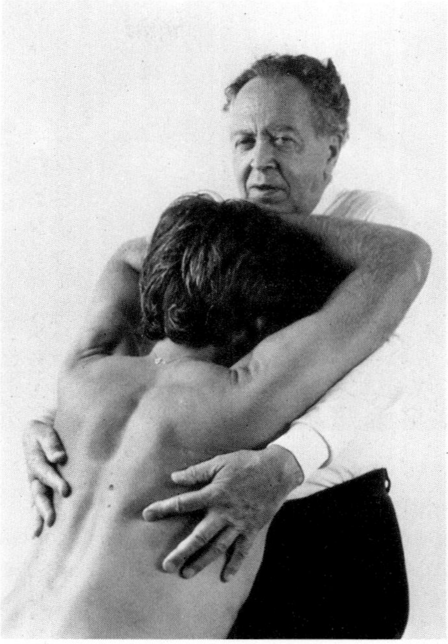

Abb. 195

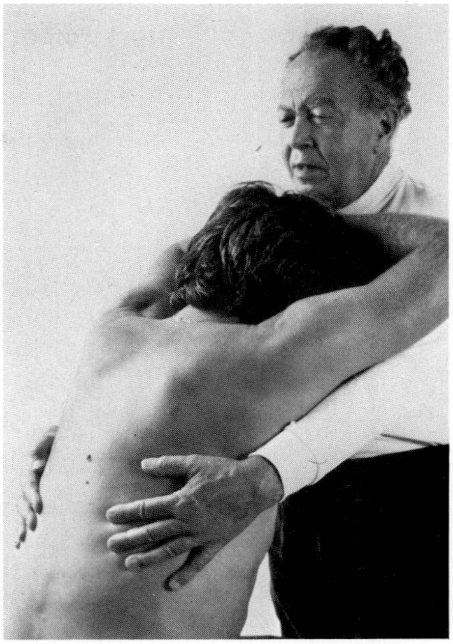

Abb. 196

| | |
|---|---|
| Therapieart: | Extensionsmobilisation unter Ausnützung der Atmung |
| Ziel: | Verbesserung der Extensionsfähigkeit der Brustwirbelsäule |
| Bezeichnung: | Extensionsmobilisation unter Ausnützung der Atmung |
| Wertigkeit: | groß: CSSR<br>keine: BRD, F, CH |
| Beschreibung: | Patient in Seitenlage. Geführte Inspiration in das zu stabilisierende Segment (Abb. 197). Anschließend maximale Exspiration und passive Extensionsmobilisation (Abb. 198). |

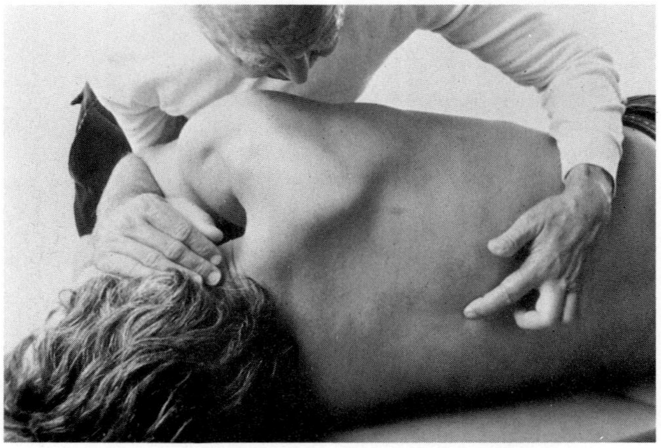

Abb. 197

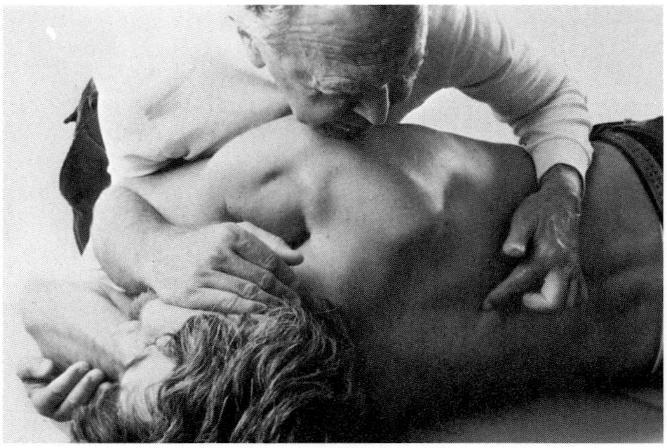

**Abb. 198**

| | |
|---|---|
| Therapieart: | Mobilisation unter Ausnützung der Atmung |
| Ziel: | Verbesserung der Lateralflexion der Brustwirbelsäule |
| Bezeichnung: | Lateralflexion, Mobilisation unter Ausnützung der Atmung |
| Wertigkeit: | groß: CSSR<br>keine: BRD, S, CH, F |
| Beschreibung: | Therapeut stabilisiert den Thorax von der Seite mit aufgelegter flacher Hand und fixiert den Dornfortsatz des untenliegenden Wirbels mit dem Daumen. Mit der anderen Hand Lateralflexion des Oberkörpers (Abb. 199).<br>Wenn es sich um ein gerades Segment handelt: Patient kippt nach oben und atmet eng, wobei sich automatisch der Widerstand vergrößert. Während der Ausatmung kommt es zu Entspannung und Mobilisation.<br>Wenn es sich um ein ungerades Segment handelt: Patient atmet zuerst aus, wobei sich automatisch der Widerstand vergrößert. Während der Einatmung kommt es dann zur Entspannung und Mobilisation. |

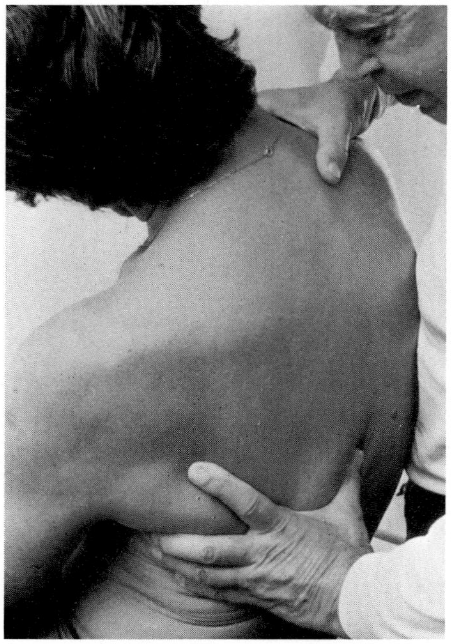

**Abb. 199**

Therapieart: Mobilisation ohne Impuls
Ziel: Generelle Rotationsmobilisation der Brustwirbelsäule
Bezeichnung: Rotationsmobilisation
Wertigkeit: groß: USA, F
mittel: S, CH
klein: CSSR
keine: BRD
Beschreibung: Sitzender Patient. Flächige Handanlage paravertebral im Thorakalbereich. Umgreifen des Schultergürtels mit der anderen Hand (Abb. 200).
Ventrolateral gerichteter Druck im Thorakalbereich mit gleichzeitiger Verstärkung der Rotation durch Drehung des Schultergürtels.

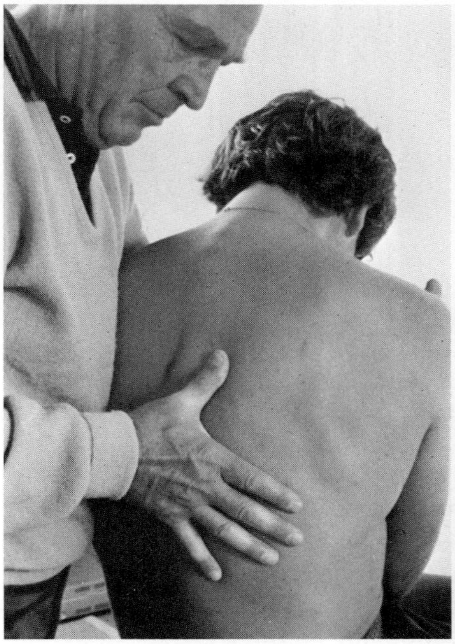

**Abb. 200**

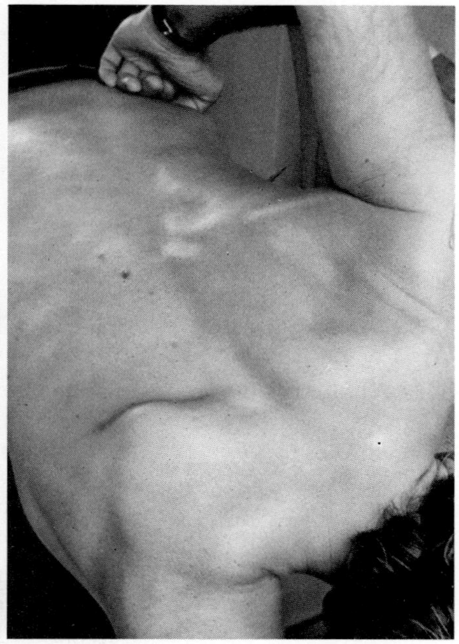

**Abb. 201**

Therapieart: Mobilisation mit direkter Muskelanspannung
Ziel: Verbesserung der Rotation der Brustwirbelsäule nach links
Bezeichnung: Rotationsmobilisation – Automobilisation
Wertigkeit: groß: CSSR, BRD
klein: S
keine: USA, F
Beschreibung: Patient im Vierfüßlerstand. (Linker) Arm in der Schulter abduziert und flektiert im Ellbogen.
Forcierung der Rotation durch zunehmenden Blick nach links. Rotation des Schultergürtels (Abb. 201).

Therapieart: Mobilisation ohne Impuls
Ziel: Verbesserung der Rotationsfähigkeit der Brustwirbelsäule
Bezeichnung: Rotationsmobilisation
Wertigkeit: groß: USA, S; mittel: BRD
klein: CH, CSSR
Beschreibung: Kontaktaufnahme mit dem (rechten) Daumen auf dem Querfortsatz (z. B. Th 8). Verstärkung des Druckes mit der (linken) Hand.
Mobilisation nach lateral/ventral (Abb. 202).

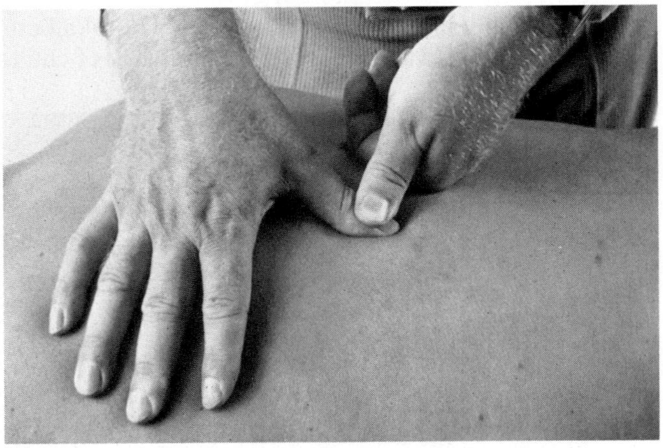

Abb. 202

Therapieart: Mobilisation unter Ausnützung der Atmung
Ziel: Verbesserung der Rotationsfähigkeit der Brustwirbelsäule
Bezeichnung: Rotationsmobilisation mit Atmung
Wertigkeit: groß: CSSR; keine: BRD, F, S, CH
Beschreibung: Sitzender Patient, Hände im Nacken verschränkt. (Links) Rotation der Brust- und Lendenwirbelsäule. Druckaufnahme mit dem (rechten) Daumen am (rechten) Querfortsatz (z. B. Th 9).
Tiefe Inspiration. Anschließend während der Exspiration wird eine Rotationsmobilisation mit der linken Hand ausgeführt (Abb. 203).

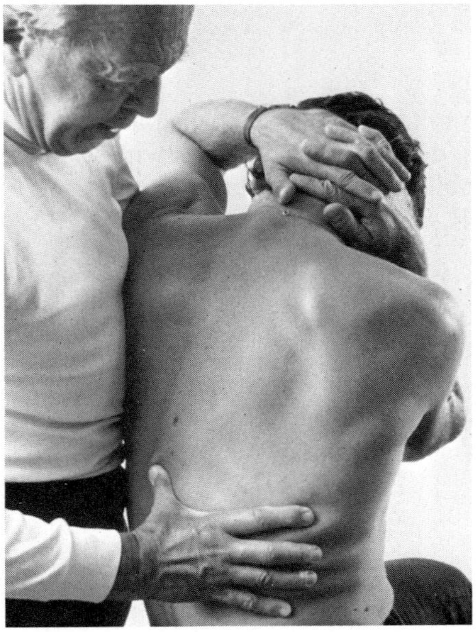

Abb. 203

Therapieart: Mobilisation mit direkter Muskelanspannung (M. psoas)
Ziel: Verbesserung der Mobilisation der thorakolumbalen Übergangssegmente
Bezeichnung: Rotationsmobilisation – Automobilisation
Wertigkeit: groß: S, CSSR
mittel: BRD
Beschreibung: Liegender Patient. Wirbelsäule, z. B. nach links, rotiert. Linke Hüfte flektiert und mit der rechten Hand fixiert am Kniegelenk.
Durch Anspannen des obenliegenden Oberschenkels gegen das Knie wird der Psoas major aktiviert und mobilisiert auf diese Weise die eingeschränkte Rotation der thorakolumbalen Segmente (Abb. 204).

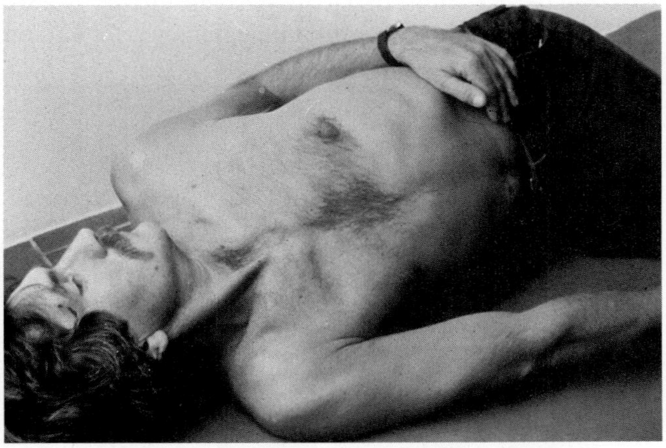

**Abb. 204**

Therapieart: Rippenmobilisation mit direkter Muskelanspannung
Ziel: Verbesserung der Beweglichkeit der Rippen (Rippen 5–10)
Bezeichnung: Rippenmobilisation
Wertigkeit: groß: BRD
Beschreibung: Patient in Bauchlage. Fixation des z. B. 10. rechten Querfortsatzes mit der (linken) Hand. Kontaktaufnahme mit dem Os pisiforme der (rechten) Hand an der (10.) Rippe (links).
Isometrische Fixation der (10.) Rippe (links) während der Inspiration (Abb. 205). Mobilisation auf dem Angulus costae in Richtung ventral während der Exspiration.

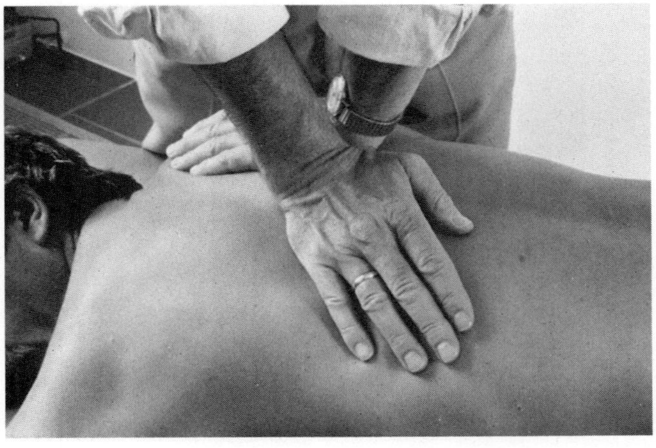

**Abb. 205**

Therapieart: Rippenmobilisation
Ziel: Verbesserung der Beweglichkeit der Rippen
Bezeichnung: Rippenmobilisation mit Atmung
Wertigkeit: groß: S, BRD
mittel: CH, CSSR
klein: F
Beschreibung: Seitlage des Patienten. Der (rechte) Arm ist maximal eleviert. Kontaktaufnahme z. B. mit der rechten Hand am Ellbogen des Patienten. Die zu behandelnde Rippe wird breitbasig mit dem Zeigefinger fixiert (Abb. 206).
Während der Inspiration isometrischer Widerstand am (rechten) Ellbogen. Bei der Exspiration leichte Forcierung der Elevation des (rechten) Patientenarms. Die Rippe wird in entgegengesetzter Richtung mobilisiert.

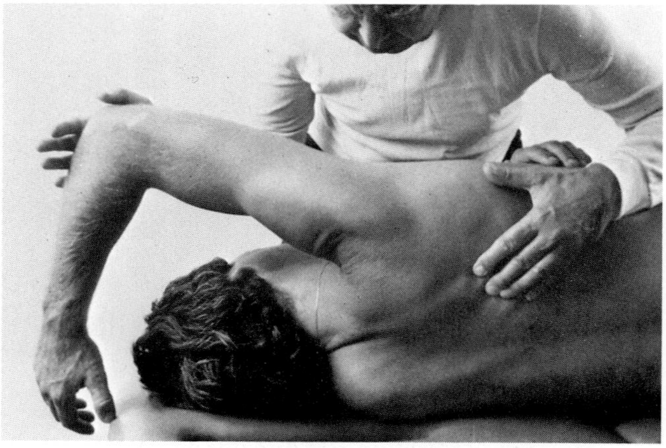

**Abb. 206**

Therapieart: Mobilisation ohne Impuls
Ziel: Verbesserung der Beweglichkeit der Rippen
Bezeichnung: Exspirationsmobilisation der Rippen
Wertigkeit: mittel: USA; keine: CH, BRD, F, S
Beschreibung: Kyphosierte Bauchlage des Patienten. Kontaktaufnahme mit dem Daumen am Angulus costae (8). Flächige Kontaktaufnahme mit den übrigen Fingern an den Rippen beiderseits (Abb. 207).
Nach kaudal-ventral gerichteter Impuls in der Exspirationsphase mit beiden Händen.

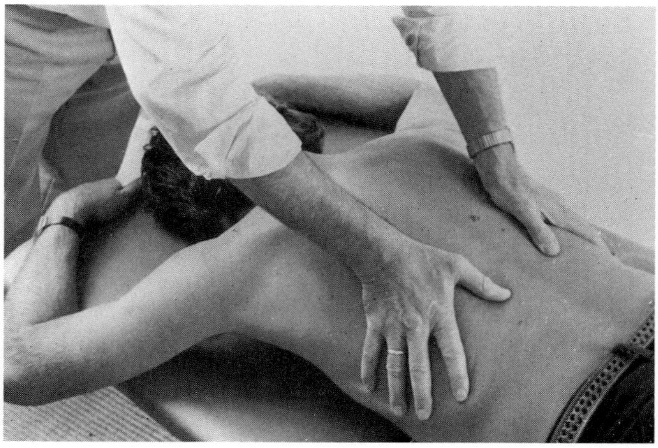

**Abb. 207**

Therapieart: Mobilisation mit direkter Muskelanspannung der Mm. pectoralis minor und serratus anterior

Ziel: Verbesserung der Exspirationsbewegung der Rippen

Bezeichnung: Rippenmobilisation (Rippe 2–10)

Wertigkeit:
groß: BRD, USA
mittel: S, CSSR
klein: F
keine: CH

Beschreibung: Rückenlage des Patienten. Fixation mit der dorsalen (z. B. rechten) Hand des entsprechenden Angulus costae. Flächige Griffassung mit der anderen Hand am Thorax (Abb. 208) ventral. In der endexspiratorischen Phase Mobilisation am Angulus costae kaudalwärts.

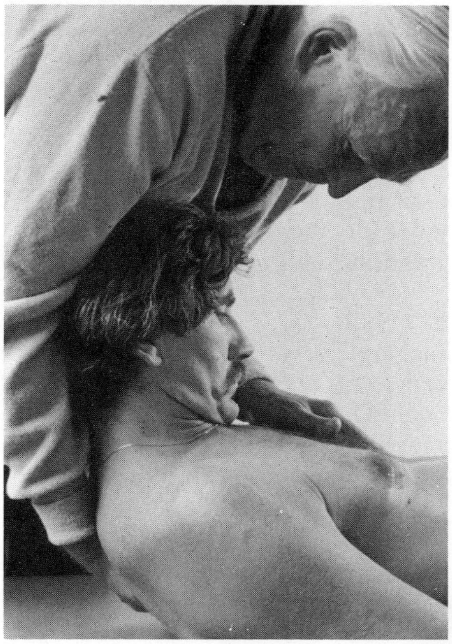

**Abb. 208**

Therapieart: Mobilisation mit direkter Muskelanspannung

Ziel: Verbesserung der Inspirationsbewegung

Bezeichnung: Rippenmobilisation, (Rippen 3–9)
groß: BRD, USA
mittel: S, CSSR
klein: F
keine: CH

Beschreibung: Rückenlage des Patienten, Arm (z. B. rechter) abduziert und im Ellbogen flektiert. Flächige Griffassung von dorsal auf der Rippe (z. B. links). Fixation des abduzierten Armes mit der (rechten) Hand (Abb. 209).
Tiefe Inspiration und Exspiration. Während der Inspirationsphase mobilisierender Zug nach ventral auf der Rippe.

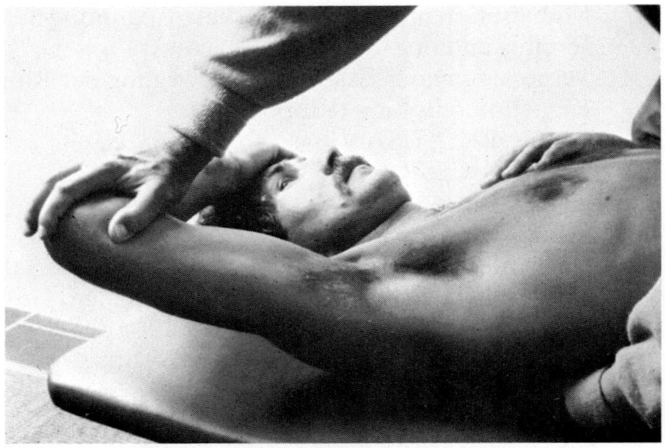

Abb. 209

### 5.3.3 Mobilisierende Techniken mit Impuls

| | |
|---|---|
| Therapieart: | Mobilisation mit Impuls |
| Ziel: | Verbesserung der Flexion der Brustwirbelsäule |
| Bezeichnung: | Flexion/Distraktionsmanipulation |
| Wertigkeit: | mittel: CH<br>keine: BRD, CSSR |
| Beschreibung: | Patient in Bauchlage, Brustwirbelsäule leicht kyphosiert, Kontaktaufnahme mit dem Thenar rechts auf dem Querfortsatz (z. B. Th 9) sowie mit dem Thenar links auf dem Querfortsatz des Brustwirbels (Abb. 210). Manipulationsimpuls in tangentialer Richtung kranialwärts. |
| Bemerkungen: | Es handelt sich um eine eher unspezifische Manipulationstechnik. |

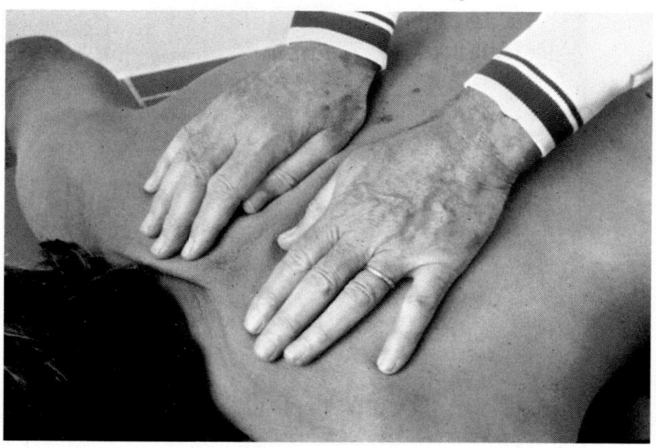

Abb. 210

Therapieart: Mobilisation mit Impuls
Ziel: Verbesserung der Extension der Brustwirbelsäule
Bezeichnung: Extensionsmanipulation
Wertigkeit: groß: BRD, S, CSSR, CH, SF
Beschreibung: Rückenlage des Patienten. Thenar und flexierter Mittelfinger des Therapeuten werden auf Höhe der Querfortsätze links und rechts angelegt (Abb. 211). Manipulationsimpuls über die verschränkten Oberarme und den Schultergürtel des Patienten nach dorsal (Abb. 212).

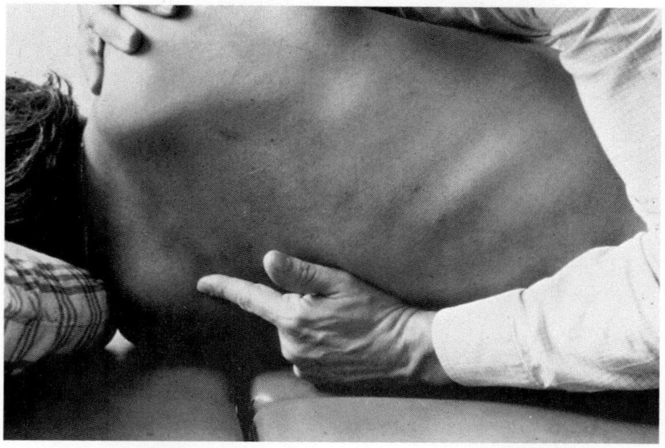
**Abb. 211**

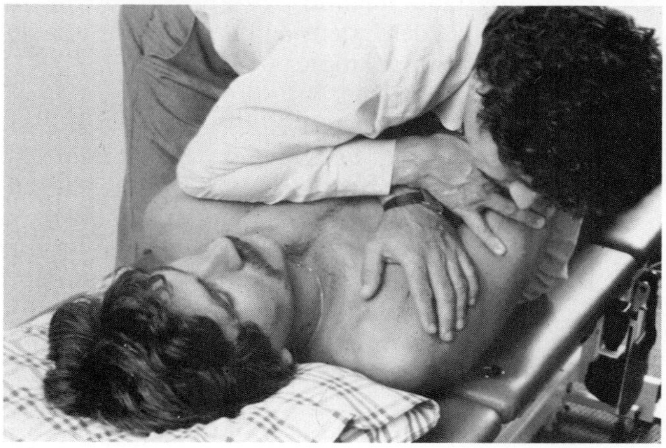
**Abb. 212**

Therapieart: Mobilisation mit Impuls
Ziel: Verbesserung der Extension der Brustwirbelsäule
Bezeichnung: Extensionsmanipulation
Wertigkeit: groß: USA, CSSR, S, SF
mittel: CH
keine: BRD
Beschreibung: Sitzender Patient, Kontaktnahme am Dornfortsatz des zu manipulierenden Segments unter Zuhilfenahme eines Sandsackes, welcher zwischen Epigastrium des Therapeuten und der Patientenwirbelsäule eingeklemmt wird. Umfassung des Nackens des Patienten, Fixation des Schultergürtels in der Axilla (Abb. 213).
Manipulationsimpuls durch leichten Ventralschub mit dem Epigastrium des Therapeuten und Traktionsschub mit den Armen (des Therapeuten) nach kranial.

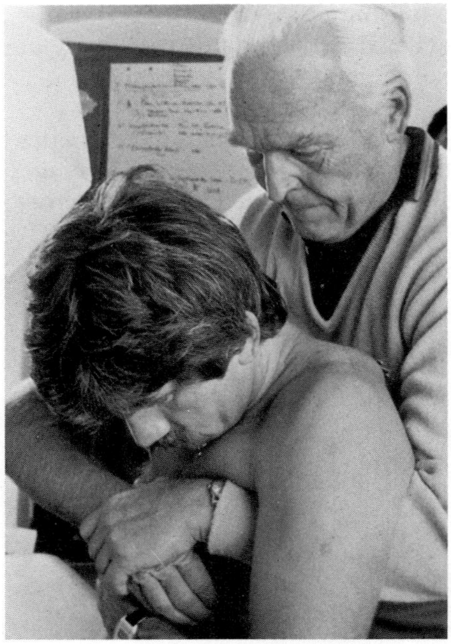

Abb. 213

| | |
|---|---|
| Therapieart: | Extensionsmanipulation |
| Ziel: | Verbesserung der Extension der Brustwirbelsäule |
| Bezeichnung: | Extensionsmanipulation |
| Wertigkeit: | groß: USA, S, SF |
| | klein: CSSR, BRD, CH |
| Beschreibung: | Sitzender Patient, Fixation des Schultergürtels und der Halswirbelsäule durch Umgreifung mit den Händen im Nacken durch den Patienten und Griffassung an den Unterarmen des Patienten.<br>Einstellung in der aktuellen Ruhelage im Segment (z. B. Th 8/Th 9), Kontaktaufnahme mit der Tuberositas tibiae auf dem Dornfortsatz (Th 9).<br>Geringer Manipulationsimpuls in die ventrale Richtung mit dem Therapeutenknie und gleichzeitig kleine Traktion durch Fixieren der Arme des Therapeuten (Abb. 214). |

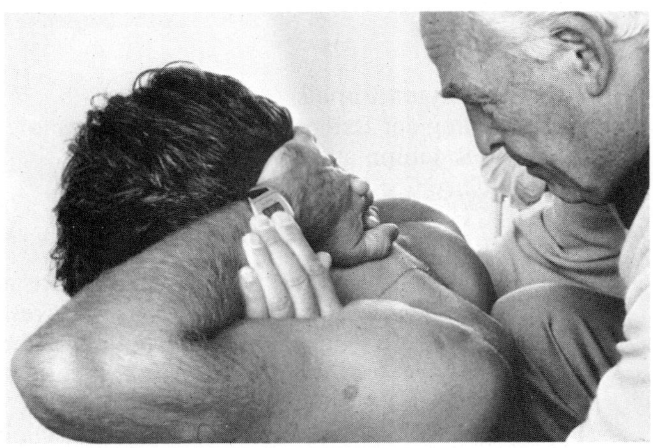

Abb. 214

Therapieart: Mobilisation mit Impuls
Ziel: Verbesserung der Rotation (rechts) thorakal der Brustwirbelsäule
Bezeichnung: Rotationsmanipulation – Handkreuzgriff
Wertigkeit: groß: CH, S, SF; mittel: CSSR; keine: BRD
Beschreibung: Patient in Bauchlage, Brustwirbelsäule kyphosiert. Kontaktnahme auf dem Querfortsatz (z. B. Th 9) rechts mit dem rechten Os pisiforme des Therapeuten. Die andere Hand nimmt kreuzweise Kontakt mit dem linken Os pisiforme auf mit dem um ein Segment kaudalwärts liegenden Querfortsatz (Abb. 215).
Manipulationsimpuls in die ventrale Richtung auf beide Querfortsätze.

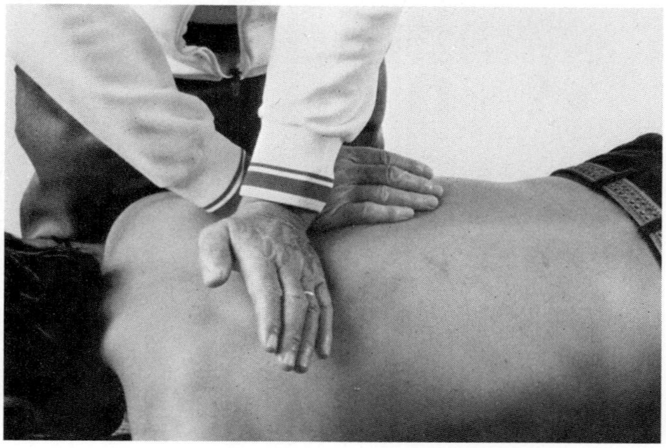

**Abb. 215**

Therapieart: Mobilisation mit Impuls
Ziel: Verbesserung der Rotation der Brustwirbelsäule sowie Mobilisation der Rippen
Bezeichnung: Rotationsmanipulation
Wertigkeit: mittel: USA, CH, BRD, CSSR
keine: F
Beschreibung: Kyphosierte Bauchlage des Patienten. Kontaktaufnahme mit dem Os pisiforme der (z. B. linken) Hand auf dem Querfortsatz (Th 5) rechts. Kontaktnahme mit dem Os pisiforme der (rechten) Hand auf Querfortsatz (Th 6) sowie der (6.) Rippe (links) (Abb. 216).
Ventral gerichtete Impulse mit beiden Händen.

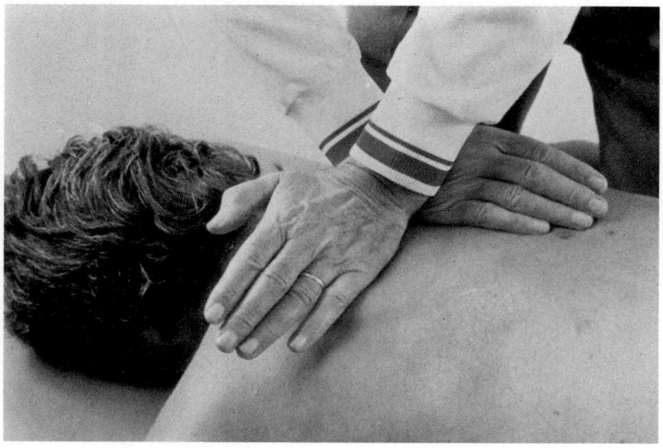

**Abb. 216**

Therapieart: Mobilisation mit Impuls
Ziel: Verbesserung der Rotation der unteren Brustwirbelsäule
Bezeichnung: Rotationsmanipulation
Wertigkeit: groß: USA
Beschreibung: Seitenlage des Patienten, leichte Flexion und Rotation der Lendenwirbelsäule und Brustwirbelsäule. Das zu manipulierende Segment wird eingestellt (Abb. 217).
Rotierender Manipulationsimpuls über dem Dornfortsatz / Os ilium bei gleichzeitigem Impuls auf das flektierte Kniegelenk.

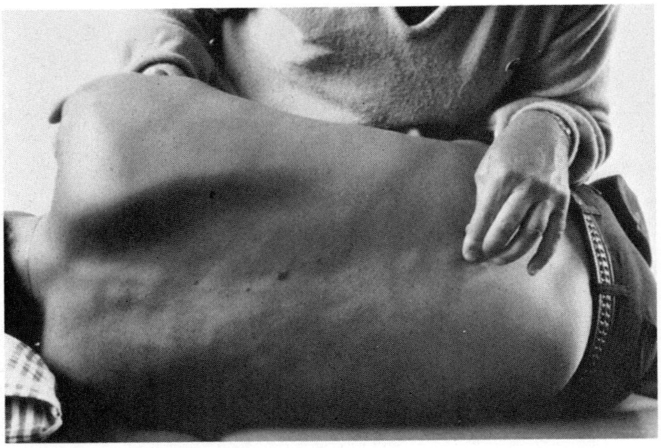

**Abb. 217**

Therapieart: Mobilisation mit Impuls
Ziel: Verbesserung der Rotation des thorakolumbalen Übergangs
Bezeichnung: Rotationsmanipulation
Wertigkeit: groß: USA
keine: BRD, CSSR, S, CH, SF
Beschreibung: Patient in Bauchlage. Becken mit Gurt am Tisch fixiert. Lendenwirbelsäule und Brustwirbelsäule (z. B. nach rechts) rotiert. Fixation des Dornfortsatzes (Th 11) mit der (linken) Hand. Abstützung der (rechten) Schulter des Patienten am Sternum des Therapeuten (Abb. 218).
Manipulationsimpuls in Richtung rechts bei gleichzeitiger Rotation über die rechte Schulter des Patienten.

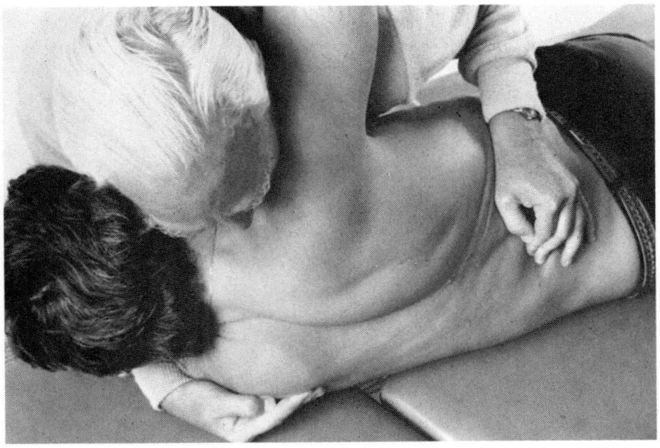

**Abb. 218**

| | |
|---|---|
| Therapieart: | Mobilisation mit Impuls |
| Ziel: | Verbesserung der Rotation des thorakolumbalen Überganges |
| Bezeichnung: | Rotationsmanipulation |
| Wertigkeit: | groß: BRD, USA, S, CSSR, GB<br>keine: CH |
| Beschreibung: | Patient im Reitsitz auf der Untersuchungsliege. Rotation, z. B. nach links, der Wirbelsäule, ausgeführt über den Schultergürtel. Flexion der unteren Brust- und Lendenwirbelsäule sowie Lateralflexion nach rechts. Kontakt mit dem (rechten) Daumen des Therapeuten auf der (rechten) Seite des Dornfortsatzes (L 1). Manipulationsimpuls nach rechts (Abb. 219). |

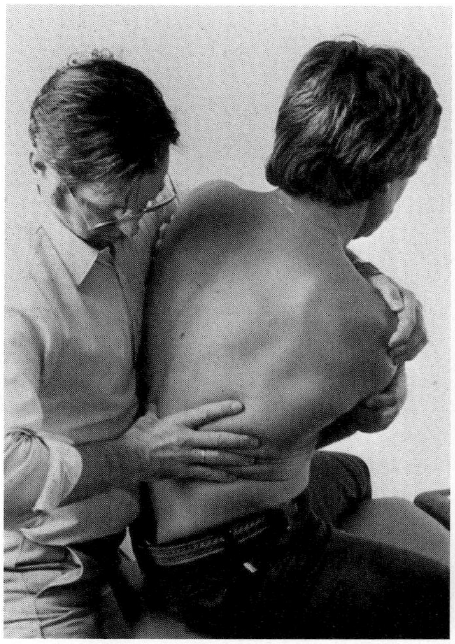

**Abb. 219**

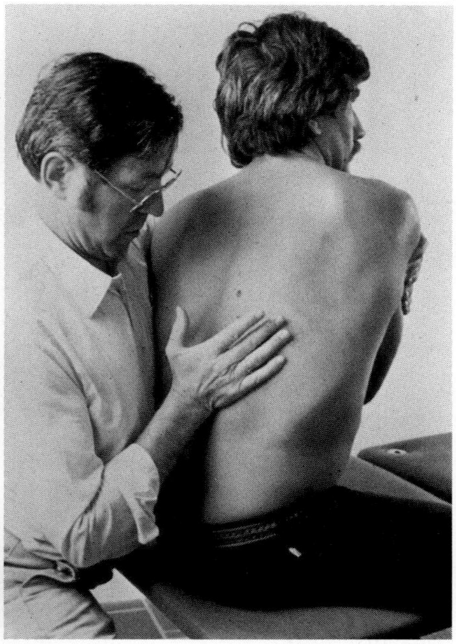

**Abb. 220**

| | |
|---|---|
| Therapieart: | Mobilisation mit Impuls |
| Ziel: | Verbesserung der Rotationsfähigkeit des thorakolumbalen Übergangs |
| Bezeichnung: | Rotationsmanipulation |
| Wertigkeit: | groß: USA, S, SF, BRD, CSSR, CH<br>keine: GB |
| Beschreibung: | Reitsitz des Patienten auf der Untersuchungsliege. Verriegelung der Wirbelsäule durch (z. B. linke) Rotation (leichte Extension der Lendenwirbelsäule), Lateralflexion (nach links), Manipulationsimpuls mit dem (rechten) Os pisiforme des Therapeuten auf den Querfortsatz (Th 12) in Richtung der gleichseitigen Schulterdrehung (Abb. 220). |

| | |
|---|---|
| Therapieart: | Mobilisation mit Impuls |
| Ziel: | Verbesserung der Beweglichkeit der Rippen (2–6) |
| Bezeichnung: | Rippenmanipulation |
| Wertigkeit: | groß: BRD<br>mittel: CH, USA<br>klein: weitere Angaben fehlen |
| Beschreibung: | Patient zuerst in Seitenlage. Der Thenar der (z. B. linken) Hand nimmt Kontakt mit der zu manipulierenden Rippe auf. Der Patient wird in Rückenlage fixiert und leicht (nach rechts) überdreht (Abb. 221).<br>Manipulationsimpuls über die angewinkelten Arme und den Schultergürtel des Patienten (Abb. 222). |

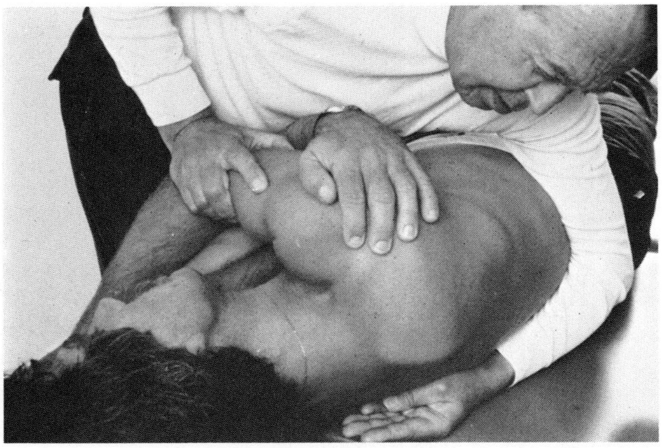

**Abb. 221**

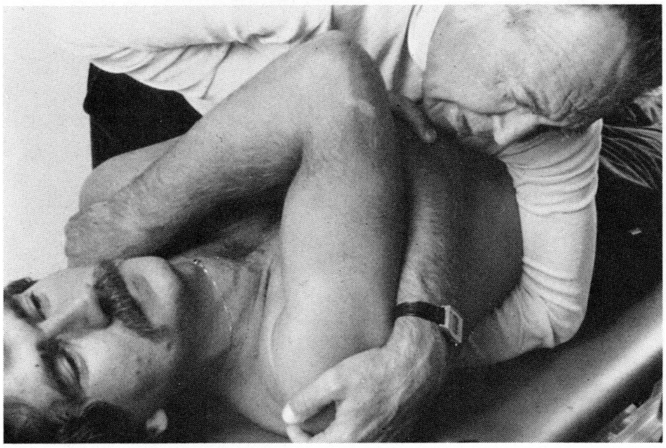

**Abb. 222**

Therapieart: Mobilisation mit Impuls
Ziel: Verbesserung der Beweglichkeit der Rippen (ab 4. Rippe)
Bezeichnung: Rippenmanipulation
Wertigkeit: groß: BRD, SF
mittel: CH, S
klein: CSSR

Beschreibung: Patient in Bauchlage, Brustwirbelsäule leicht flektiert. Das Hypothenar der (linken) Hand fixiert den Querfortsatz Th 4–Th 6. Kontaktnahme mit dem Hypothenar mit der (rechten) Hand auf Angulus costae (5.) der Rippe (Abb. 223).
Manipulationsimpuls nach ventral/lateral/kaudal.

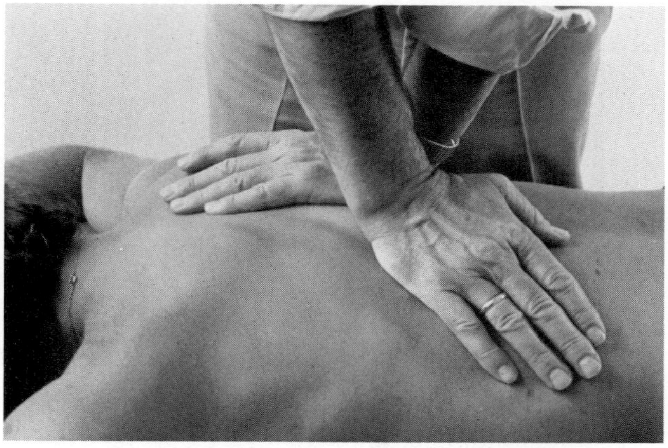

**Abb. 223**

Therapieart: Mobilisation mit Impuls
Ziel: Verbesserung der Beweglichkeit der Rippen (ab der 4. Rippe)
Bezeichnung: Rippenmanipulation
Wertigkeit: groß: CH
keine: BRD, USA, F

Beschreibung: Seitenlage des Patienten. Kontaktnahme mit dem linken Mittelfinger auf der (z. B. 6.) Rippe im Bereich des Angulus costae. Verstärkender Druck mit der (rechten) Hand (Abb. 224). Anschließend Manipulationsimpuls nach ventral/lateral/kaudal.

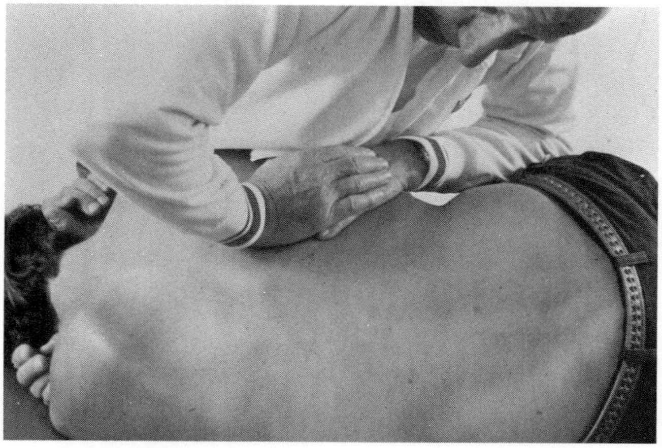

**Abb. 224**

Therapieart: Mobilisation mit Impuls
Ziel: Verbesserung der Beweglichkeit der mittleren und unteren Rippen
Bezeichnung: Rippenmanipulation
Wertigkeit: groß: Angaben fehlen; keine: BRD
Beschreibung: Der Patient liegt in Bauchlage. Kontaktnahme mit dem Hypothenar auf der (z. B. 10.) Rippe links. Breite Umfassung des Beckens (links). Rotation der Lendenwirbelsäule (nach rechts) bis zur Verriegelung (Abb. 225). Manipulationsimpuls über das Becken nach dorsal, Fixation der Rippen in entgegengesetzte Richtung.

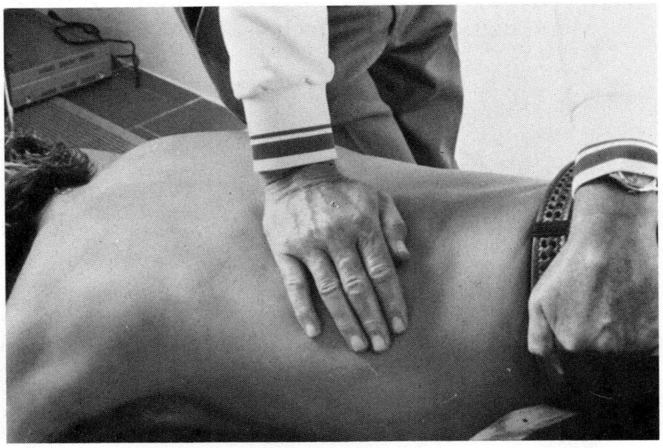

**Abb. 225**

Therapieart: Mobilisation mit Impuls
Ziel: Verbesserung der Inspirationsbeweglichkeit der Rippen (ab 4. Rippe)
Bezeichnung: Rippenmanipulation
Wertigkeit: groß: F; keine: USA, CH, S, BRD
Beschreibung: Patient sitzt angelehnt an den abstützenden Oberschenkeln des Therapeuten.
Kontaktnahme der Fingerspitzen mit der Rippe (Abb. 226).
Manipulationsimpuls entweder nach kaudal oder kranial in der Exspirationsphase.

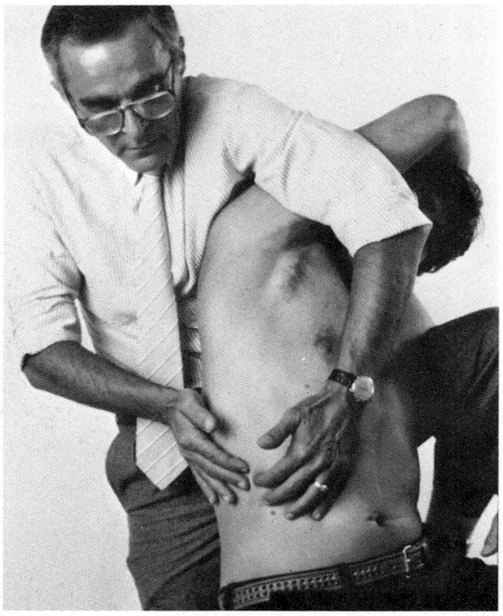

**Abb. 226**

### 5.3.4 Muskuläre Rehabilitation

Therapieart: Muskeldehnung unter Ausnützung der postisometrischen Relaxationsphase
Ziel: Dehnung des M. pectoralis major
Bezeichnung: Muskeldehnung
Wertigkeit: groß: CSSR, CH
Beschreibung: Der Arm des Patienten ist abduziert und eleviert. Flächige Griffassung am Thorax sowie am Ellbogen des abduzierten Armes. Isometrische Anspannung des M. pectoralis. In der Relaxationsphase Dehnung des M. pectoralis major durch Verstärkung der Abduktionsbewegung unter gleichzeitiger kleiner Traktion (Abb. 227).

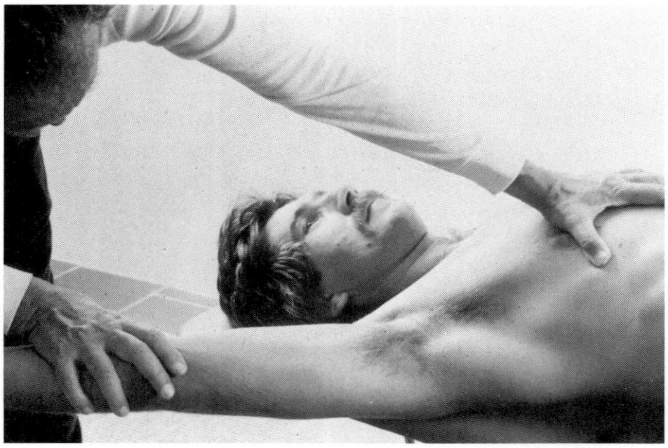

**Abb. 227**

Therapieart: Muskeldehnung ohne Ausnützung der postisometrischen Relaxation
Ziel: Verlängerung des M. erector spinae im Thorakalbereich
Bezeichnung: Muskeldehnung
Wertigkeit: groß: USA, S, BRD
klein: CH
Beschreibung: Patient in Seitenlage. Fassern des Erector trunci mit den Langfingern. Beidseitiges Abstützen mit den Ellbogen in der Axilla und auf dem Becken (Abb. 228).
Kaudal- und kranialwärts gerichteter Schub auf das Becken und den Thorax. Verstärkung der Lateralflexion durch Zug am M. erector spinae im Thorakalbereich.

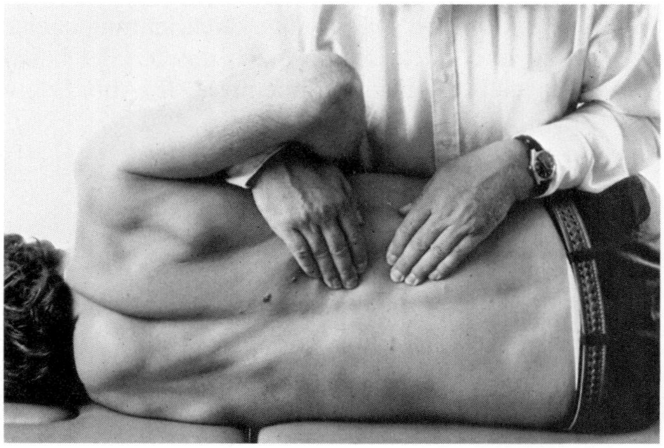

**Abb. 228**

Therapieart: Muskeldehnung unter Ausnützung der postisometrischen Relaxationsphase
Ziel: Dehnung des M. erector spinae im Thorakalbereich (z. B. links)
Bezeichnung: Muskeldehnung
Wertigkeit: groß: CSSR, CH
Beschreibung: Sitzender Patient, Hände im Nacken verschränkt. Rechtsrotation der Brustwirbelsäule. Gezielte Einatmung mit gleichzeitiger Blickrichtung nach links. Anschließende Exspiration und Blickrichtung nach rechts.
Dehnung des M. erector spinae durch zunehmende, passive Rotation (rechts) der Brustwirbelsäule (Abb. 229) in der Exspirationsphase.

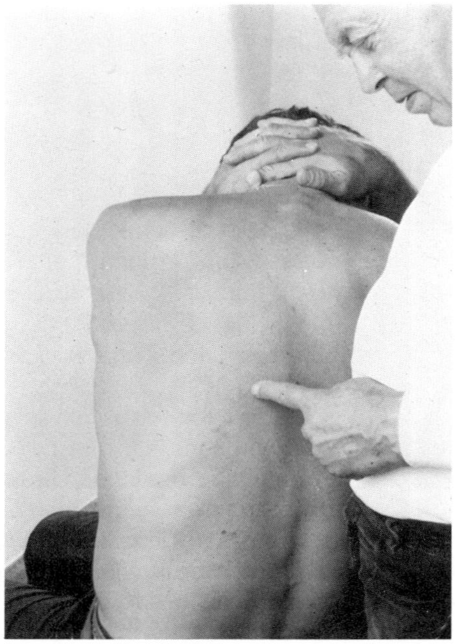

**Abb. 229**

Therapieart: Muskeldehnung unter Ausnützung der postisometrischen Relaxationsphase
Ziel: Dehnung des M. quadratus lumborum
Bezeichnung: Muskeldehnung
Wertigkeit: groß: CSSR, CH
Beschreibung: Stehender Patient, Lenden- und Brustwirbelsäule z. B. nach (rechts) lateral flektiert. Linker Arm eleviert (Abb. 230).
Inspiration und gleichzeitige Blickrichtung nach oben. Anschließend Exspiration und Blickrichtung nach unten. Gleichzeitig zunehmende Lateralflexion im Lendenwirbelsäulenbereich (Abb. 231) während der Exspirationsphase.

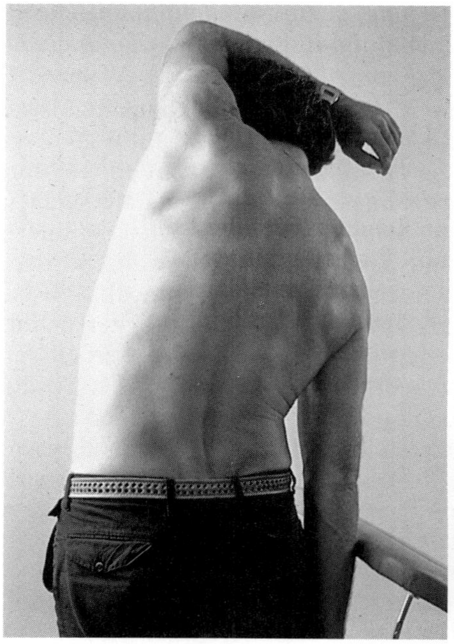

Abb. 230

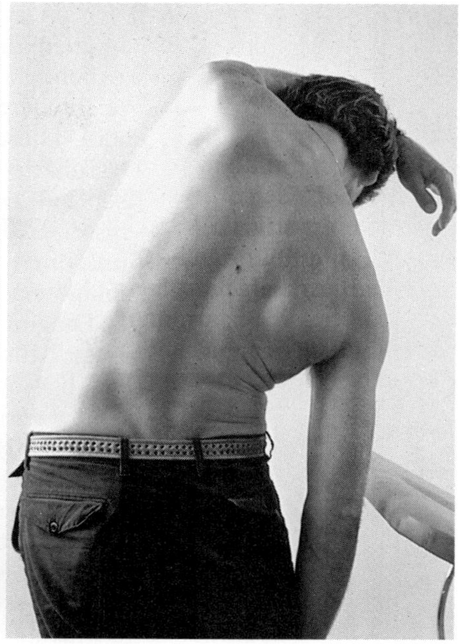

Abb. 231

## 5.4 Zusammenfassung

Es war eine wichtige Aufgabe der Gruppe, die unterschiedlichen terminologischen Auffassungen zu den Begriffen Mobilisation und Manipulation in Einklang zu bringen. Diese Begriffe werden in den verschiedenen Ländern wie folgt verstanden:

*Manipulation*

USA: Jegliche therapeutische Maßnahme, bei welcher die Hände des Therapeuten zur Behandlung des Patienten angewendet werden (ein Sammelbegriff).
Europa: Unter diesem Begriff wird eine Mobilisation mit terminalem Impuls verstanden, die in der englischen Übersetzung bzw. in der Terminologie der amerikanischen Osteopathen als „high velocity low amplitude thrust" bezeichnet wird.

*Mobilisation*

„Mobilisation" wird in den USA als Weichteil- und Gelenkbehandlung (muscle energy technique), in Europa als Gelenkmobilisation ohne Impuls verstanden.
Bezüglich der Diagnostik war man sich darüber einig, daß nach einer eingehenden Anamnese eine Gesamtuntersuchung des Achsenorgans und der Extremitäten vor der segmentalen Untersuchung zu erfolgen hat. Keine der anwesenden Schulen vertrat die Meinung, daß es ausreichen würde, ledig-

lich die vom Patienten als schmerzhaft angegebene Region zu untersuchen. Vor allem die Vertreter der skandinavischen Länder bewerten die Gesamtbeweglichkeit der Wirbelsäule besonders hoch. In der Folge werden die Weichteile einschließlich Muskulatur palpatorisch sowie funktionell untersucht. Diese Untersuchung führt häufig zu Regionen, welche segmentale Dysfunktionen aufweisen. Diese werden v.a. durch die Osteopathen spezifisch auf Bewegungseinschränkung untersucht. Für die französische und schweizerische Schule ist die Suche nach schmerzhaften segmentalen Irritationszonen und deren Provokation während der einzelnen Bewegungsausschläge ein wichtiger Teil der Diagnostik. Die tschechische Schule legt bei der Diagnostik großen Wert auf die Untersuchung der funktionell benachbarten Muskelgruppen, insbesondere werden verkürzte posturale Muskeln und abgeschwächte phasische Muskeln als Ausdruck einer muskulären Dysbalance gesucht.

Es wurde festgestellt, daß auf Grund von klinischen Erfahrungen viszerosomatische Reflexmechanismen und deren Auswirkung auf das Achsenorgan große differentialdiagnostische Bedeutung haben. Besonders häufig wird die segmentale Dysfunktion als Folge von Erkrankungen viszeraler Organe aufgefunden, so z.B. nach einem Herzinfarkt oder bei Angina pectoris im Bereich der mittleren und oberen Brustwirbelsäule.

Es wurde festgehalten, daß die Haltung und demzufolge der Bewegungsstereotyp durch psychische Konfliktsituationen sowie durch unphysiologische Atmung beeinflußt werden können.

In bezug auf die manualmedizinische Behandlung war man sich über die einzelnen Techniken einig: Die Unterschiede bestanden lediglich in der Reihenfolge der einzelnen therapeutischen Anwendungen. Einige Länder, wie die Schweiz, Deutschland, Frankreich und England, wenden vorerst Mobilisation oder Manipulation an, um primär die segmentale Dysfunktion zu beheben. Andere Länder, wie die Tschechoslowakei und die USA, verwenden zuerst Weichteiltechniken als Vorbereitung für eine nachfolgende Mobilisation oder, wenn nötig, eine Manipulation. Diejenigen Schulen, die primär Manipulationen anwenden, arbeiten eng mit den Physiotherapeuten zusammen, die dann die Behandlung der muskulären Dysbalance übernehmen. Diesbezüglich wurde auf die Aufgabe der Physiotherapeuten in der Rehabilitationsphase hingewiesen.

Die Teilnehmer stimmten überein, daß Manipulationen in einer limitierten Anzahl und in einer limitierten Zeitspanne angewendet werden sollten, auch wenn die obere Grenze sowie die Dauer nicht in Zahlen ausgedrückt wurden.

Kapitel 6

# Lendenwirbelsäule, Iliosakralgelenke

***Teilnehmer:***
*BRD: H. D. Neumann*
*Italien: G. Brugnoni*
*Schweden: I. Hamberg*
*Schweiz: U. Waller*
*USA: P. Greenman*
*und S. Haldeman*

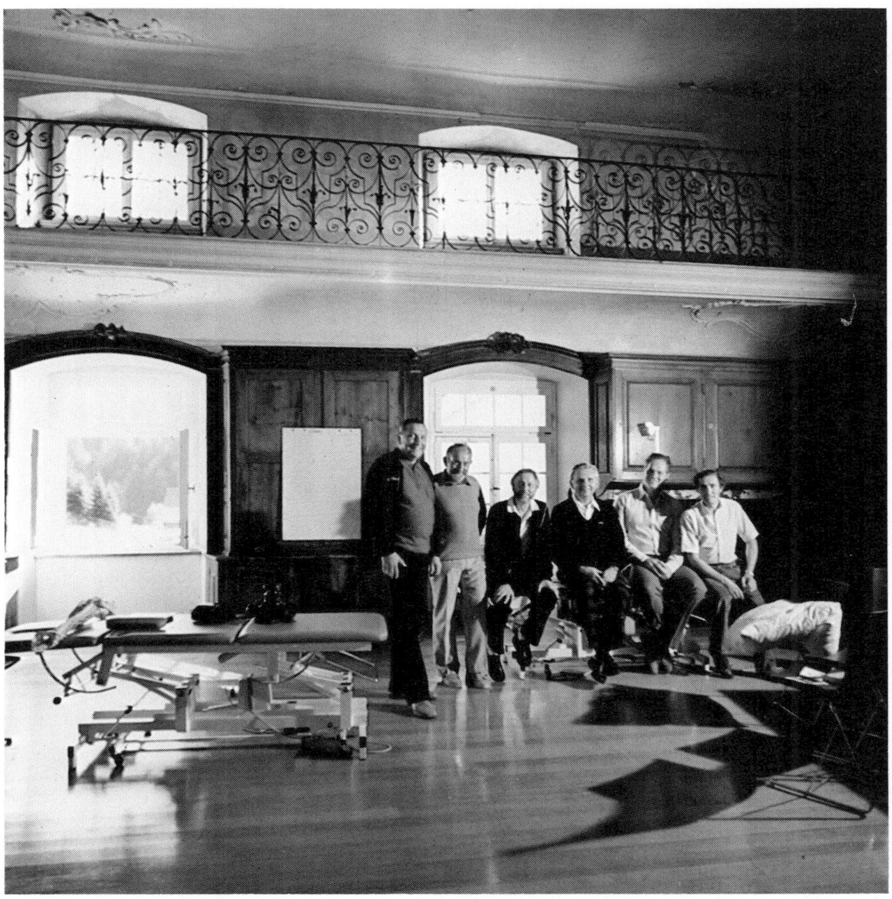

## 6.1 Biomechanik der Lendenwirbelsäule, des lumbosakralen Übergangs und der Iliosakralgelenke

Die kleinste Einheit der Wirbelsäule ist das Junghanns-Bewegungssegment („vertebral motor unit"). Sie besteht:

1. aus dem beweglichen Teil
   - Bandscheibe
   - Wirbelbogengelenk
2. aus dem stabilisierenden Teil
   - Bänder
   - Gelenkkapsel

*Lendenwirbelsäulenbeweglichkeit*

Die Lendenwirbelsäulenbeweglichkeit ist nur in bezug auf Flexion und Extension als alleinige Bewegung möglich. Dies wird durch die Orientierung der Gelenkflächen bestimmt (Abb. 232). Die Rotation um Y- und Z-Achse ist nur im Sinne der gekoppelten Bewegungen möglich.

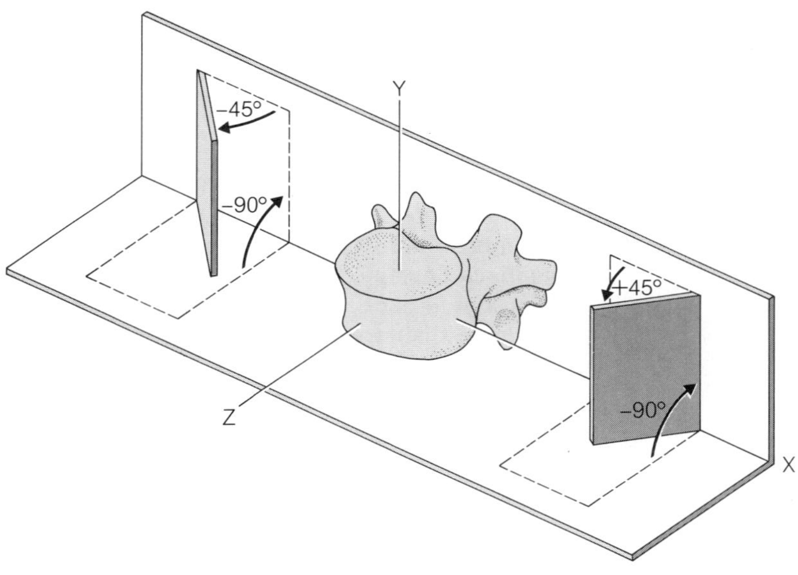


**Abb. 232.** Darstellung der Gelenkflächenneigung des Lendenwirbels. (Panjabi 1978)

Seitneigung und Rotation kombinieren sich immer miteinander. Bei Flexion der Lendenwirbelsäule verlaufen Seitneigung und Rotation in die gleiche Richtung (Abb. 233), bei extendierter Lendenwirbelsäule hingegen in entgegengesetzte Richtung.

Es herrschte allgemeine Übereinstimmung über diesen Mechanismus, nur Italien erhob den Einwand, daß bei extendierter Wirbelsäule eine Rotation unmöglich sei, die Wirbelgelenke seien dann in bezug auf die Rotation verriegelt. Der Vertreter der USA (Osteopathen) bemerkte hierzu, daß in der Tat die Rotation bei extendierter Lendenwirbelsäule äußerst gering ist.

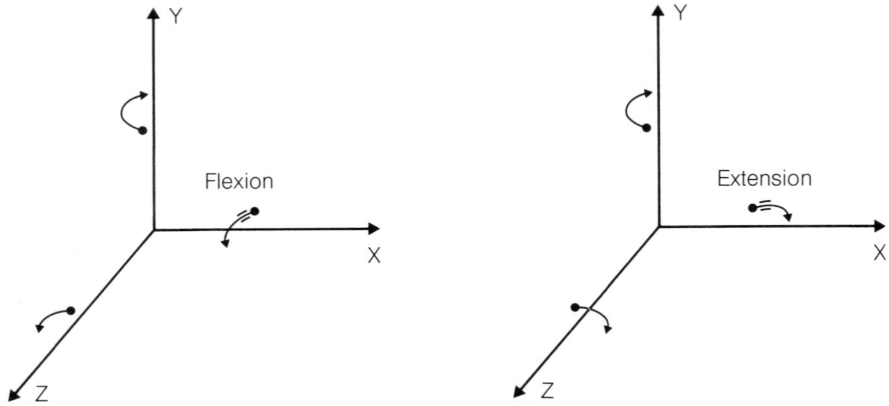


**Abb. 233.** Begleitbewegungen (coupling patterns) während Flexion der LWS

*Kreuzdarmbeingelenke*

- Die Bewegung des Sakrums in bezug auf die Flexion und Extension wird übereinstimmend als Nutation bezeichnet. Es wurde auf die Bewegungsachsen der Iliosakralgelenke hingewiesen (Abb. 234).
- *Bewegungen des Sakrums beim Gehen.* Beim Gehen führt das Sakrum auf der Seite des Spielbeins eine Flexion durch. Gleichzeitig rotiert das Sakrum z. B. nach rechts und neigt sich nach links (gegensinnige Rotation zur Seitneigung).
  Beim Spielbein-Standbein-Wechsel führt die Sakrumbasis sagittal gesehen eine achtertourartige Bewegung durch.
- *Bewegung der Darmbeine.* Beim Laufen rotieren die Darmbeine in anterior-posteriorer Richtung gegeneinander. Der Palpationspunkt ist die Spina iliaca dorsalis. Auf der Spielbeinseite rotiert der Darmbeinkamm nach ventral und der Sitzbeinhöcker nach dorsal.
  Gleichzeitig bewegt sich der Beckenkamm etwas nach kranial und lateral, der Sitzbeinhöcker nach dorsal medial.

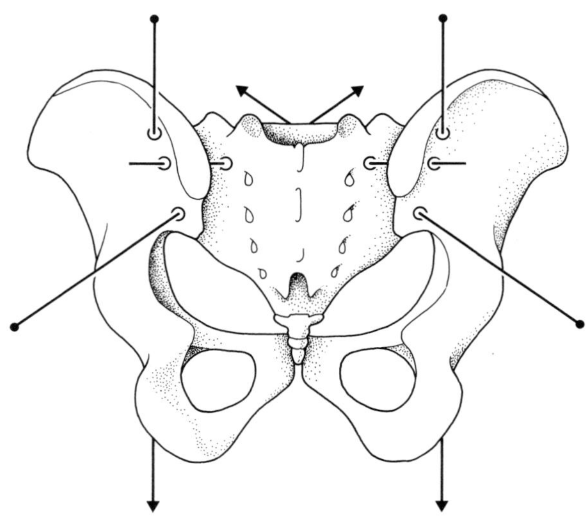

**Abb. 234.** Bewegungsachsen der Iliosakralgelenke

Es sei auf die folgenden zusätzlichen Bewegungsmöglichkeiten der Kreuzdarmbeingelenke hingewiesen:

- Ein flügelartiges Ein- und Ausschwingen der Ilia (von Lewit später in der Diskussion als „gapping" bezeichnet). Die amerikanische Bezeichnung lautet „inflare" und „outflare".
- Außerdem ist eine Superior-inferior-Scherbewegung der Ilia möglich, und zwar besonders bei parallel stehenden und zu flach ausgebildeten Kreuzdarmbeingelenken. Das Kreuzdarmbeingelenk ist bei der folgenden Bewegung (bzw. Stellung) gefährdet: Vorwärtsbewegung des Rumpfes bei gleichzeitiger Seitneigung. Hierdurch wird eine Nutation des Kreuzbeines nach dorsal mit Rotation zur Gegenseite induziert. In dieser Stellung wird das Gelenk überbeansprucht und gefährdet. Gleichzeitig wird die Adaptation der Lendenwirbelsäule an die Sakrumbewegung verändert.

*Schambeinbewegung*

- Beim Laufen findet sich eine Anterior-posterior-Torsionsbewegung der beiden Schambeine in einer horizontalen Ebene.
- Beim Einbeinstand erfolgt eine Scherbewegung der beiden Schambeine gegeneinander, beim Standbein nach oben und am Spielbein nach unten in der frontalen Ebene.

*Koppelung der Kreuzbeinbewegung mit der Lendenwirbelsäule*

Beim Gehen rotiert das Kreuzbein in die entgegengesetzte Richtung zum 5. Lendenwirbelkörper hin. Wenn also das Kreuzbein nach links rotiert und sich dabei gleichzeitig nach rechts neigt, dreht sich der 5. Lendenwirbelkörper nach rechts. Dieser Mechanismus wird durch das Ligamentum iliolumbale induziert (Abb. 235).

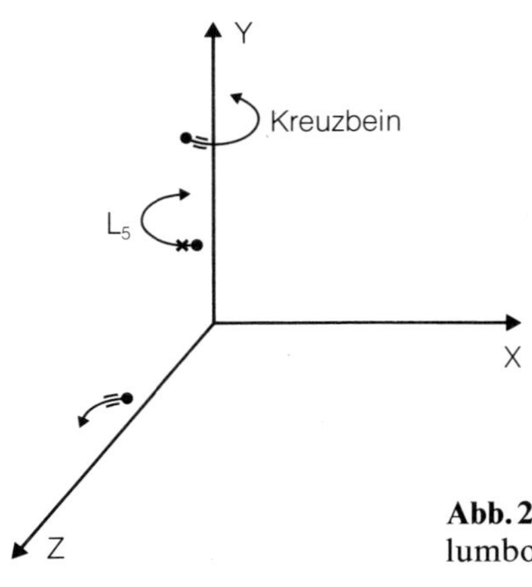


**Abb. 235.** Begleitbewegungen (coupling patterns) des lumbosakralen Übergangs

## 6.2 Diagnostik

### 6.2.1 Diagnostische Kriterien an der Lendenwirbelsäule, am lumbosakralen Übergang und allen Darmbeingelenken

#### *6.2.1.1 Kennzeichen einer Funktionsstörung*

1. Die Bewegungseinschränkung im Verhältnis zur normalen Beweglichkeit oder zur Hypermobilität) Die italienische Schule ist der Auffassung, daß man die Bewegungsausschläge eines Wirbels, z. B. über die Dornfortsätze, nicht tasten kann. Eines der Mittel zur Beurteilung der Bewegungeinschränkung ist das „Endgefühl" („joint play").
2. Weichteilveränderungen (Palpation in Ruhe)
- Muskel
- Bänder
- Faszie
- Subkutis
- Haut
3. Der Provokationstest
4. Muskuläre Dysbalance

Folgende Funktionsstörungen werden im Einzelnen beurteilt:

ad 1. *Bewegungseinschränkung*
- allgemeine Beweglichkeit
- multisegmentale Beweglichkeit
- segmentale Beweglichkeit im Einzelnen
- aktive Beweglichkeit
- passive Beweglichkeit
- Bewegung gegen Widerstand

ad 2. *Weichteilveränderungen* (Palpation in Ruhe)
- Haut: Kibler-Hautfalte, Temperatur, Farbe, Spannung, Konsistenz
- Subkutis: Nachgiebigkeit, Ödem, Spannung
- Faszie: Verschieblichkeit (leicht oder schwer)
- Muskeln einschließlich Muskelsehnenübergang und Sehne
- Hyper- und Hypotonus, Triggerpunkte, Kontrakturen und fibrotische Veränderung
- Bänder: Spannungszustand (schlaff oder straff), Schmerz, fibrotische Veränderung
- segmentale Irritationszone

ad 3. *Provokationstests* (Palpation mit Bewegung)
- Schmerzreaktion auf Bewegung
- Gewebsreaktion auf Bewegung
  multisegmental oder in einem Segment
  aktiv oder passiv
- Schmerzreaktion im Gelenk als Reaktion auf Druck (französische Schule)
- Joint play
- Irritationszone (schweizerische Schule)

ad 4. Dysbalance (statisch und dynamisch)
- Gangbild
- Haltung: links-rechts
  ventral-dorsal
  kranial-kaudal
- Muskel: Verkürzung der postularen Muskelgruppen
  Abschwächung der phasischen Muskelgruppen

*6.2.1.2 Prognostische Faktoren*

*Faktoren für schlechte Prognose*
- Haltungsstörungen
- Störungen des muskulären Gleichgewichtes
- Hypermobilität
  erworben
  konstitutionell
- Psychosomatische Funktionsstörungen
  Verspannungen
  Streß
  Depression
- Chronizität der Funktionsstörung
- Schlechter allgemeiner Gesundheitszustand

*Faktoren für eine günstige Prognose*
- Die Kunst des Arztes
- Die Kooperation des Patienten
- Kurze Krankheitsdauer
- Bewegungseinschränkung in nur einer Richtung
- Minimale Weichteilveränderungen in bezug auf Fibrose, Ödeme, Muskelverspannungen, Gefäßreaktionen
- Die isolierte Abschwächung oder Verkürzung weniger Muskeln

### 6.2.2 Weichteiluntersuchung

| | |
|---|---|
| Segment Wirbelsäulenabschnitt: | Lendenwirbelsäule |
| Bezeichnung: | Schichtweise Palpation |
| Wertigkeit: | groß: CH, USA, I, S<br>mittel: BRD |
| Beschreibung: | Die Fingerkuppen der untersuchenden Finger liegen flach über dem zu untersuchenden Segment (Abb. 236). Schichtweise werden folgende Strukturen beurteilt: Haut, Faszie, Muskulatur, Gelenkkapsel, Periost.<br>Die einzelnen Schichten werden in bezug auf Konsistenz, Widerstand, Druckempfindlichkeit sowie Resistenz getestet. |

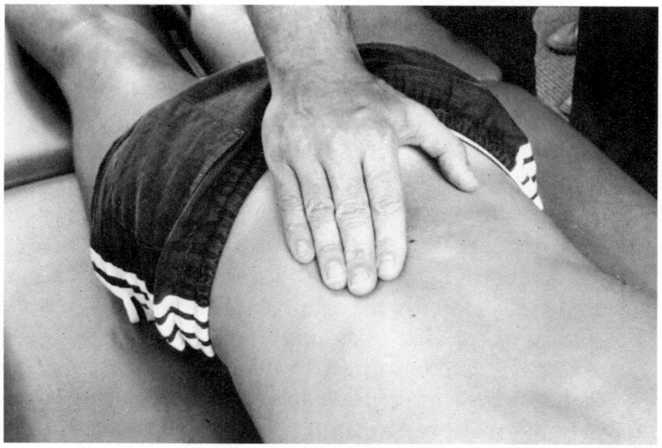

**Abb. 236**

| | |
|---|---|
| Segment, Wirbelsäulen-abschnitt: | Lendenwirbelsäule |
| Bezeichnung: | Palpation der Kutis und Subkutis |
| Wertigkeit | mittel: BRD, I, S<br>keine: USA, CH |
| Beschreibung: | Eine Hautfalte wird zwischen Daumen und Zeigefinger beider untersuchenden Hände gebildet (Abb. 237) und kaudalwärts ausgerollt („pincer rouler"). Untersucht werden: 1. Wechsel in der Hautdicke, 2. Auftreten von Schmerz.<br>Jede Hautzone entspricht einem Wirbelsegment, jedoch nicht immer den metameren folgend. |

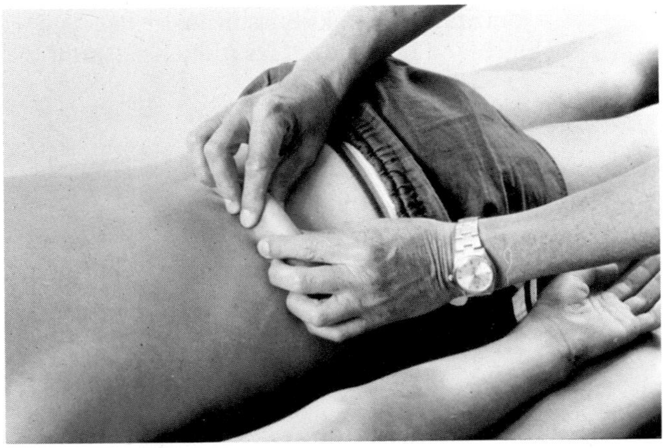

**Abb. 237**

| | |
|---|---|
| Segment, Wirbelsäulen-abschnitt: | Lendenwirbelsäule, Iliosakralgelenke |
| Bezeichnung: | Segmentale Irritationszone |
| Wertigkeit: | groß: CH<br>mittel: S, USA, I<br>keine: BRD |
| Beschreibung | Am Achsenorgan bestehen palpable Gewebeveränderungen mit folgenden Eigenschaften:<br>1. Teigige Schwellung, nicht wegdrückbar.<br>2. Teilweise in der Nähe der Gelenkkapsel, teilweise Iliosakralgelenk auf benachbarten knöchernen Strukturen (hier Os scarum).<br>3. Provokationsprüfung, Verstärkung der Schmerzmanifestation bei vermehrter Fehlstellung und vice versa, vollständiges Verschwinden nach gelungener Manipulation bzw. Behebung der Konfliktsituation.<br>4. Systematische Anordung.<br>Von praktischer Bedeutung im Bereich der Lendenwirbelsäule sind die an den Processus costarii anliegenden Irritationszonen. Der Patient liegt entspannt in Bauchlage, der palpierende Finger umgreift von weit lateral den M. iliocostalis lumborum und geht zwischen den obengenannten und der darunter liegenden Abdominalmuskulatur an die Querfortsatzspitze (Abb. 238). Bei nicht adipösen Patienten ist ein guter Knochenkontakt möglich und es wird nach einer pathologisch schmerzhaften Resistenz gesucht. Eine Unterscheidung von den häufig vorhandenen schmerzhaften Tendinosen der Mm. intertransversarii laterales lumborum und M. quadratus lumborum ist nicht immer möglich. |

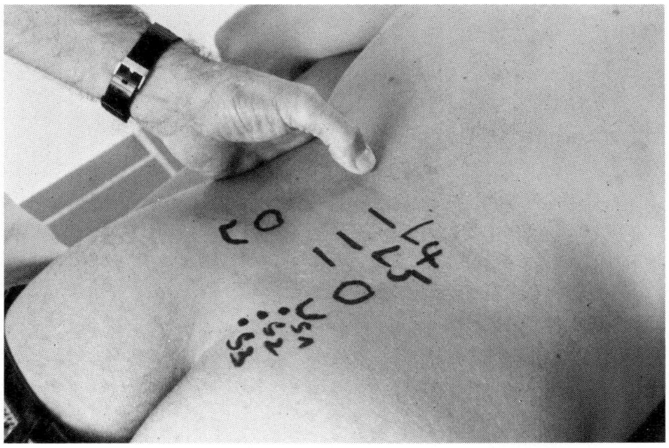

Abb. 238

An den Processus spinosi werden die Irritationszonen am lateralen Rand des kaudalen Poles gesucht. Die an den Processus articulares superiores liegenden Irritationszonen sind wegen ihrer engen Beziehung zu den Processus mamillares und den entsprechenden Ansätzen des transversospinalen und sakrospinalen Muskelsystems nicht mit Sicherheit auszuwerten.
Die Irritationszonen im Bereich der Iliosakralgelenke werden im Bereich der Crista sacralis lateralis zwischen der Spina iliaca posterior inferior und dem Cornu sacrale gesucht. Die S1-Irritationszone liegt etwa 1 cm medical der Spina iliaca posterior inferior, die Irritationszone S3 knapp proximal des Cornu sacrale und die Irritationszone S2 in der Mitte dazwischen (Abb. 239).
Nachdem der freie Sakrumrand identifiziert ist, geht der palpierende Daumen zwischen dem M. erector spinae und dem M. glutaeus maximus senkrecht auf den muskellosen Knochenteil des Sakrums in die Tiefe.
Die Irritationszone im Iliosakralgelenkbereich verschwindet häufig bei einem Ventralisationsdruck auf das Sakrum, ausgeführt vom Hypothenar der nicht palpierenden Hand. Beim Loslassen erscheint sie wieder, begleitet von einem stechenden Schmerz. Während des Ventralisationsmanövers muß der palpierende Daumen mit konstantem Druck auf der Irritationszone verweilen.

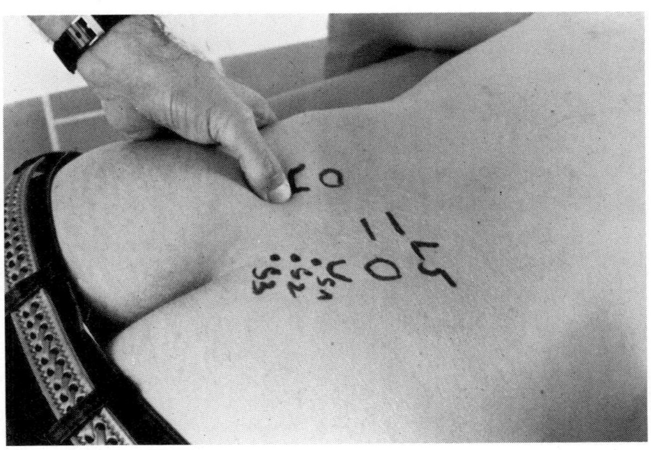

Abb. 239

Segment, Wirbelsäulenabschnitt: Lendenwirbelsäule

Bezeichnung: Suche nach Druckdolenz im Bereich der Wirbelbogengelenke

Wertigkeit: mittel: CH, I
keine: BRD, USA, S

Beschreibung: Der palpierende Finger verschiebt das Longissimussystem von medial nach lateral her weg und sucht einen knöchernen Kontakt mit dem Processus mamillaris. Der darüber liegende Gelenkfortsatz wird aufgesucht und ein möglichst enger knöcherner Kontakt hergestellt (Abb. 240). Untersucht wird das erste Auftreten eines Druckschmerzes lokal sowie fortgeleitet in die unteren Extremitäten.

Bemerkungen: Wegen der darüberliegenden kräftigen Muskulatur ist ein sicheres Erfühlen von Gewebsveränderungen im Bereich der Gelenkkapsel äußerst schwierig.

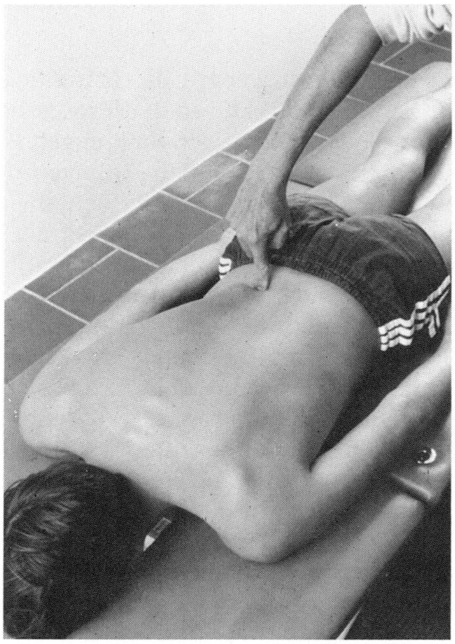

**Abb. 240**

### 6.2.3 Bewegungstests

Segment, Wirbelsäulenabschnitt: Symphysis ossis pubis

Bezeichnung: Positions- und Druckempfindlichkeit der Schambeine

Wertigkeit: groß: I, USA, CH, BRD, S

Beschreibung: Die palpierenden Finger werden an die obere Begrenzung der Schambeine gelegt (Abb. 241). Beurteilt wird die Stellung beider Schambeine zueinander sowie die Druckempfindlichkeit.

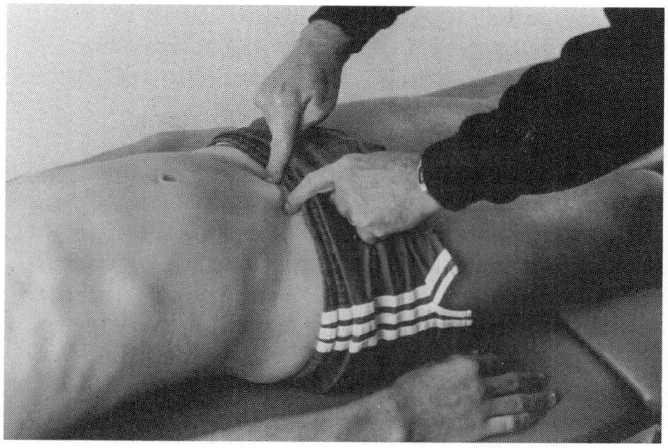

**Abb. 241**

| | |
|---|---|
| Segment, Wirbelsäulenabschnitt: | Lendenwirbelsäule |
| Bezeichnung: | Beurteilung der Lendenwirbelsäulenflexion |
| Wertigkeit: | groß: I<br>mittel: CH, USA, S<br>keine: BRD, USA |
| Beschreibung: | Der Patient steht mit innenrotierten Füßen und verschränkten Händen bei maximal vorgebeugtem Körper (Abb. 242). Untersucht wird:<br>1. Hemmung der Bewegung in sagittaler Richtung.<br>2. Bewegungsschmerz,<br>3. Veränderung des thorakolumbalen Übergangs in der Frontalebene während der Flexion (Auftreten bzw. Verschwinden einer Skoliose),<br>4. Veränderung des Bewegungsablaufs im thorakosakralen Übergang (Bewegung der Wirbelsäule in Beziehung zu den Hüften). |

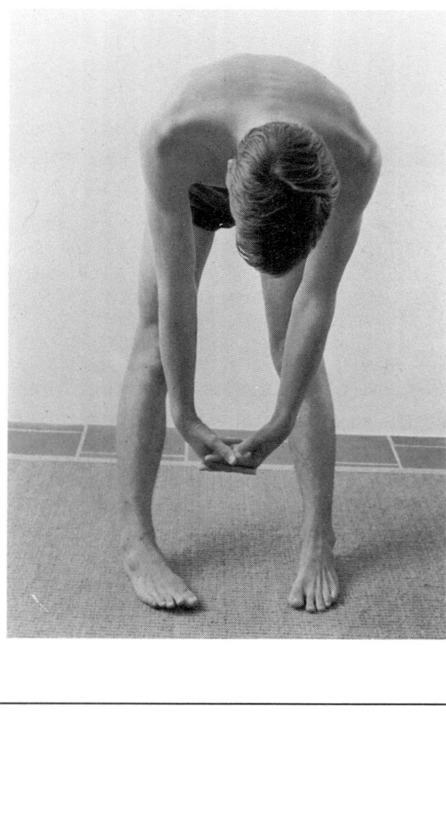

**Abb. 242**

Segment, Wirbelsäulenabschnitt: Lendenwirbelsäule
Bezeichnung: Prüfung der Flexion im Sitzen
Wertigkeit: groß: USA, BRD
mittel: CH, S
Beschreibung: Die Daumen des Untersuchers ruhen über den Querfortsätzen des zu untersuchenden Segments. Der Patient wird aufgefordert, sich langsam nach vorne zu beugen, der Untersucher beurteilt zugleich die Beweglichkeit auch im Seitenvergleich der einzelnen Segmente.

Segment, Wirbelsäulenabschnitt: Lendenwirbelsäule
Bezeichnung: Prüfung der Flexion im Liegen
Wertigkeit: groß: BRD, CH
mittel: USA, S
Beschreibung: Der Patient liegt in Seitenlage, Hüft- und Kniegelenke des Patienten sind gebeugt. Die freie Hand des Untersuchers faßt die Oberschenkel des Patienten und führt über das Becken eine Beugung in die Wirbelsäule hinein (Abb. 243). Die Finger der palpierenden Hand fühlen ein Auseinandergehen der Dornfortsätze im Bereich der Lendenwirbelsäule.

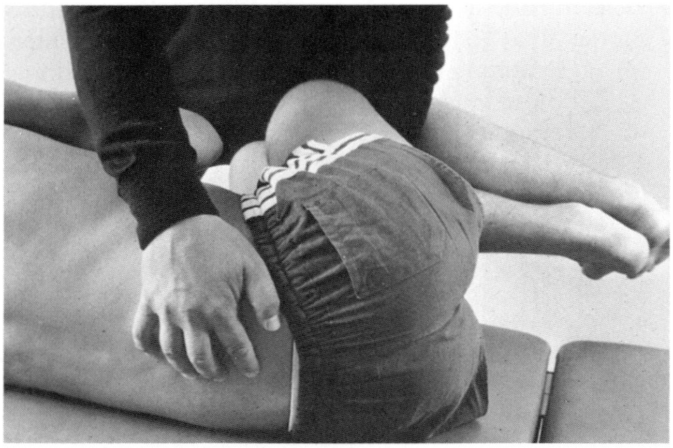

**Abb. 243**

Segment, Wirbelsäulenabschnitt: Lendenwirbelsäule
Bezeichnung: Prüfung der Flexion/Extension im Sitzen
Wertigkeit: groß: USA
mittel: BRD, CH, S
Beschreibung: Der Patient sitzt aufrecht auf dem Untersuchungstisch. Die Finger der untersuchenden Hand liegen in den Interspinalräumen. Mit der freien Hand wird der Patient passiv nach ventral und dorsal gebeugt, bei gleichzeitiger Testung der Bewegungsabläufe der einzelnen Dornfortsätze (Abb. 244).

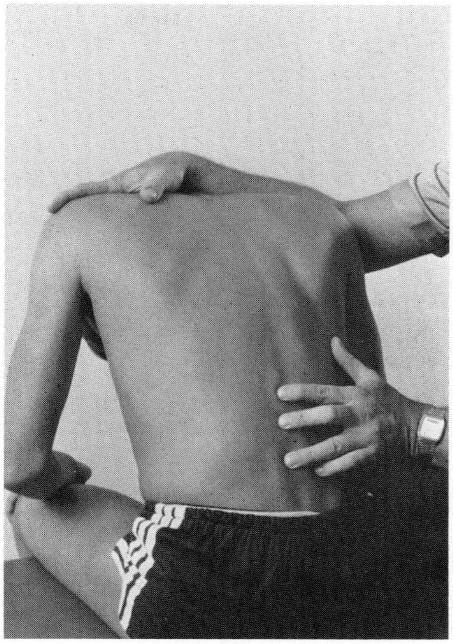

Abb. 244

Segment, Wirbelsäulenabschnitt: Lendenwirbelsäule

Bezeichnung: Prüfung der Extension

Wertigkeit: groß: USA, BRD
mittel: CH, S

Beschreibung: Der Patient liegt in Bauchlage, beide Daumen des Untersuchers ruhen über den Gelenkfortsätzen des zu untersuchenden Segments (Abb. 245). Beurteilt wird, ob einer der beiden Gelenkfortsätze in bezug auf die Frontalebene mehr nach dorsal steht („das Gelenk öffnet sich nicht"). Nun wird der Patient aufgefordert, sich auf die Ellbogen aufzustützen; beurteilt wird wiederum die Stellung der Gelenkfortsätze im Seitenvergleich (Abb. 246).

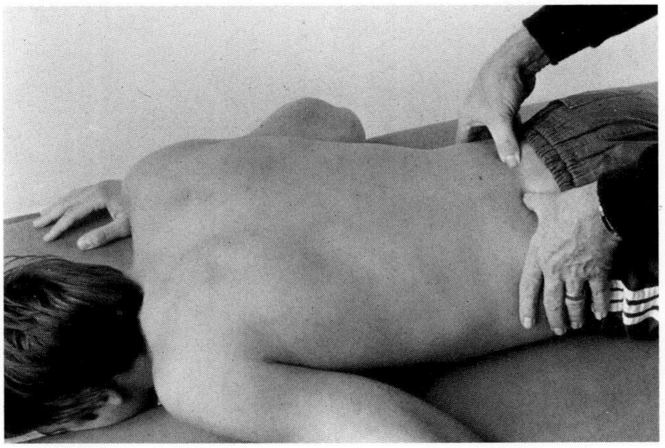

Abb. 245

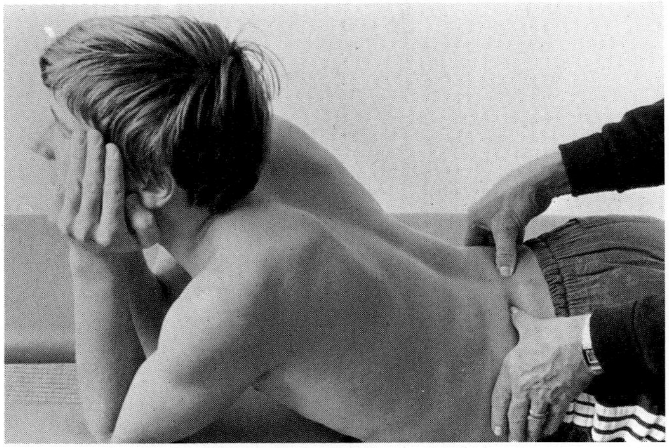

Abb. 246

Segment, Wirbelsäulenabschnitt: Lendenwirbelsäule

Bezeichnung: Testung der Extensionsbewegung der Lendenwirbelsäule

Wertigkeit: groß: BRD, CH
mittel: USA, S

Beschreibung: Der Patient liegt auf der Seite, Hüft- und Kniegelenke sind etwa 90° gebeugt. Der Untersucher umfaßt die Oberschenkel des Patienten, kippt das Becken nach dorsal und extendiert dadurch die Lendenwirbelsäule (Abb. 247). Die palpierenden Finger fühlen eine Verschmälerung des Abstandes zwischen den einzelnen Dornfortsätzen.

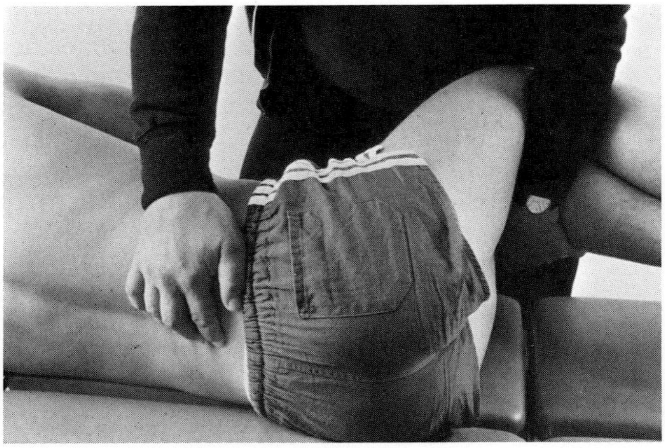

Abb. 247

Segment, Wirbelsäulenabschnitt: Lendenwirbelsäule

Bezeichnung: Übersicht und Untersuchung der Seitneigung

Wertigkeit:
groß: I
mittel: USA, CH, S
keine: BRD

Beschreibung: Der Patient steht in aufrechter Körperhaltung mit innenrotierten Füßen und führt eine aktive Seitneigung des Oberkörpers durch (Abb. 248).
Untersucht werden:
1. der provozierte Schmerz,
2. die Hemmung der Bewegung in der Frontalebene,
3. die multisegmentalen Bewegungsänderungen.

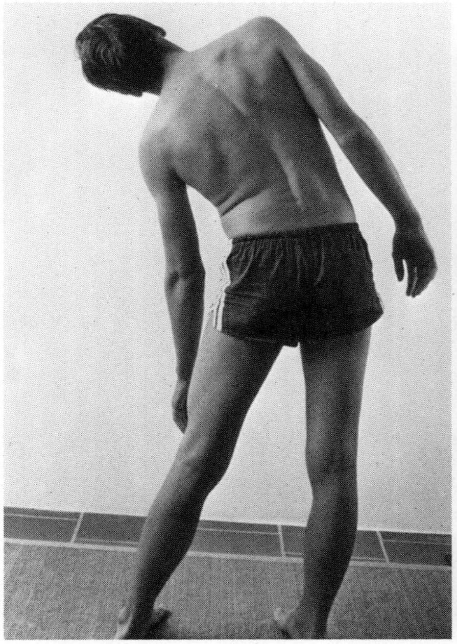

**Abb. 248**

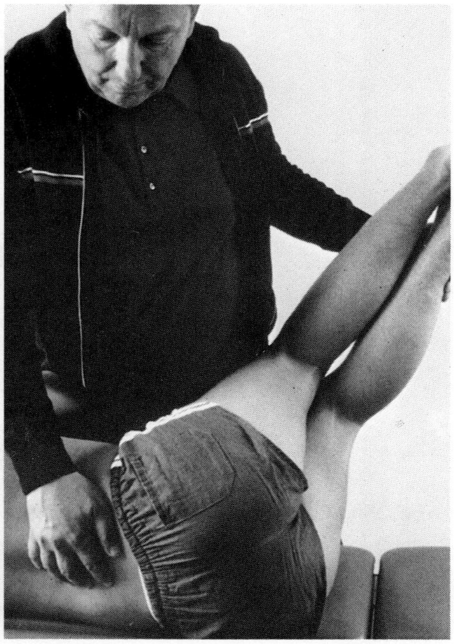

**Abb. 249**

Segment, Wirbelsäulenabschnitt: Lendenwirbelsäule

Bezeichnung: Testung der Seitneigung

Wertigkeit:
groß: BRD, I
mittel: USA, S

Beschreibung: Der Patient liegt in Seitenlage, Hüft- und Kniegelenke sind um jeweils 90° gebeugt. Die freie Hand des Untersuchers umfaßt die Füße des Patienten in der Knöchelgegend und hebt die Beine mit dem Becken lateral- und kranialwärts an. Die Oberschenkel des Patienten ruhen auf einem Oberschenkel des Untersuchers (Abb. 249). Die palpierende Hand fühlt eine „Knickbildung" zwischen den einzelnen Dornfortsätzen.

Segment, Wirbelsäulenabschnitt: Lendenwirbelsäule
Bezeichnung: Prüfung der Seitneigung und gekoppelten Rotation
Wertigkeit: groß: USA; mittel: BRD, CH, S
Beschreibung: Der Patient sitzt auf dem Untersuchungstisch. Die Finger der untersuchenden Hand ruhen zwischen den Dornfortsätzen. Mit der freien Hand wird der Patient passiv zur Seite geneigt und rotiert (Abb. 250). Hierbei werden die Bewegungen der einzelnen Dornfortsätze beurteilt.

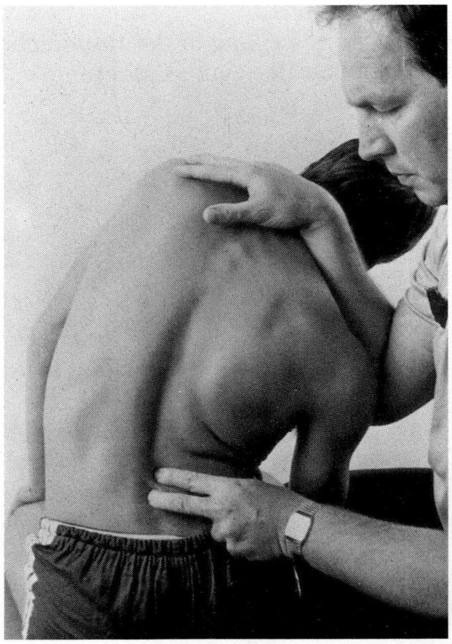
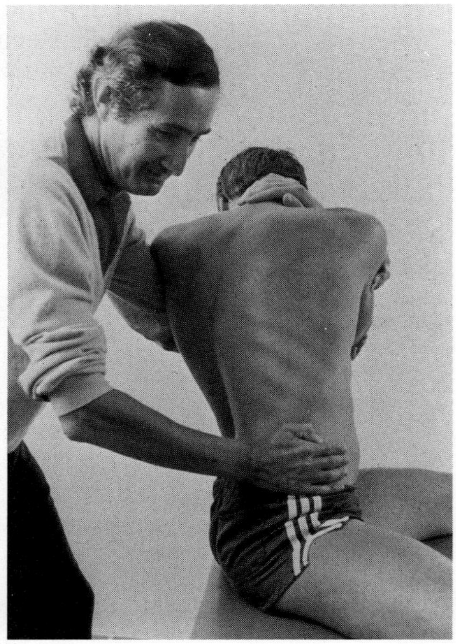

**Abb. 250** **Abb. 251**

Segment, Wirbelsäulenabschnitt: Lendenwirbelsäule
Bezeichnung: Multisegmentale Rotation
Wertigkeit: groß: I; mittel: USA, BRD, S, CH
Beschreibung: Der Patient sitzt in aufrechter Körperhaltung. Der Untersucher legt die Vola manus auf die Processus costotransversarii der Lendenwirbelsäule auf. Mit der anderen Hand führt der Untersucher eine passive maximale Rotation des Oberkörpers durch (Abb. 251). Beurteilt wird die Grenze der Beweglichkeit sowie bewegungsbedingter Schmerz.

Segment, Wirbelsäulenabschnitt: Lendenwirbelsäule
Bezeichnung: Prüfung der Rotation
Wertigkeit: groß: BRD, CH; mittel: CSSR, USA
Beschreibung: Der Patient liegt auf der rechten Seite. Der obenliegende Fuß des Patienten wird unter Beugung von Hüft- und Kniegelenk an die Wade des untenliegenden Beines geführt. Nun dreht die freie Hand das Becken so weit, bis die Rotation bei dem zu untersuchenden Segment ankommt. Der palpierende Finger fühlt, ob sich der kaudal gelegene Dornfortsatz über dem kranial gelegenen hinweg dreht (Abb. 252).

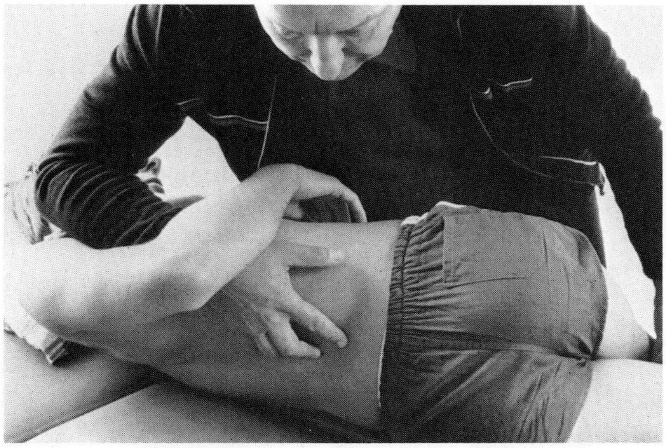

Abb. 252

| | |
|---|---|
| Segment, Wirbelsäulen-abschnitt: | Lendenwirbelsäule |
| Bezeichnung: | Prüfung des Gelenkspiels (joint play) sowie des „Endgefühls" |
| Wertigkeit: | groß: USA, S<br>mittel: CH<br>keine: BRD |
| Beschreibung: | Der Patient sitzt auf dem Untersuchungstisch. Der Daumen des Untersuchers ruht auf dem seitlichen Aspekt des Dornfortsatzes. Mit der freien Hand wird der Patient maximal zur Seite geneigt (Abb. 253). In diesem Moment drückt der Daumen von lateral auf den Dornfortsatz und beurteilt das Bewegungsspiel (joint play). |

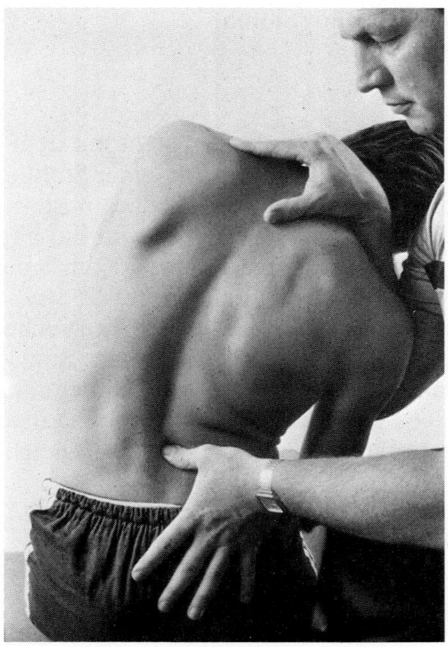

Abb. 253

Segment, Wirbelsäulenabschnitt: Lendenwirbelsäule

Bezeichnung: Gelenkspiel (joint play)

Wertigkeit: groß: BRD, S, USA, CH

Beschreibung: Der Patient liegt in Bauchlage. Ein Daumen des Untersuchers drückt von lateral auf den Dornfortsatz, während der andere Daumen von der Gegenseite ebenfalls von lateral auf den kranial oder kaudal gelegenen Wirbel drückt (Abb. 254). In einer federnden Bewegung werden Widerstand und Schmerz sowie das Gelenkspiel geprüft.

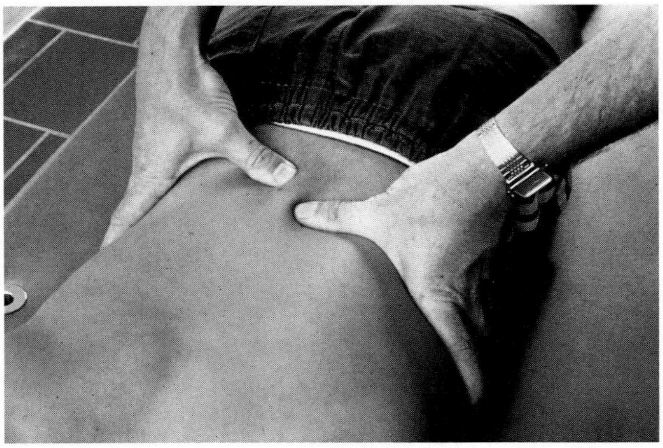

**Abb. 254**

Segment, Wirbelsäulenabschnitt: Iliosakralgelenk

Bezeichnung: Spinetest, Einbeinstand (Storch)

Wertigkeit:
groß: USA, CH
mittel: BRD, S
keine: I

Beschreibung: *Einbeinstand* (Storch): Der Patient steht mit dem Rücken vor den Untersucher und hält sich mit einer Hand an einer Stuhllehne fest. Der Untersucher sucht mit einem Daumen die Spina iliaca posterior superior mit dem anderen fühlt er die Bewegung des Sakrums im Iliosakralgelenk auf der Seite des Standbeins, wenn der Patient das andere, im Knie gebeugte Bein bis in die Endstellung im Hüftgelenk flektiert (Abb. 255).

*Spinetest:* Gleiche Ausgangsstellung. Untersucher prüft auf der Seite des hochgehobenen Beines die Bewegung der Spina iliaca posterior superior, den einen Daumen auf der Spina, den anderen auf Dornfortsatz S2 aufliegend. Bei freier Beweglichkeit sinkt die Spina iliaca posterior superior nach unten, bei gestörter Funktion bleibt sie auf gleicher Höhe oder steigt sogar auf.

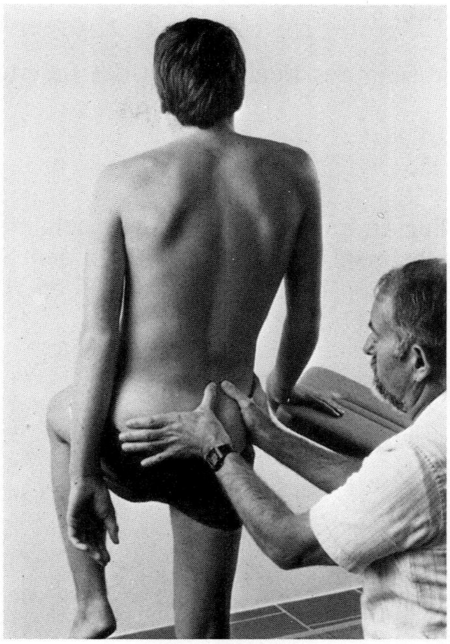

Abb. 255

| | |
|---|---|
| Segment, Wirbelsäulenabschnitt: | Iliosakralgelenke |
| Bezeichnung: | Flexionstest aus dem Stand (Testung des Vorlaufphänomens) |
| Wertigkeit: | groß: BRD, USA, CH, S<br>keine: I |
| Beschreibung: | Der Patient steht mit dem Rücken zum Untersucher. Füße etwas auseinander gehalten. Der Untersucher sucht mit beiden palpierenden Daumen die Spina iliaca posterior superior und läßt den Patienten aus dem Stand sich langsam nach vorne beugen (Abb. 256). Das Emporsteigen des einen Daumens kann auf die gestörte Funktion des betroffenen Iliosakralgelenks hinweisen. Gleichzeitig werden das Abweichen der Lendenwirbelsäule, Asymmetrien des Rippenthorax sowie einseitiger Hartspann im Longissimussystem beobachtet. |

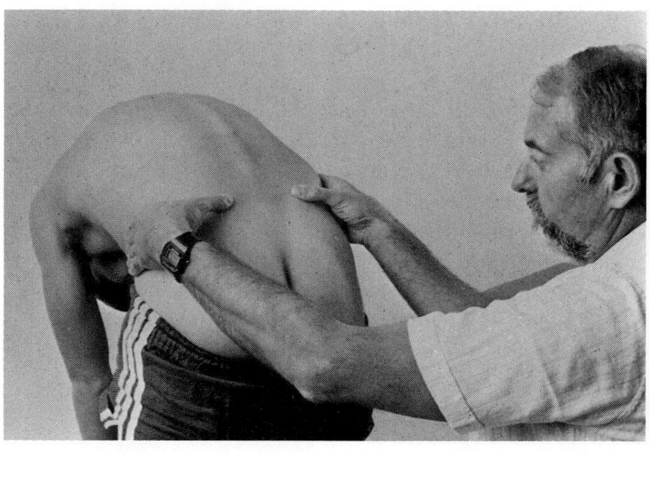

Abb. 256

Segment, Wirbelsäulenabschnitt: Iliosakralgelenk

Bezeichnung: Bewegungsprüfung des Ileums gegen das fixierte Sakrum beim liegenden Patienten

Wertigkeit:
groß: BRD, CH
mittel: USA, S
keine: I

Beschreibung: Der Patient liegt in Bauchlage, der Untersucher bewegt mit ventraler Hand das Ileum nach dorsal und prüft mit der auf dem Sakrum, bzw. auf den Ligamenta iliosacralia posteriora brevia, liegenden Hand die Beweglichkeit im Iliosakralgelenk (Abb. 257).

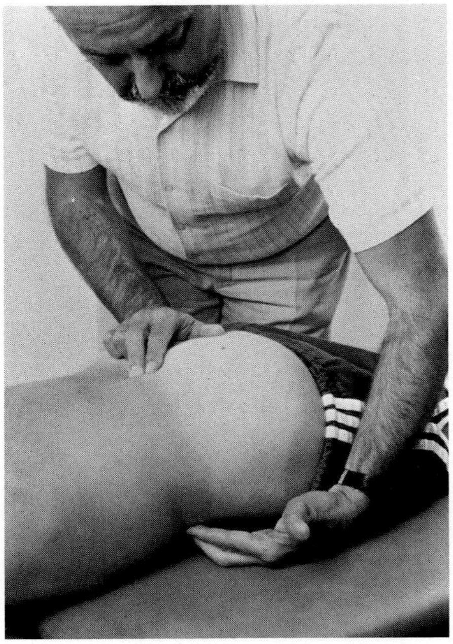

**Abb. 257**

Segment, Wirbelsäulenabschnitt: Iliosakralgelenk

Bezeichnung: Vorlaufphänomen im Sitzen

Wertigkeit:
groß: USA, BRD
mittel: CH, S

Beschreibung: Der Patient sitzt aufrecht auf der Untersuchungsliege oder einem festen Stuhl und läßt seine beiden Arme locker zwischen den Beinen hängen. Es ist wichtig, daß beide Fußsohlen mit dem Foßboden Kontakt halten. Beide Daumen des Untersuchers ruhen über den kaudalsten Punkten der Spina iliaca posterior superior. Der Patient wird aufgefordert, sich nach vorne zu beugen (Abb. 258). Der Untersucher beurteilt, ob beide Spinae in gleichem Ausmaß nach kranial wandern oder ob eine der beiden Seiten „vorläuft“. Das Vorlaufphänomen spricht für eine Funktionsstörung der Iliosakralgelenke.

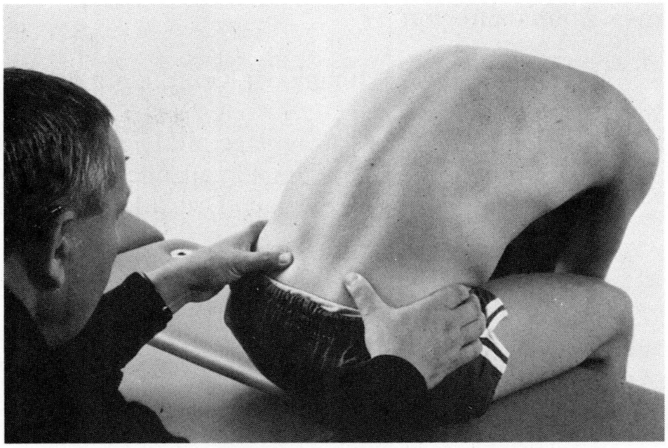

Abb. 258

### 6.2.4 Neuromuskuläre Untersuchung

Segment, Wirbelsäulenabschnitt: Glutaealregion

Bezeichnung: Dehnung bzw. Schmerzprovokation der Glutaealmuskulatur

Wertigkeit: groß: USA, BRD, CH, I, S

Beschreibung: Der Patient liegt in Bauchlage. Er wird aufgefordert, das zu untersuchende Bein isometrisch anzuspannen. Die Konturen der Glutaealmuskulatur werden im Seitenvergleich beurteilt, die muskulären Ansätze werden palpatorisch nach schmerzhaften Ursprungstendinosen abgesucht (Abb. 259).

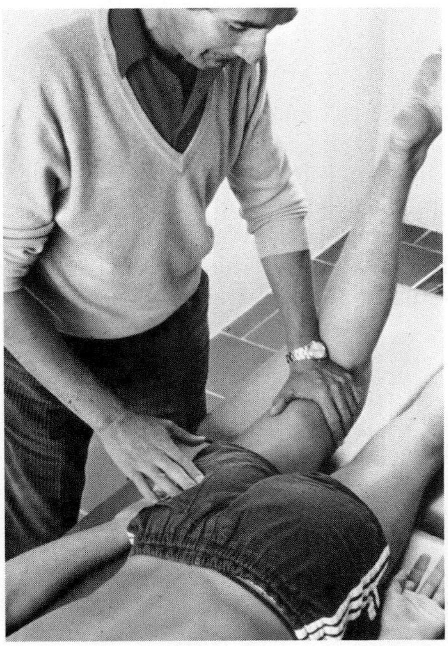

Abb. 259

Segment, Wirbelsäulenabschnitt: Abominalregion

Bezeichnung: Spannung sowie Schmerz bei Kontraktion der Abdominalmuskulatur

Wertigkeit: groß: USA, BRD, CH, I, S

Beschreibung: Der Patient liegt in Rückenlage mit leicht gebeugtem Oberkörper und wird aufgefordert, die Beine um 45° anzuheben. Dabei wird die schräge Bauchmuskulatur palpiert bzw. nach Druckdolenz gesucht (Abb. 260).

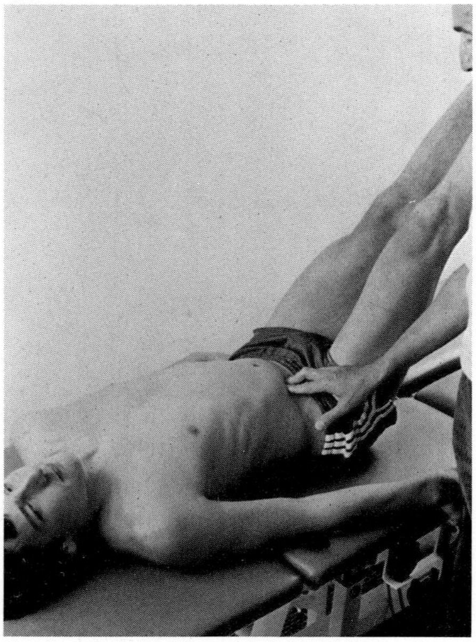

**Abb. 260**

Segment, Wirbelsäulenabschnitt: Becken-Hüft-Region

Bezeichnung: Längentestung der ischiokruralen Muskulatur

Wertigkeit: groß: USA, S, BRD, I, CH

Beschreibung: Der Patient liegt in Rückenlage. Das Hüftgelenk des zu untersuchenden Beins ist maximal gebeugt und wird durch einen Gurt fixiert. Der Unterschenkel der zu untersuchenden Seite liegt auf der Schulter des Untersuchers. Durch Strecken des Kniegelenkes prüft der Untersucher die ischiokrurale Muskulatur auf Verkürzung (Abb. 261).

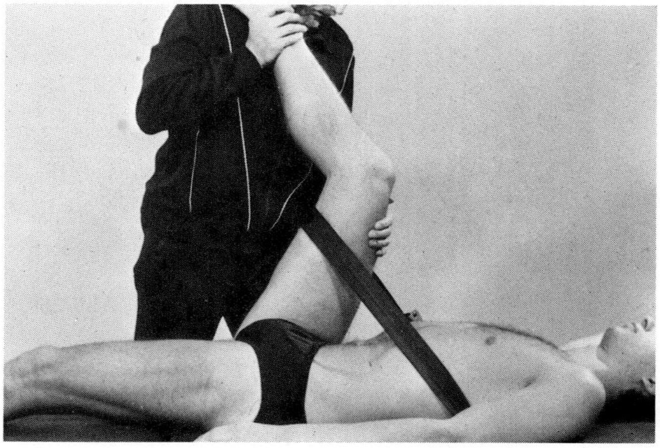

**Abb. 261**

Segment, Wirbelsäulenabschnitt: Lumbosakraler Übergang

Bezeichnung: Längentestung des M. iliopsoas

Wertigkeit: groß: BRD, CH, USA
mittel: S, BRD

Beschreibung: Der Patient liegt auf dem Bauch. Das Becken wird durch einen Gurt fixiert. Der Arm der nicht behandelten Seite hängt von der Liege herunter. Das Bein der nicht zu untersuchenden Seite wird im Hüftgelenk maximal gebeugt, die Fußsohle steht flach auf dem Boden. Die Lendenwirbelsäule muß von der zu behandelnden Seite hinweggeführt werden (Abb. 262). Das Knie des zu untersuchenden Beines wird um 90° gebeugt und mit einem Kissen unterlegt, evtl. kann das Fußende der Liege noch etwas angehoben werden, um den Muskel in eine maximale Vorspannung zu bringen (wie auch durch die Seitneigung der Lendenwirbelsäule). Zur Prüfung des Iliopsoas wird der Oberschenkel der zu untersuchenden Seite nach innen rotiert und extendiert (Abb. 263).

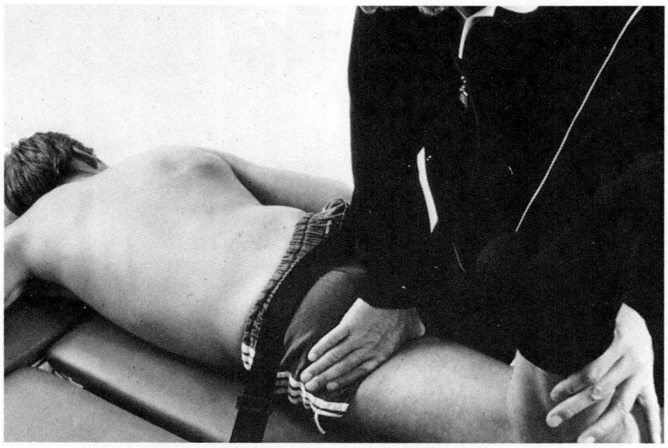

**Abb. 262**

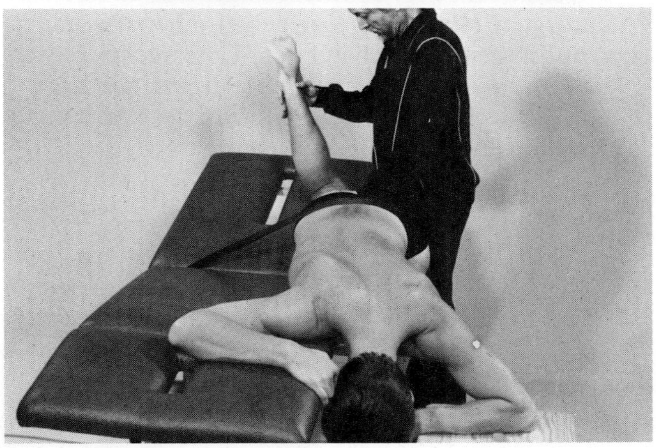

**Abb. 263**

Segment, Wirbelsäulenabschnitt: Hüftregion

Bezeichnung: Längentestung des M. tensor fasciae latae

Wertigkeit: groß: USA, BRD, CH, S
mittel: I

Beschreibung: Der Patient liegt auf der Seite des zu untersuchenden Muskels. Das oben liegende Bein wird im Hüft- und Kniegelenk (letzteres wird mit einem Kissen unterlegt) um 90° gebeugt. Das Becken wird mit einem Gurt fixiert. Der rechte Oberschenkel wird in Extension und Außenrotation adduziert (Abb. 264).

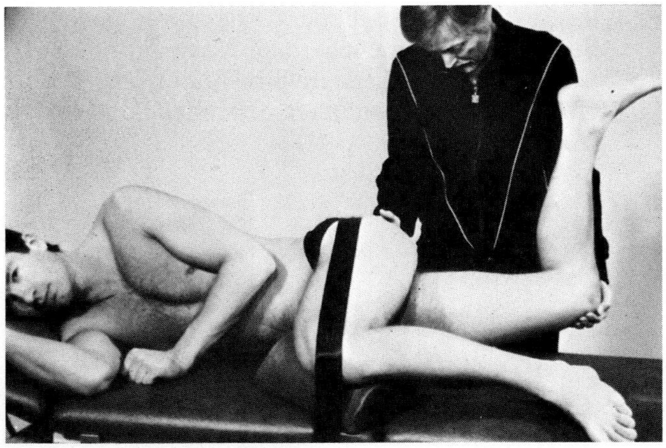

**Abb. 264**

Segment, Wirbelsäulenabschnitt: Glutaealregion

Bezeichnung: Längentestung des M. piriformis

Wertigkeit: groß: USA, S, CH, BRD, I

Beschreibung: Der Patient liegt in Rückenlage. Das zu untersuchende Bein wird beim gebeugten Hüft- und Kniegelenk über das andere Bein hinweggesetzt. Die Fußsohle liegt flach auf dem Untersuchungstisch. Das Becken ist mit einem Gurt fixiert. Der Untersucher drückt das Knie entlang der queren Körperachse nach medial. Beurteilt wird der Widerstand sowie die Schmerzmanifestation (Abb. 265).

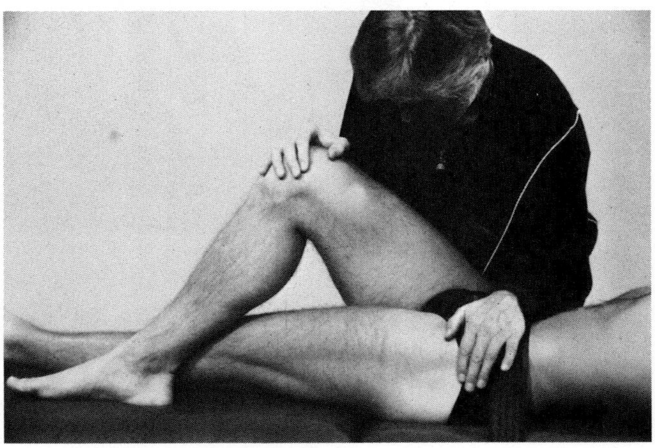

**Abb. 265**

## 6.3 Therapie

### 6.3.1 Allgemeine Übersicht der Behandlungstechniken

1. Passive Mobilisation
2. Muskelenergietechnik („muscle energy technique")

Bei der Muskelenergietechnik (MET) wird die Muskelkraft des Patienten dazu benützt, Einschränkungen der aktiven und passiven Beweglichkeit eines Gelenks zu beheben, meistens auf dem physiologischen Mechanismus der postisometrischen Relaxation. Es ist vorstellbar, daß gleichzeitig die Störung des muskulären Gleichgewichtes behandelt wird.

3. Hilfstechniken
- Atemexkursionen
- Augenbewegungen, welche möglicherweise auf dem reflektorischen Weg den Fazilitations-Inhibitions-Mechanismus der paraspinalen Muskulatur beeinflussen können.
4. Muskeldehnungstechniken
- Der Patient wird so gelagert, daß der zu behandelnde Muskel so weit in eine Vorspannung gebracht wird, bis die Verkürzung vom Therapeuten und Patienten gespürt wird (Testlagerung).
- Optimale isometrische Kontraktion des verkürzten Muskels.
- Die Dehnung erfolgt mit einem Optimum an Kraft und Zeitaufwand, jeweils von der individuellen Situation abhängig.
- Im lumbosakralen Bereich liegt die Hauptbedeutung der Muskeldehntechnik bei folgenden Muskelgruppen: M. longissimus lumborum, M. iliospinalis lumborum, M. iliopsoas, M. tensor fasciae latae, Mm. adductores, Kniebeuger („hamm strings").

Bei der direkten Konfrontation zwischen der Muskeldehntechnik und der Muskelenergietechnik (der amerikanischen Osteopathen) kam die Ähnlichkeit klar zu Tage: Beide bedienen sich des neurophysiologischen Mechanismus der postisometrischen Relaxation.

5. Massagetechniken
- Querdehnung der Muskulatur.
- Längsdehnung der Muskulatur, Druckmassage auf schmerzhaftem Ursprung und Ansatztendinosen (möglicherweise Ausnützung der Reizung der Mechanorezeptoren Typ II und dadurch der präsynaptischen Hemmung der nozizeptiven Überleitung im Bereich der Hinterhörner des Rükkenmarkes).
6. Manipulation (Mobilisation mit Impuls)

   Der Patient wird in einer Seitlagerung gegen die pathologische Barriere des Bewegungsausschlages eingestellt, wobei eine leichte Traktion der Lendenwirbelsäule in Längsrichtung durchgeführt wird. Der Manipulationsimpuls wird gegen den pathologischen Bewegungsausschlag durchgeführt. Für diese Behandlungsart, welche übrigens unbedingt in die Hand des geübten Arztes gehört, soll die proximal und distal liegende Region des zu behandelnden Bewegungssegments durch Lagerung vollständig verriegelt werden. Die schweizerische Schule bestimmt die Therapierichtung entsprechend der Lokalisation der segmentalen Irritationszone, wobei der Manipulationsimpuls in die Richtung der Irritationszone durchgeführt wird.

### 6.3.2 Weichteilbehandlung

Therapieart: Massage
Ziel: Massage der tiefen Muskelschichten im Lumbalbereich
Bezeichnung: Massage
Wertigkeit: groß: DK; mittel: CH, USA, S; kleine: I
Beschreibung: Bauchlage des Patienten. Tiefe Druckmassage mit beiden Daumen in der Verlaufsrichtung der Muskelfasern (Abb. 266).
Bemerkungen: Teilaspekt der klassischen Massage.

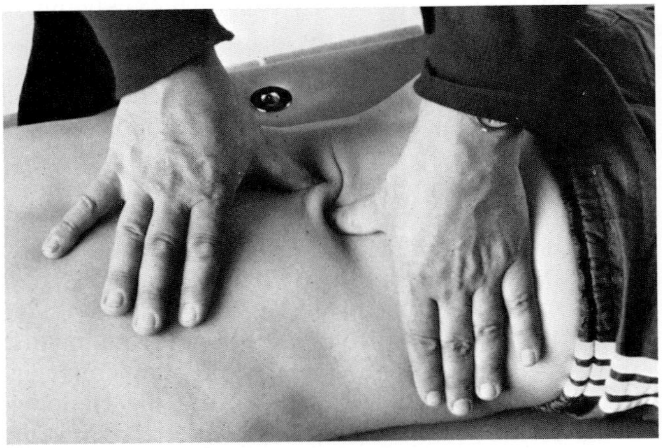

**Abb. 266**

### 6.3.3 Mobilisierende Techniken ohne Impuls

Therapieart: Mobilisation ohne Impuls.
Ziel: Verbesserung der Rotation und Extension
Bezeichnung: Rotationsmobilisation
Wertigkeit: groß: I, DK; kleine: USA, CH, S
Beschreibung: Seitenlage des Patienten, Rotation und Flexion der Wirbelsäule. Der Therapeut legt z. B. seinen rechten Arm unter die Patientenschulter und faßt an der linken Seite nahe des Processus spinosus an und hält diesen zurück, während er mit dem linken Unterarm und der Hand das Becken nach links rotiert (Abb. 267).

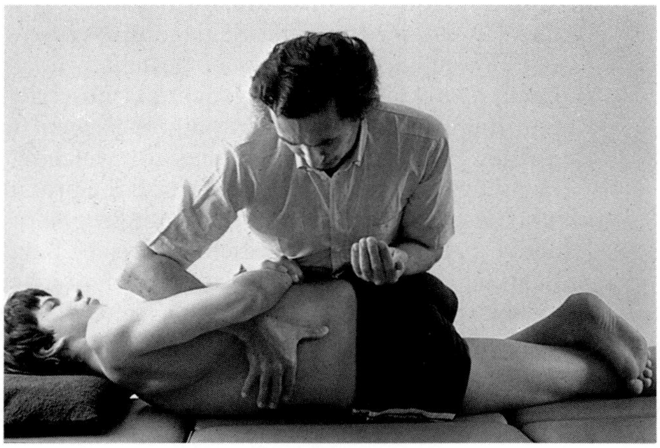

**Abb. 267**

Therapieart: Mobilisation mit direkter Muskelanspannung
Ziel: Korrektur der Fehlstellung des tief stehenden Os pubis
Bezeichnung: Mobilisation
Wertigkeit: groß: USA (Ostheopathen), BRD
kleine: S, USA, CH
keine: I
Beschreibung: Patient liegt in Rückenlage mit gebeugter Hüfte und Kniegelenk, z. B. rechts. Die linke Therapeutenhand drückt gegen die Tuberositas ischii in Richtung Symphyse. Isometrische Extension des (rechten) Knie- und Hüftgelenkes gegen Widerstand durch die (rechte) Therapeutenschulter (Abb. 268).

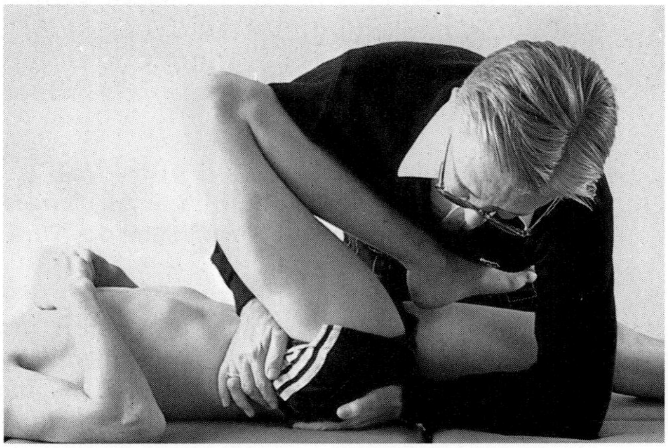

**Abb. 268**

Therapieart: Mobilisation mit direkter Muskelanspannung
Ziel: Korrektur der Sakrumfehlstellung nach dorsal
Bezeichnung: Mobilisation
Wertigkeit: groß: USA (Osteopathen), BRD
mittel: USA
kleine: S, CH, I
Beschreibung: Seitenlage des Patienten, Rotation und Extensionen der Lendenwirbelsäule. Mit dem z. B. rechten gestrecken Bein isometrische Abduktion gegen Widerstand (Abb. 269). Kontrolle der Sakrumbewegung mit dem Zeigefinger der (rechten) Therapeutenhand (Abb. 270).

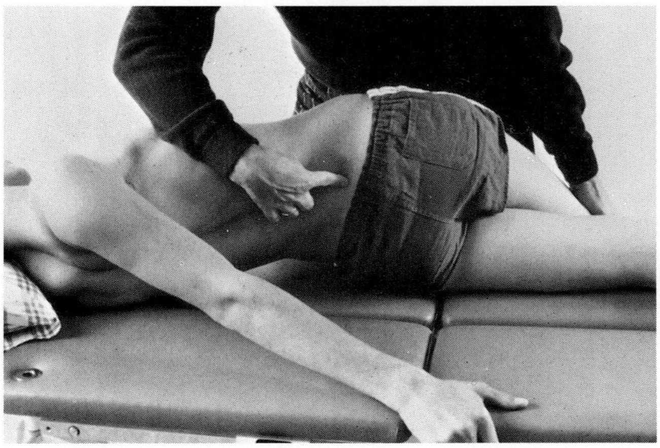

**Abb. 269**

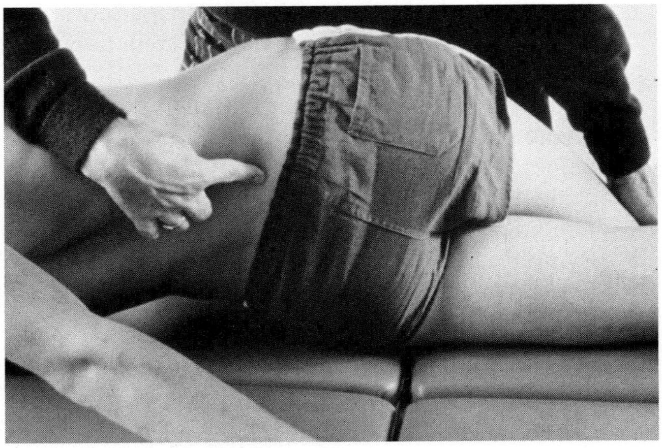

Abb. 270

Therapieart: Mobilisation ohne Impuls
Ziel: Verbesserung der Nutation des Iliosakralgelenkes nach dorsal
Bezeichnung: Mobilisation unter direkter Ausnützung der Muskelanspannung
Wertigkeit: mittel: . USA, BRD, S, CH
keine: USA (Osteopathen), I

Beschreibung: Bauchlage des Patienten. Abstützung der z. B. rechten Spina iliaca anterior. Kontaktaufnahme der rechten Therapeutenhand mit den Ligamentum sacrotuberosum (Abb. 271). Langsame, tiefe Inspiration und Exspiration, womit ein Mobilisierungseffekt auf das rechte Iliosakralgelenk erreicht wird. Das rechte Os ileum wird nach dorsal mobilisiert.

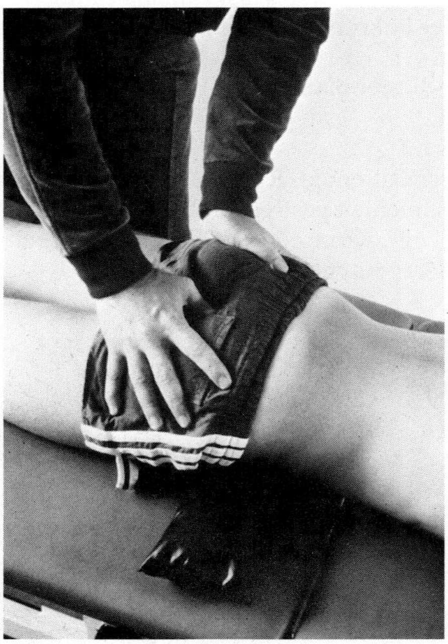

Abb. 271

| | |
|---|---|
| Therapieart: | Mobilisation mit direkter Muskelanspannung |
| Ziel: | Verbesserung der Linkslateralflexion und -rotation |
| Bezeichnung: | Rotations- und Flexionsmobilisation |
| Wertigkeit: | groß: USA (Osteopathen), DK<br>mittel: USA, CH, S<br>kleine: I |
| Beschreibung: | Seitenlage des Patienten im Beckenbereich. Rotation der Wirbelsäule, so daß der Schultergürtel in Bauchlage flach auf dem Behandlungstisch liegt. Flexion in Hüft- und Kniegelenken. Kontrolle der Dornfortsätze (z.B. L 4 und L 5) mit der (rechten) Hand. Widerstand mit der (linken) Hand am (rechten) Bein des Patienten, welcher eine isometrische Innenrotationsanspannung in der rechten und gleichzeitig eine Außenrotation in der linken Hüfte durchführt (Abb. 272). |
| Bemerkungen: | Die Anspannung des M.-erector-spinae-Systems, kombiniert mit dem M. quadratus lumborum, hat einen mobilisierenden Effekt auf die Segmente der Lendenwirbelsäule. Gleichzeitig wird auch im Anschluß an diese isometrische Anspannung eine postisometrische Relaxation dieser betreffenden Muskeln zum therapeutischen Effekt beitragen. |

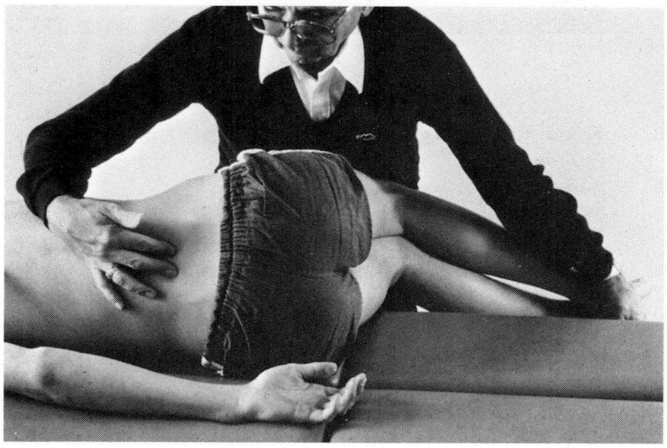

**Abb. 272**

| | |
|---|---|
| Therapieart: | Funktionelle, indirekte Balancierungs- und Haltungstechnik |
| Ziel: | Verbesserung der Flexion, Lateralflexion und Rotation der Lendenwirbelsäule |
| Bezeichnung: | Funktionelle, indirekte Balancierungs- und Haltungstechnik |
| Wertigkeit: | groß: USA (Osteopathen), DK<br>kleine: CH, S, USA, I |
| Beschreibung: | Der Patient sitzt mit gespreizten Beinen. Der Therapeut palpiert und kontrolliert den Interspinalraum (z.B. L 4/L 5). Er rotiert mit der z.B. linken Hand nach rechts und extendiert gleichzeitig (Abb. 273). In dieser Stellung Inspiration und Exspiration. |

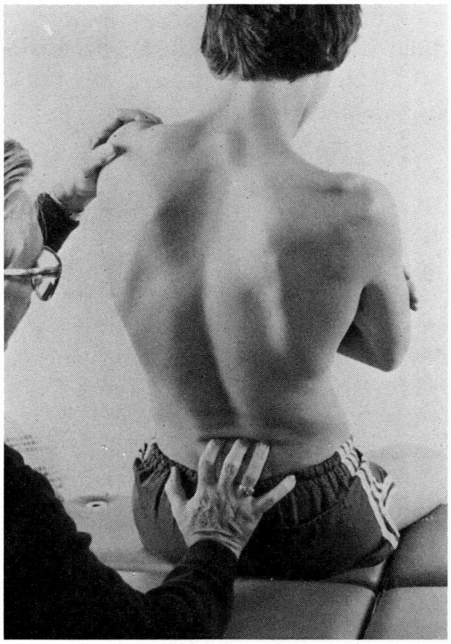

Abb. 273

### 6.3.4 Mobilisierende Techniken mit Impuls

Therapieart: Mobilisation mit Manipulation
Ziel: Verbesserung der Extension L 5/S 1
Bezeichnung: Flexionsmanipulation
Wertigkeit: kleine: USA, S, BRD, CH
keine: I

Beschreibung: Knieender Patient, Schultergürtel auf Untersuchungstisch abgestützt. Der Therapeut nimmt mit den Daumen Kontakt mit dem Processus mammilaris L 5 auf (Abb. 274). Ventralisierender Manipulationsimpuls auf L 5. Der Therapeut gibt einen Stoß mit kurzer Amplitude und hoher Geschwindigkeit, indem er die gebeugten Ellbogen durchstreckt und unmittelbar nachher die Hände rasch zurücknimmt.

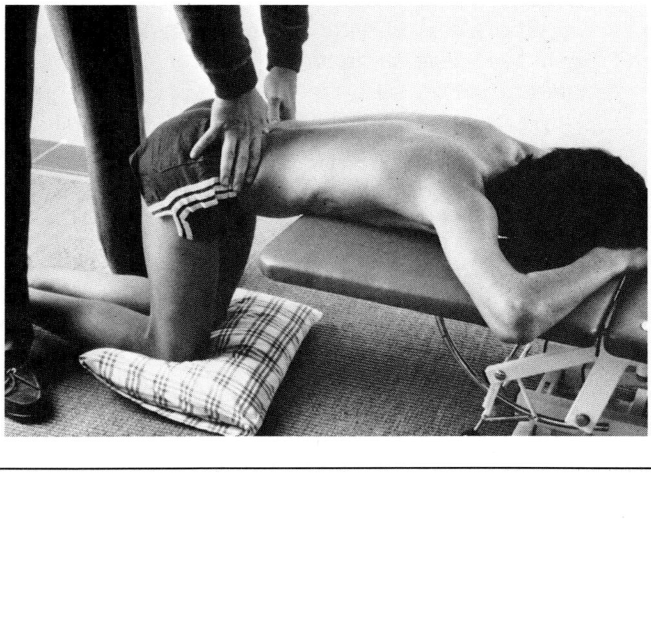

Abb. 274

Therapieart: Mobilisation mit Impuls
Ziel: Verbesserung der Extension, Lateralflexion sowie der Rotation
Bezeichnung: Extensions-Lateralflexions-Rotations-Manipulation
Wertigkeit: groß: USA
kleine: S, BRD
keine: I
Beschreibung: Sitzender Pat. Lendenwirbelsäule extendiert, z. B. rechts, lateral flektiert und (rechts) rotiert. Manipulationsimpuls mit dem (linken) Daumen des Therapeuten auf die (rechte) Seite des Processus spinosus L 4 (Abb. 275).

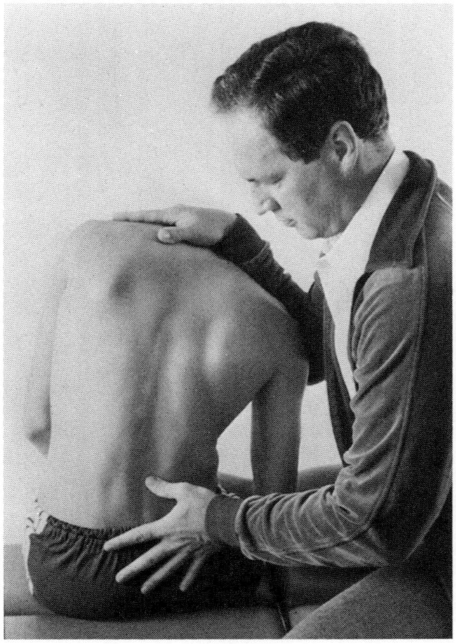

**Abb. 275**

Therapieart: Mobilisation mit Impuls
Ziel: Verbesserung der Flexion, Lateralflexion und Rotation der Lendenwirbelsäule
Bezeichnung: Rotationsmanipulation
Wertigkeit: groß: DK, USA (Osteopathen)
mittel: I, S, CH
keine: USA
Beschreibung: Z. B. linke Seitenlage des Patienten. Verriegelung der Wirbelsäule durch Rotation und Flexion (Abb. 276). Die (rechte) Therapeutenhand fixiert den Dornfortsatz, z.1-B. L 4, und impulsiert in Richtung der Rechtsrotation, gleichzeitig fixiert und impulsiert die (linke) Therapeutenhand den Dornfortsatz (L 5) in Richtung (linke) Rotation (Abb. 277).

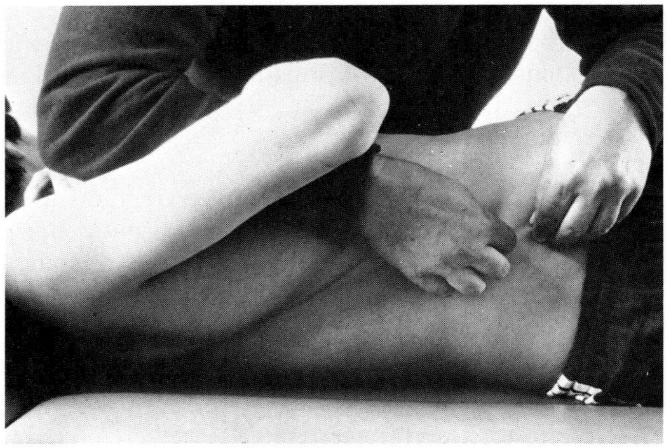

**Abb. 276**

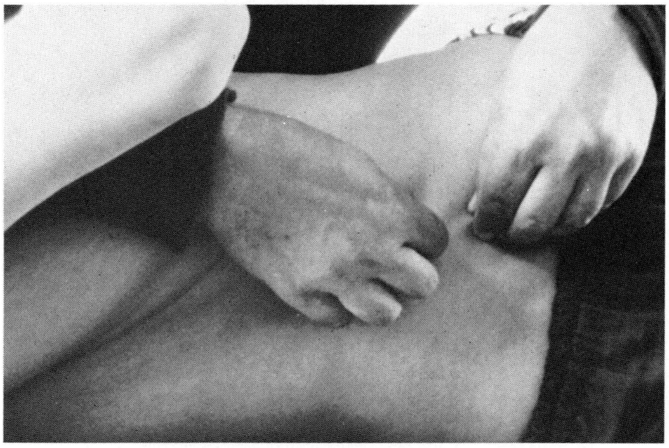

**Abb. 277**

| | |
|---|---|
| Therapieart: | Mobilisation mit Impuls |
| Ziel: | Verbesserung der Extension, Lateralflexion und Rotation der Lendenwirbelsäule |
| Bezeichnung: | Rotationsmanipulation |
| Wertigkeit: | groß: I<br>mittel: USA<br>kleine: USA (Osteopathen), DK, S, CH |
| Beschreibung: | Der Patient sitzt mit gespreizten Beinen auf der Behandlungsliege. Endstellung der Wirbelsäule durch Flexion, z. B. Rechtsrotation und Rechtslateralflexion. Das (linke) Os pisiforme des Therapeuten nimmt mit dem (linken) Querfortsatz (L 4) Kontakt auf. Der Manipulationsimpuls erfolgt in Richtung (rechts) Rotation und Flexion (Abb. 278). |

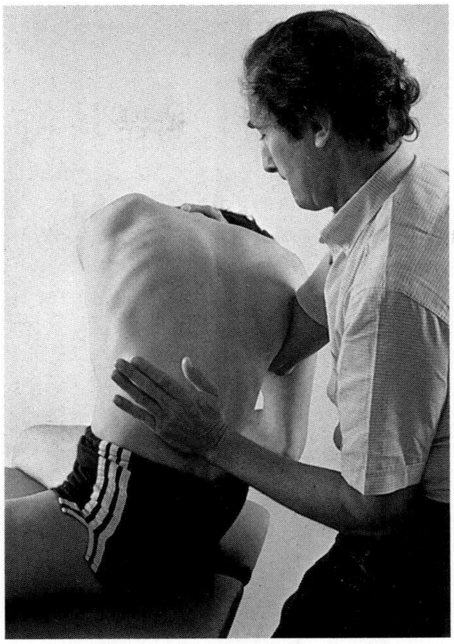

**Abb. 278**

| | |
|---|---|
| Therapieart: | Mobilisation mit Impuls |
| Ziel: | Verbesserung der Flexion, Lateralflecken und Rotation L 5/S 1 |
| Bezeichnung: | Rotations-Extensions-Manipulation |
| Wertigkeit: | groß: I |
| | kleine: USA, DK, S, CH |
| Beschreibung: | Beim liegenden Patienten wird das Becken mittels Gurt fixiert. Der Patient stützt sich z. B. mit dem rechten Arm an der rechten Schulter des Therapeuten. Manipulationsimpuls auf den Dornfortsatz L 5 mit der (linken) Hand in Richtung (rechts) Rotation (Abb. 279). Gleichzeitig Extensionsbewegung der Lendenwirbelsäule durch Anheben des Patienten mit der (rechten) Therapeutenschulter. |

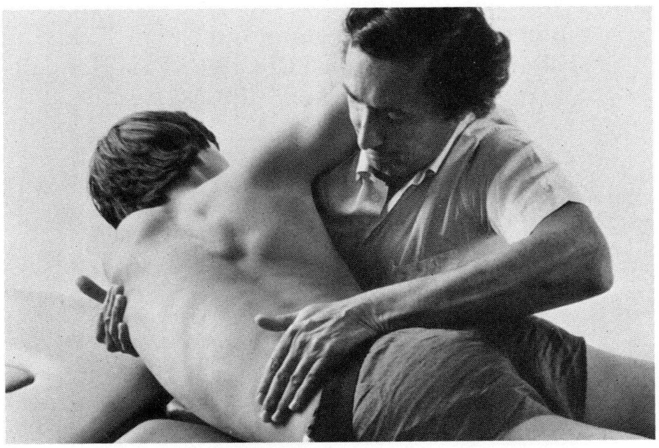

**Abb. 279**

Therapieart: Mobilisation mit Impuls
Ziel: Mobilisation der Lendenwirbelsäule
Bezeichnung: Rotationsmanipulation
Wertigkeit: groß: CH; mittel: DK; kleine: I, S; keine: USA
Beschreibung: Z. B. (Rechts-) Seitenlage des Patienten, Wirbelsäule rotiert und fixiert am Schultergürtel sowie am (linken) Knie. Kontaktaufnahme des Thenars auf der (linken) Seite des Dornfortsatzes (L 4), Rotationsschub in Richtung (links-) Rotation über den Dornfortsatz (tischwärts) (Abb. 280).
Bemerkungen: Diese Manipulation stellt keine eigentliche bewegungsverbessernde Manipulation dar. Es wird nicht in die Bewegungseinschränkung hinein manipuliert.

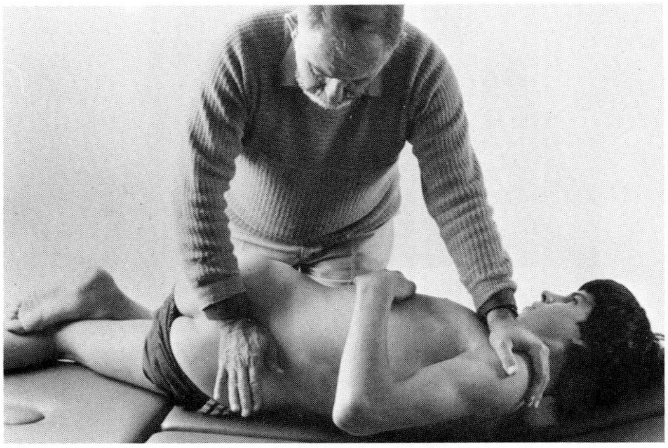

**Abb. 280**

Therapieart: Mobilisation mit Impuls
Ziel: Verbesserung der Lendenwirbelsäulenrotation
Bezeichnung: Rotationsmanipulation
Wertigkeit: groß: CH, DK
mittel: S
kleine: USA, I
Beschreibung: Seitenlage des Patienten, Rotation der Wirbelsäule. Fixation am Schultergürtel sowie am Becken und (rechten) Knie. Impuls am Dornfortsatz z. B. (L 4) in Richtung (links) Rotation sowie Kaudaltraktion über den Dornfortsatz (L 4) und das Becken (Abb. 281).

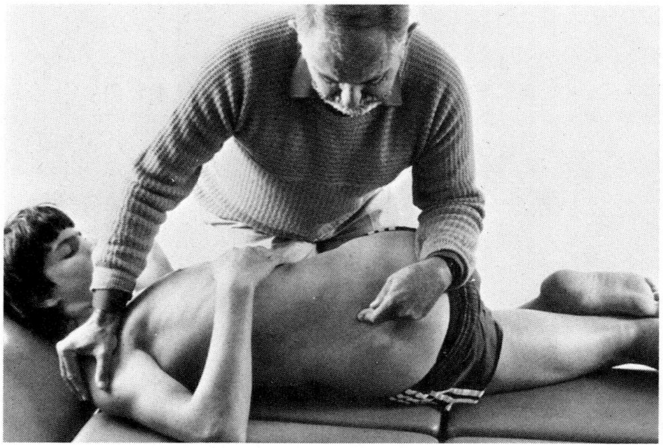

**Abb. 281**

Therapieart: Mobilisation mit Impuls
Ziel: Verbesserung der Flexions- und Rotationsfähigkeit der Lendenwirbelsäule
Bezeichnung: Rotationsmanipulation
Wertigkeit: groß: I, DK
kleine: USA, CH, S
Beschreibung: Seitenlage des Patienten, Wirbelsäule rotiert, Lendenwirbelsäule zudem extendiert. Der (z. B. rechte) Therapeutenarm unter der (rechten) Patientenschulter. Rechter Therapeutendaumen auf der (rechten) Seite des Processus spinosus L 4 (Abb. 282). Der linke Vorderarm nimmt Kontakt mit dem Becken auf, Rotationsschub mit der rechten Hand und rechten Ellbogen in Richtung (rechts) Rotation, gleichzeitig Schub über das Becken in Richtung (links) Rotation.

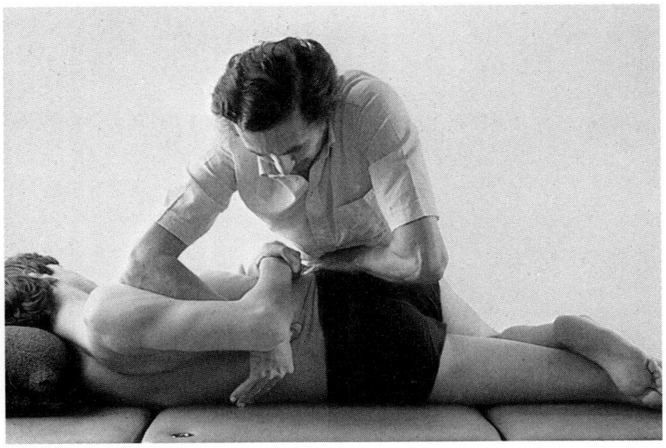

**Abb. 282**

Therapieart: Mobilisation mit Impuls
Ziel: Verbesserung der Nutation des Iliosakralgelenks nach ventral
Bezeichnung: Iliosakralgelenksmanipulation
Wertigkeit: groß: USA
mittel: USA (Osteopathen)
kleine: CH, S, BRD
Beschreibung: Seitenlage des Patienten. Verriegelung der Wirbelsäule durch Rotation. Nach ventral gerichteter Manipulationsimpuls auf das (z. B. rechte) Tuberossis ischii mit der (linken) Therapeutenhand (Abb. 283).

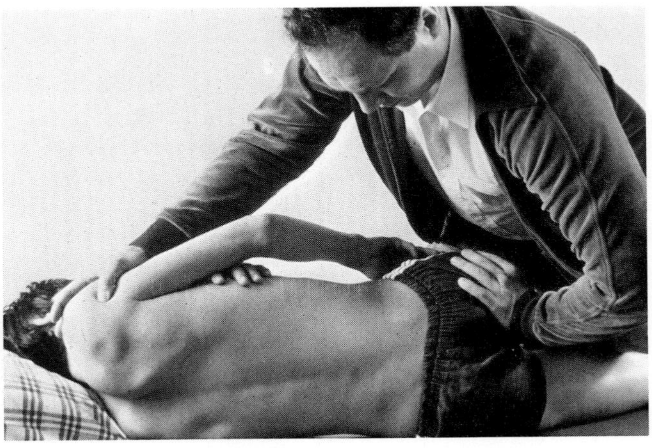

**Abb. 283**

Therapieart: Mobilisation mit Impuls
Ziel: Verbesserung der Nutation des Iliosakralgelenks sowie Behandlung von Weichteilveränderungen im Bereich des (rechten) Iliosakralgelenks
Bezeichnung: Iliosakralgelenksmanipulation
Wertigkeit: groß: C; kleine: DK, USA, S; keine: USA, I
Beschreibung: Patient in Bauchlage. Die (z. B. linke Hand des Therapeuten nimmt mit der ulnaren Kante kontakt mit der (rechten) Sakrumhälfte auf. Die (rechte) Therapeutenhand nimmt Kontakt mit dem (rechten) Beckenkamm auf. Ventralisierender Manipulationsimpuls auf die rechte Sakrumseite mit gleichzeitigem Lateralschub über das Os ilii (Abb. 284).

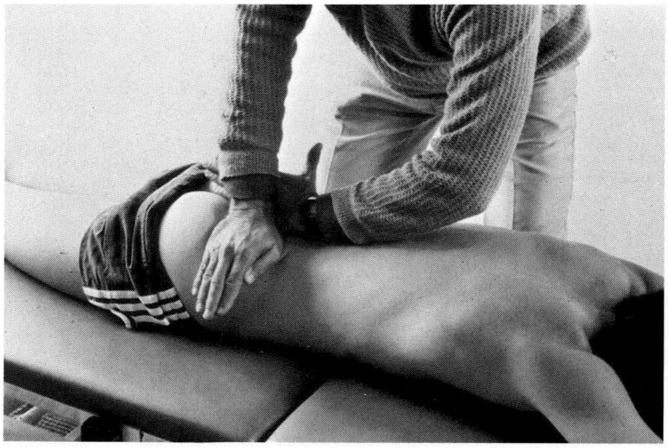

**Abb. 284**

Therapieart: Mobilisation mit Impuls
Ziel: Manipulation der Iliosakralgelenke Verbesserung der Nutation im Iliosakralgelenk
Bezeichnung: Iliosakralgelenksmanipulation
Wertigkeit: groß: CH
mittel: S, USA, DK
keine: I
Beschreibung: Überdrehte (z. B. rechts) Seitenlage des Patienten und (links) Rotation der Wirbelsäule. Impuls über das Os pisiforme – metacarpale 5 der (rechten) Hand in Richtung (links) Rotation auf die (rechte) Sakrumseite (Abb. 285).

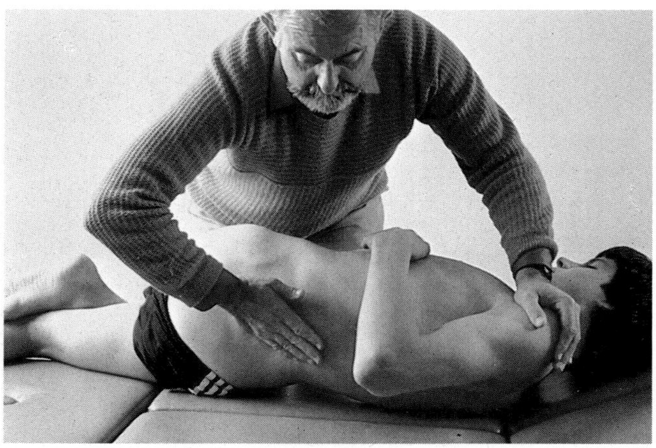

**Abb. 285**

Therapieart: Mobilisation mit Impuls
Ziel: Verbesserung der Nutation im (rechten) Iliosakralgelenk
Bezeichnung: Iliosakralgelenksmanipulation
Wertigkeit: groß: CH
mittel: USA, S, D
keine: I
Beschreibung: Beispiel: (linke) Seitenlage, Wirbelsäule (rechts) rotiert. Fixation am Schultergürtel. Flächige Griffassung am Os ileum rechts. Impuls in Richtung (links) der Beckenrotation (Abb. 286).

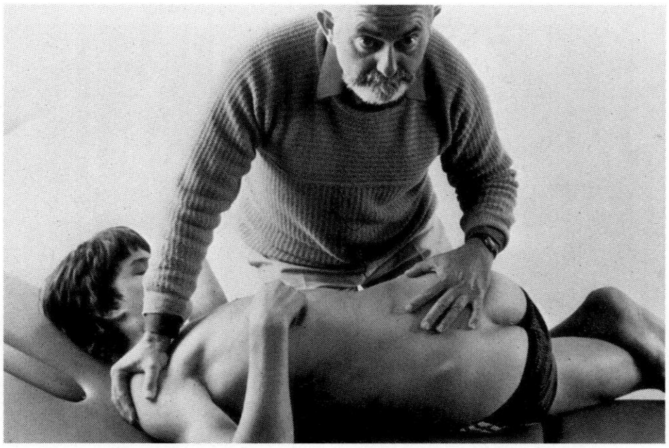

**Abb. 286**

### 6.3.5 Muskuläre Rehabilitation

Therapieart: Muskeldehnung unter Ausnützung der postisometrischen Relaxationsphase
Ziel: Dehnung des verkürzten M. erector spinae lumbal
Bezeichnung: Muskeldehnung
Wertigkeit: groß: DK; mittel: USA, S, CH
kleine: I
Beschreibung: Der Patient liegt in Bauchlage, der (z. B. linke) M. erector spinae im Lumbalbereich wird mit beiden Händen nach links lateral sowie ventral geschoben (Abb. 287).

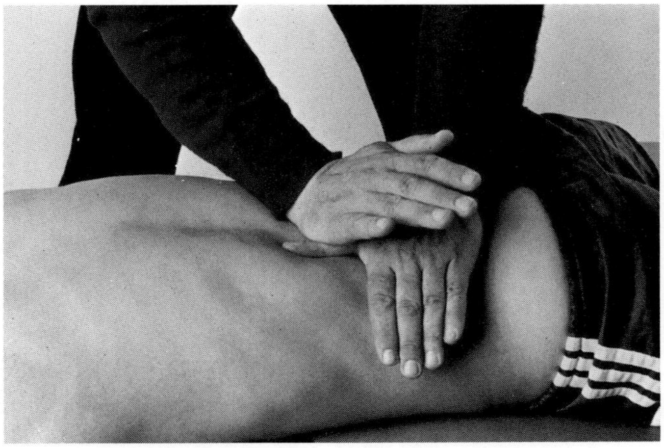

**Abb. 287**

Therapieart: Muskeldehnung unter Ausnützung der postisometrischen Relaxationsphase
Ziel: Dehnung des M. erector spinae lumbal
Bezeichnung: Muskeldehnung
Wertigkeit: groß: D
mittel: USA, I, CH, S
Beschreibung: Beispiel: Linke Seitenlage des Patienten, Lendenwirbelsäule leicht extendiert. Der rechte Muskelbauch des Erector spinae lumbalis wird mit den Fingern beider Hände gefaßt und nach rechts gedehnt. Diese Dehnung wird unterstützt durch verstärkten Druck der Ellbogen des Therapeuten auf den Schultergürtel und das Becken (Abb. 288).

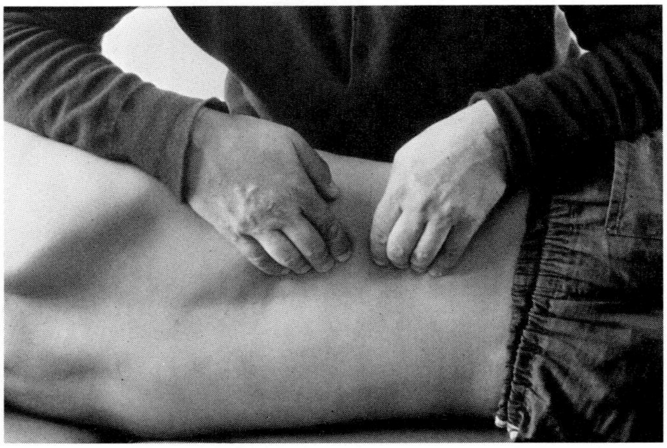

**Abb. 288**

Therapieart: Muskeldehnung unter Ausnützung der postisometrischen Relaxationsphase
Ziel: Dehnung der ischiokruralen Muskulatur
Wertigkeit: groß: S, BRD, CH, USA
kleine: I
Beschreibung: Rückenlage des Patienten. Flexion (z. B. des rechten Hüftgelenks sowie des rechten Kniegelenks. Fixierung des so gelagerten Oberschenkels mittels Gurt, Abstützung des rechten Fußes auf der (rechten) Therapeutenschulter. Weitere Fixation des linken Oberschenkels mit der rechten Hand des Therapeuten (Abb. 289). Isometrische Flexionsbewegungen des Kniegelenks gegen den Widerstand mit der (rechten) Schulter. In der postisometrischen Relaxationsphase (Abb. 290). Dehnung der ischiokruralen Muskulatur durch stufenweise Extensionsbewegung im Kniegelenk.

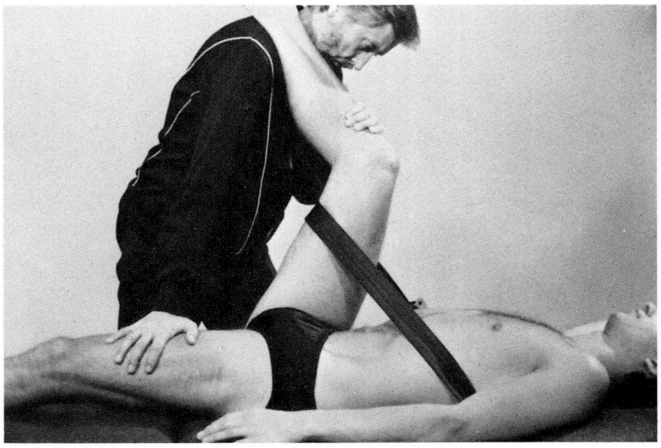

**Abb. 289**

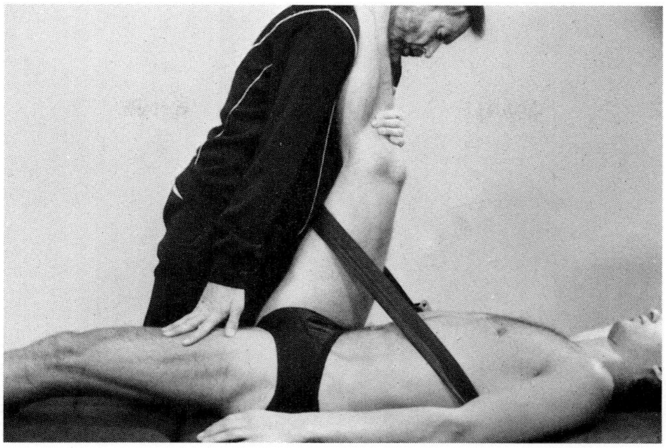

Abb. 290

Therapieart: Muskeldehnung unter Ausnützung der postisometrischen Relaxationsphase

Ziel: Dehnung des verkürzten M. iliopsoas

Bezeichnung: Muskeldehnung

Wertigkeit:
groß: S, USA (Osteopathen), CH, BRD
mittel: USA
kleine: I

Beschreibung: Bauchlage des Patienten. Flexion des (linken) Beines im Knie- und Hüftgelenk und Abstützung auf den Boden. Fixation des Beckens mittels Gurt. Flexion des rechten Kniegelenks um 90°. Fixation des Beckens mit der (linken) Therapeutenhand. Mit dem (linken) Bein und der (linken) Hüfte stabilisiert und kontrolliert der Therapeut die Becken- Lendenwirbelsäulen-Stellung des Patienten. Die (rechte) Hand umgreift das (rechte) Knie. Der (rechte) Unterschenkel und der Fuß des Patienten sind an der (rechten) Schulter des Therapeuten abgestützt (Abb. 291).

Isometrische Flexion des (rechten) Hüftgelenks gegen den Tisch. In der postisometrischen Relaxationsphase Anhebung des unteren Tischendes und dadurch passive Extensionsbewegung im (rechten) Hüftgelenk. Gleichzeitig wird die Innenrotation im (rechten) Hüftgelenk durch entsprechende Bewegung der Schulter des Therapeuten vermehrt (Abb. 292).

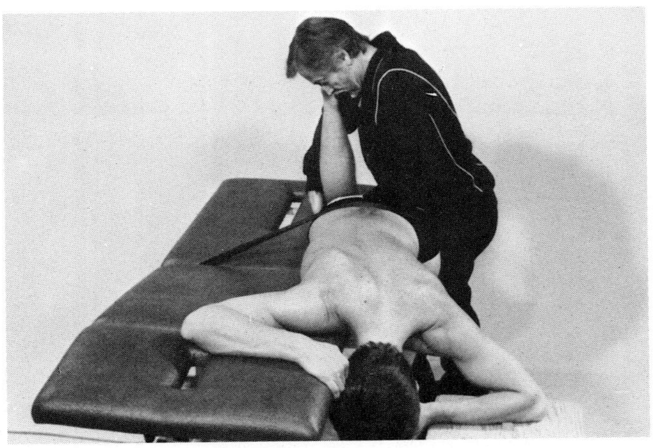

Abb. 291

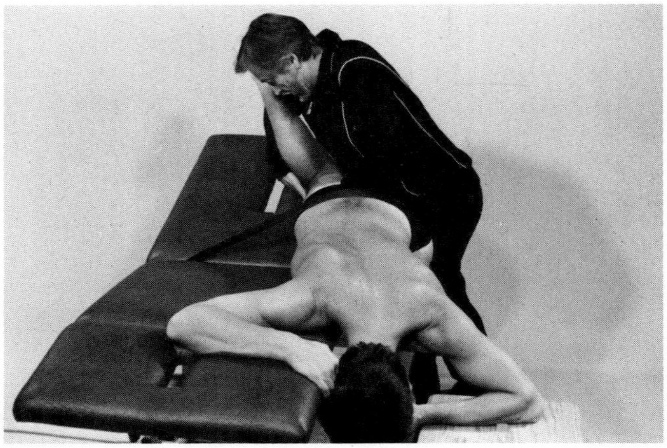

Abb. 292

Therapieart: Muskeldehnung unter Ausnützung der postisometrischen Relaxationsphase
Ziel: Dehnung des verkürzten M. piriformis
Bezeichnung: Muskeldehnung
Wertigkeit: groß: CH, USA, BRD; mittel: S, I
Beschreibung: Rückenlage, Flexion im (linken) Hüftgelenk ca. 60°, Flexion des (linken) Kniegelenks. Adduktion im linken Hüftgelenk, so daß der (linke) Fußrand am (rechten) Unterschenkel anliegt. Fixation des Beckens mit dem (rechten) Therapeutenarm und Gurt. Widerstand am linken Kniegelenk (Abb. 293). Isometrische Adduktions-Außenrotations-Bewegung. In der postisometrischen Relaxationsphase Dehnung des M. piriformis durch Weiterführung der Adduktionsbewegung des (linken) Hüftgelenks (Abb. 294).

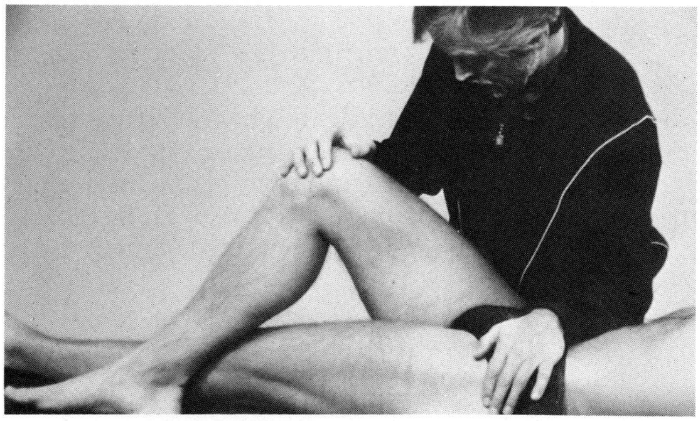

Abb. 293

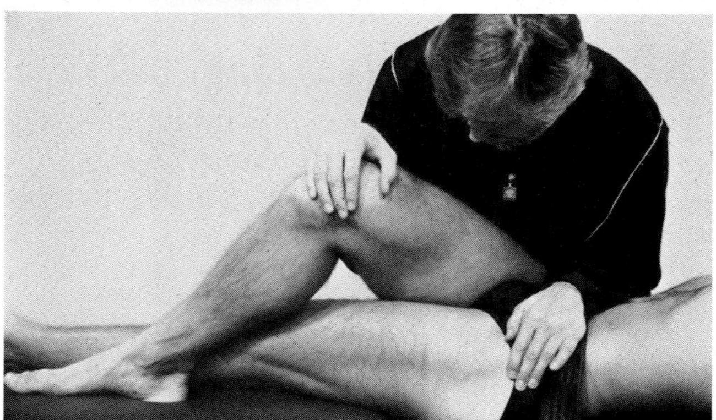

Abb. 294

Therapieart: Muskeldehnung unter Ausnützung der postisometrischen Relaxationsphase
Ziel: Dehnung des M. tensor fascie latae
Bezeichnung: Muskeldehnung
Wertigkeit: groß: S, CH, USA (Osteopathen), BRD
mittel: USA
kleine: I

Beschreibung: Seitenlage des Patienten z. B. auf der rechten Seite. Linkes Knie und Hüftgelenk flektiert. Fixation mittels Kissen und Gurt des Beckens und des (linken) Oberschenkels; mit der rechten Hand fixiert der Therapeut das Sakrum und das Ileum.
Die (linke) Therapeutenhand greift um das (rechte) Knie. Der (rechte) Fuß des Patienten ist dabei gegen die (linke Schulter) des Therapeuten abgestützt (Abb. 295).
Isometrische Anspannung gegen fixierten Widerstand am (rechten) Kniegelenk. In der postisometrischen Relaxationsphase stufenweise Extension, Adduktion und Außenrotation im (rechten) Hüftgelenk (Abb. 296).

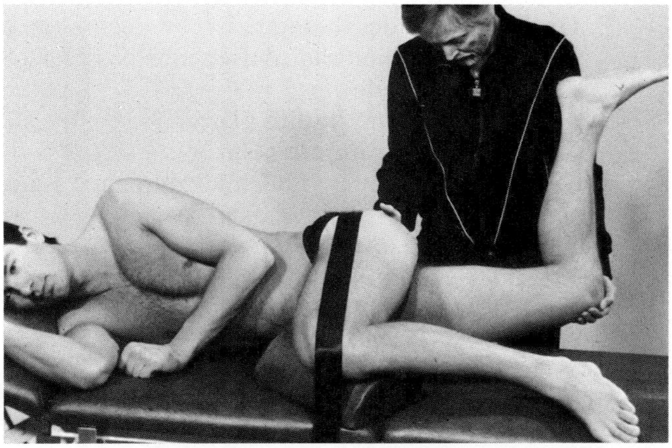

**Abb. 295**

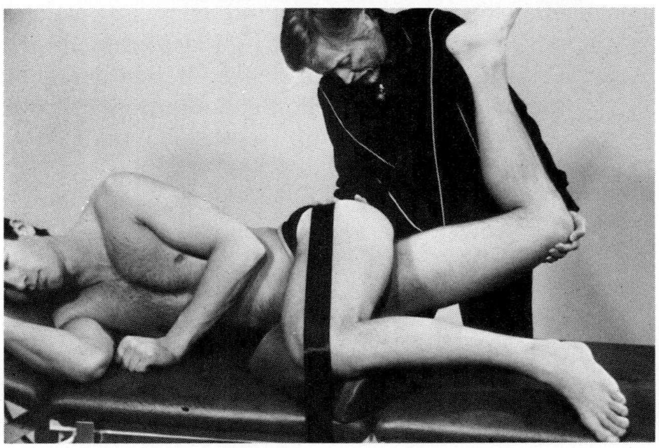

**Abb. 296**

## 6.4 Zusammenfassung

Nach ausgiebiger Gruppendiskussion konnte das Ziel der manuellen Medizin wie folgt formuliert werden:

*Die Erreichung der größtmöglichen schmerzfreien Beweglichkeit des Muskel-Skelett-Systems in Ausgewogenheit von Haltung und Bewegung.*
Die Gruppe definierter Grundkonzepte auf 3 Gebieten:
1. Grundsätzliche biomechanische Prinzipien
- Beweglichkeit der Lendenwirbelsäule
- Bewegung des Sakrums in Gehen
- Bewegung des Sakrums bei Vorwärts- und Seitwärtsneigung
- Bewegung der Ossa ilii und der Symphysis ossis pubis
2. Diagnostische Kriterien und Techniken
- Weichteile
- Schmerz und Schmerzprovokation
- Beweglichkeit
- Balance und Symmetrie der Funktion
3. Die Prinzipien der therapeutischen Techniken wurden wie folgt definiert:
- Weichteiltechniken mit aktiver und passiver Dehnung der Muskeln und übrigen Weichteile
- Mobilisation ohne Impuls (Thrust)
- Mobilisation mit Impuls (Thrust)
- Wiederholung der normalen körperlichen Funktionen (im Bewegungssystem)

Die größte Übereinstimmung bestand in:
- Ziel der Behandlung
- der Auffassung über Gesamtbeweglichkeit und Beweglichkeit über mehrere Segmente
- Weichteildiagnostik
- der Beurteilung von Muskellänge und -kraft
- der Mobilisation mit und ohne Impuls (Thrust)

Keine Übereinstimung bestand in:
- der Bewertung der Wichtigkeit der Segmentbeweglichkeit und der Beweglichkeit des Iliosakralgelenks; Italien anerkennt weder Pathologie noch Prüfung, oder manuelle Behandlung des Iliosakralgelenks
- der Interpretation von Schmerzen und Gewebeveränderungen in den Weichteilen
- der Richtung der Mobilisationen mit und ohne Impuls (Thrust)
- der Anwendung der Bewegungshebung bei Mobilisationen mit Impuls (Thrust)